内分泌学新进展

主编：P.–E. Mullis

Vol. 29

青春期发育：从基础到临床
Puberty from Bench to Clinic

青春期疾病临床管理
Lessons for Clinical Management of Pubertal Disorders

主　编　Jean-Pierre Bourguignon
　　　　Anne-Simone Parent

主　译　于　泓

副主译　吴　迪

人民卫生出版社

图书在版编目（CIP）数据

青春期发育：从基础到临床/（德）让-皮埃尔·布吉尼翁主编；于泓主译. —北京：人民卫生出版社，2019

ISBN 978-7-117-28029-7

Ⅰ.①青…　Ⅱ.①让…②于…　Ⅲ.①青春期卫生　Ⅳ.①R167

中国版本图书馆 CIP 数据核字（2019）第 023107 号

| 人卫智网 | www.ipmph.com | 医学教育、学术、考试、健康，购书智慧智能综合服务平台 |
| 人卫官网 | www.pmph.com | 人卫官方资讯发布平台 |

版权所有，侵权必究！

图字：01-2017-2893

青春期发育：从基础到临床

主　　译：于　泓
出版发行：人民卫生出版社（中继线 010-59780011）
地　　址：北京市朝阳区潘家园南里 19 号
邮　　编：100021
E - mail：pmph @ pmph.com
购书热线：010-59787592　010-59787584　010-65264830
印　　刷：北京盛通印刷股份有限公司
经　　销：新华书店
开　　本：787×1092　1/16　印张：13.5
字　　数：337 千字
版　　次：2019 年 4 月第 1 版　2019 年 4 月第 1 版第 1 次印刷
标准书号：ISBN 978-7-117-28029-7
定　　价：149.00 元
打击盗版举报电话：010-59787491　E -mail：WQ @ pmph.com
（凡属印装质量问题请与本社市场营销中心联系退换）

译者名单

主　译

于　泓　哈尔滨市儿童医院　主任医师

副主译

吴　迪　国家儿童医学中心　首都医科大学附属北京儿童医院　主任医师　医学博士

译　者（按姓氏笔画排序）

吕拥芬　上海交通大学附属儿童医院　副主任医师　硕士

刘子勤　首都儿科研究所　主任医师　硕士

苏　喆　深圳市儿童医院　主任医师　医学博士

杜函泽　北京协和医院　主治医师　医学博士

李雪霓　北京大学第六医院　主任医师　医学博士

李豫川　国家儿童医学中心　首都医科大学附属北京儿童医院　副主任医师　硕士

肖　园　上海交通大学医学院附属瑞金医院　副主任医师　医学博士

吴　迪　国家儿童医学中心　首都医科大学附属北京儿童医院　主任医师　医学博士

吴海瑛　苏州大学附属儿童医院　副主任医师　硕士

余永国　上海交通大学医学院附属新华医院　副主任医师　副研究员　博士后

谷　奕　国家儿童医学中心　首都医科大学附属北京儿童医院　副主任医师　医学博士

罗静思　广西壮族自治区妇幼保健院　副主任医师　硕士

黄　轲　浙江大学医学院附属儿童医院　主任医师　医学博士

曹冰燕　国家儿童医学中心　首都医科大学附属北京儿童医院　副主任医师　医学博士

常　波　大连市儿童医院　主任医师　医学博士

译者序一

2016 年 9 月北京儿童医院吴迪教授在法国参加第 55 界欧洲儿科内分泌学会年会（ESPE）期间，发现了一本关于青春期发育的好书，并推荐给了我。浏览后萌生了把这本书翻译推介给中国更多同道们的想法。经商议决定由中国医师协会青春期健康与医学专业委员会中的"青春期健康与医学青年工作组"英语比较好的同志参与具体翻译工作并交叉互审，由我来协调版权、出版、经费筹备和校译等工作。我仔细阅读了手稿，越发感觉这本书的价值。这本书是欧洲国际资深知名内分泌专家 35 年来的理论研究和临床实践，对"青春期发育：从基础到临床-青春期疾病临床管理"不仅是简单地停留在综述层面高度总结并具有启发性的内容，实现了中国从青春期医学专业视角译著的零突破，更让我兴奋不已的是这本书佐证了中国青春期健康与医学走过道路的正确性。

"青春期医学"一词是 1904 年一位美国心理学家首次提出需要建立"青春期医学"领域。1951 年美国波士顿儿童医院成立世界上第一个"青春期医学"专科门诊，此后加拿大、澳大利亚、欧洲的青春期医学也相继迅猛发展。1968 年美国成立第一支"青春期医学协会"。1977 年美国医学会正式批准"青春期医学"为一门独立的医学专科，在美国学科代码系统（CIP）中青春期医学代码为 60.0502。北美医学院校有专门的青春期医学教程和专科医师认证体系，要求内科或家庭医生再经 3 年、儿科医生再经 2 年专业技术培训，再通过考核申请批准从业，截至 2014 年美国已有 614 人注册执业青春期健康与医学专业。

我国青春期健康与医学的临床工作始于 2001 年，我也在这个时候开始从事该专业的工作。当时医生和大众普遍对青春期健康与医学知识匮乏，使大量儿童青少年错过了最佳治疗时机或永远失去了治疗机会。2010 年参加美国儿科年会，3.5 天全程青春期医学专题会议坚定了我在中国组织一些相关领域的专家一起探寻中国青春期健康与医学之路的决心。2010 年 5 月我正式向中国医师协会申请组建中国医师协会青春期健康与医学专业委员会。2011 年 5 月成立了中国医师协会青春期医学专家委员会，举办了第一届全国青春期医学继续医学教育学习班。2012 年 8 月 12 日在中国医师协会儿童健康专业委员会旗下成立了中国第一支国家级学组——"青春期医学"学组。2013 年在黑龙江省医师协会成立了中国第一支地方医师协会青春期医学专业委员会。2014 年 11 月 8 日成立了中国有史以来最高级别的专业团队——中国医师协会青春期健康与医学专业委员会，目前旗下已成立 16 个学组，还有 15 个地方医师协会青春期健康与医学专业委员会。全国青春期健康与医学团队的人员已有几千人,获益地区和患者越来越多。

青春期主要关注的是性发育,性发育就是性器官发育,性器官中的性腺和生殖管道是更重要的更早发育的器官。性器官发育传统医学是以第二性征出现为标记的,实际上第二性征出现只是阶段性的外部表现,随着现代医学,尤其是医学遗传学、表观遗传学等精准医学的发展,揭开了性发育的真正源头,精卵结合个体生命开始的那一刻性发育就开始了。因为染色体尤其是性染色体已经决定了大多数个体性发育的方向,个体又经历了胎儿期相关基因参与的性别分化(如睾丸决定基因的存在使性腺始基向男性睾丸分化,睾丸分泌的雄激素引导中肾管分化成为附睾、输精管、精囊;副中肾管抑制物-抗米勒管激素使向女性发育的副中肾管退化)、程序化过程,出生时性腺储备(原始生殖细胞数量固化)的结束,儿童(0~18岁)早期性腺呈隐蔽式(非专业手段不易察觉)缓慢发育,儿童中后期(青少年)青春期发育显现式(尤其是第二性征依次出现)快速发育,到躯体发育完全停止(同样分泌性激素的肾上腺皮质层的网状带可能是目前医学手段可以考证的生后最后一个发育结束的器官组织)和心理行为发育(心理和行为同样具有发育过程)接近成熟。青春期发育中性发育是贯穿始终和全程的主线,伴随着性发育,性激素参与非线性生长速度的变化和调控生长空间(骨骺闭合速度-骨龄),干扰心理行为发育。因此青春期发育的全周期全过程始于-1岁(胎儿),结束于24岁左右。

青春期健康与医学是以-1岁~24岁胎儿和儿童青少年为主要研究对象,针对其性发育、生长发育和心理行为发育,综合公共卫生与预防医学、基础医学、临床医学、心理行为发育学、护理学、教育学和社会学等内容的一门新兴的边缘学科,研究青春期正常发育规律、保健方法和异常发育中各种疾病的发生发展规律、诊疗方案及预防措施等。

WHO的健康模式是没有疾病、身心健康、适应社会和道德良好。我国政府近年来一直在倡导"健康中国",人的健康则始于胎儿和儿童青少年。2017年我们首次发起和倡导"5·6青春期卫生日"纪念活动,同时撰写了《中国儿童青少年健康状况白皮书》。2019年我们开始呼吁专科医院(儿童医院、妇幼保健院等)成立"儿童青少年健康体检中心"和"青春期健康与医学中心",倡议建立门槛管理制度的生命全周期健康档案(孕期-胎儿、出生、入托、入小学、入初中、入高中、入大学、入研究生、入职、婚前、孕育、疾病和死亡),提倡健康科学化、程序化、制度化和终生化。让青春期发育的孩子们可以在医疗场所里、在保护隐私的前提下、由专业医护人员为胎儿和儿童青少年性发育、生长发育和心理行为发育科学保驾护航。希望每一名胎儿和儿童青少年一年至少在医疗机构中做一次健康体检。使健康成为一种理念、一种行为和一种习惯,换来一生的幸福。

由于对青春期健康与医学知识了解的不均衡,国内外遗传因素、宗教文化、环境因素等诸多原因,可能让我们对同一个问题产生不同的看法。希望英语能力强、青春期健康与医学知识储备好的专家学者们有机会有时间自己阅读原文,并提出你们的宝贵意见。希望这本译著起到一个铺路石的作用。由于时间关系、理论研究和临床经验积累不足,难免有纰漏,请大家指正。在此,我要感谢以吴迪为首的中国医师协会青春期健康与医学专业委员会中的青春期健康与医学青年工作组的同志们,是吴迪教授组织和直接参加该书翻译与校译工作。大家字斟句酌的精神一个侧面体现了中国青春期健康与医学专业医生严谨向上的精神风貌。谨此感谢为这本译著出版付出努力的所有人！

于泓

中国医师协会青春期健康与医学专业委员会

主任委员

2019 年 2 月 26 日

译者序二

本书中文版缘起于偶然。2016 年 9 月，我在法国巴黎参加欧洲儿科内分泌年会，会议茶歇时逛书摊，发现本书原著，随手翻上数页，竟是很不错的青春期医学书，于是欣然购买，有捡拾遗珠之感。回到北京后，向中国医师协会青春期健康与医学专业委员会主任委员于泓谈及此书，于主委让我仔细读了部分章节，然后征求我意见："青春期健康与医学青年工作组是否愿意翻译此书？"我听后眼前一亮，非常认同翻译此书、推荐给国内读者的想法。于是召集和协调青年工作组委员，共同完成翻译。

青春期是生长发育和心理行为发生明显变化的一个特殊阶段。体内激素的变化、第二性征的发育以及快速生长是青春期的显著特征，由此带来体格及心理行为变化。青春期医学诊疗涉及多个学科，在国外已很成熟、规范，而在国内尚未形成完整的诊疗体系及系列研究。本书系统阐述青春期生理和病理概念，正常和异常的青春期发育，遗传因素、环境因素对青春期的影响，以及青春期疾病的治疗和心理咨询，为理解青春期疾病和管理构架了良好的桥梁。

本书原著(*Puberty from Bench to Clinic*：*Lessons for Clinical Management of Puberty Disorders*)的作者 Jean-Pierre Bourguignon 和 Anne-Simone Parent，都是比利时 Liège 大学神经内分泌科的医生，主要从事青春期医学的临床和基础研究。近年来发表诸多青春期医学的研究文章和专著，如男性青春期生殖神经内分泌紊乱、内分泌干扰物对青春期启动时间和神经内分泌控制的影响等。本书亦是他们对青春期领域进行前沿探究的总结。

本书译著《青春期发育：从基础到临床-青春期疾病临床管理》的主译于泓主委，为搭建中国青春期医学发展平台付出了诸多努力。于泓主委 2001 年开始从事青春期医学临床工作，2010 年开始接触国外的青春期医学，想到国内尚未有系统的青春期医学这一学科，于是萌生搭建中国青春期健康与医学平台、为发展中国青春期医学而努力奋斗的理想。18 年来于主委克服重重困难，砥砺前行，为中国青春期医学发展做出了巨大贡献！

参加本书翻译的译者均为国内青春期健康与医学领域的青年骨干，本着严谨治学态度，字斟句酌，反复推敲，翻译完成后又认真地交叉互审。青年工作组作为青春期医学各学组的人才储备，云集了来自全国儿科内分泌、遗传代谢、心理、行为发育、泌尿外科、妇科等多学科的骨干精英，人才济济。青年学者们在这个平台上共同学习、探讨、畅所欲言，充分发挥青年医师朝气蓬勃的活力。通过多学科的横向交流，资源共享，聚合智慧，推进合作、规范诊疗。

青春期医学尚有诸多疑难问题有待于进一步研究。例如青春期启动涉及遗传及表观遗传调控、环境等多种因素已众所周知,但其确切机制尚不明确。希望本书为青春期医学的研究提供线索,有越来越多的临床医生及研究者投入到青春期医学的研究之中。

吴迪

中国医师协会青春期健康与医学专业委员会

青春期健康与医学青年工作组

2019 年 1 月 19 日

原著前言

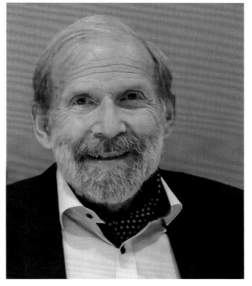

Michel L. Aubert

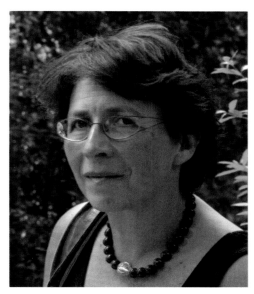

Henriette A. Delemarre-van de Waal

谨以此书献给逝去的两位同事和朋友：Henriette A. Delemarre-van de Waal（2014 年去世）和 Michel L. Aubert（2015 年去世），他们是青春期管理领域非常活跃的研究者。Henriette 还是一位临床医生，致力于青春期疾病的临床管理。他们对这个领域的科学研究做出了卓越贡献。

Henriette 在完成了莱顿市（Leiden）的医疗培训、阿姆斯特丹（Vrije University Medical Center，VUMC）的儿科培训之后，师从乌特勒支（Utrecht）的 Van den Brande 教授进行 Fellow 培训。但之后她继续在阿姆斯特丹从事临床工作。她 1984 年通过博士论文答辩获得学位，论文内容是关于低促性腺激素性性功能低下患者青春期给予 GnRH 脉冲治疗。她很快成为该领域国际知名医生，并且在此领域进行了数十年的研究。在该领域内，她还进行一些研究，如 GnRH 治疗隐睾患者促进睾丸下降、GnRHa 类似物治疗性早熟、体制性青春期发育延迟男孩氧雄龙治疗等。在此期间，她有一个非常成功的职业生涯。1987 年，她成为副教授，1994 年成为 VUMC 儿科内分泌教授。2008 年，她成为 Leiden 大学的儿科系主任。

为了更好理解青春期发育的管理，Henriette 做了很多人和动物模型的研究。对于正常青春期孩子白天和夜间分泌 LH 和 FSH 的纵向独特研究有助于洞察青春期启动的生理。对 LH 和 FSH 分泌状况的研究也促进青春期发育异常的研究，例如环磷酰胺治疗后青春期发育异常。1991 年至 1992 年,她暂停工作,加入到华盛顿大学西雅图校区 Robert Steiner 医生的研究小组学习基础研究。产出了一些高质量的文章,如 GnRH 神经元甘丙肽 mRNA 表达对小鼠性发育异常的影响。学习实验室技术使她成为更全面的研究者。回到阿姆斯特丹,她开始各种动物模型的研究,如小鼠小于胎龄儿(Small for gestational age,SGA)的研究。Henriette 很看好能阐明某个病理生理状态的人类模型,有助于更好洞察生理状态。Henriette 除了研究 SGA 和生活状况很差的印度尼西亚和南非儿童外,她还研究双胞胎(研究他们躯体功能的遗传成分)、肥胖儿童、试管婴儿和青春期性别障碍。她很渴望新技术的应用,例如她研究生长和身体组分与遗传多态性、表观遗传生物标记之间的相关性,并且使用先进的功能核磁 MRI 和脑电图研究生长受限胎儿出生后、肥胖和变性儿童的脑发育。

Michel Aubert 1960—1965 年在瑞士洛桑技术研究所学习,1965 年 4 月获得苏黎世联邦多元技术学校化学和生物化学硕士学位。1965 年至 1971 年,他是洛桑大学医学院国际医疗系临床生化研究所的研究 fellow,师从 A. Vannotti 和 J. P. Felber 教授,1970 年 5 月通过答辩取得博士学位。博士论文是关于血浆多肽激素放射免疫检测法的生化过程、试验不同步骤的临界评估,最后将此成果应用于临床内分泌和妇科。1971 年至 1975 年,他在美国加州大学旧金山校区从事儿科内分泌博士后研究(师从 Melvin M. Grumbach 和 Selna L. Kaplan 教授)。在那儿,他与激素研究实验室的 C. H. Li 教授和加州大学旧金山校区生理系 W. F. Ganong 教授共同合作,研究用放射性受体法和放射免疫法评估生长激素分子构象和活性。此时,他发现自己对内分泌发育感兴趣,发表了大量关于人类胎儿垂体激素和下丘脑因子个体发育的文章。同期,他成为国家垂体协会的专家。1975 年,Michel Aubert 回到瑞士,成为日内瓦大学医学院儿科系生物生长生殖专业的研究助理。1977 年成为编外讲师。同年,他成为日内瓦大学生物化学系讲师。1979 年,他获得日内瓦大学 Bizot 奖项。1987 年成为儿科系副教授。1997 年获得 ESPE(欧洲儿科内分泌协会)奖学金,研究课题是关于小鼠的性成熟:青春期启动的调控机制研究。

在生物生长生殖专业,Michel Aubert 创建了基础研究实验室,并且很快得到国际认可。他的研究主题是生长发育的神经内分泌领域、喂养的神经内分泌调控、宫内发育迟缓和程序假说。然而,他的主要研究内容仍是小鼠性成熟的调控,研究从胎儿到成人下丘脑 GnRH 和垂体 GnRH 受体的个体发育,它们对促性腺激素分泌的效应,以及去势及替代治疗后他们数量和活性的变化。Michel Aubert 积极参加 GnRH 和褪黑素的测定及其在生物体液中的代谢,褪黑素和日夜节律对小鼠性成熟启动和雌鼠发情周期控制的研究。此外,Michel Aubert 研究生长激素释放激素(CRF)、生长激素、胰岛素样生长因子-1(IGF-1)阿片、神经肽、瘦素、营养和禁食对小鼠性成熟的影响,以及这些激素和因子对肥胖发生的影响,以及与程序假说的相关性。最初他是一位生化学家,最后他成为了内分泌发育领域的生物学家。

Henriette 和 Michel 非常成功,获得了很多科学研究项目,指导 30 多名 fellows 和博士生。几乎所有的项目都直接或间接与青春期有关。然而,他们的研究兴趣广泛,不仅仅限于此。

Henriette 是一位儿科内分泌专家,有很多有趣的研究,比如骨密度、早产儿内分泌发育和生长激素治疗,健康相关的生活质量,隐睾。一项重要的研究是关于宫内生长受限儿童儿童期和青春期的研究,涉及血压、胰岛素抵抗和分泌、微血管功能、心血管危险因子和肾功能情况。

尽管 2005 年从日内瓦大学正式退休了,Michel Aubert 受邀国家科学研究基金,在儿科生长发育领域建立发展一个新的研究项目:"国家研究项目 50"的小鼠研究。题目是:内分泌干扰物：对人类、动物和生态的重要性。他指导研究关于低热量饮食、尼古丁、双酚 A 对胰岛细胞、脂肪形成、新生儿脑代谢和发育以及性成熟的影响。他最后的研究是关于衍生于肉毒杆菌的分泌抑制剂，以 GH/IGF 轴为抑制目标，可能与 GH 过度分泌综合征的治疗相关。

每一项职业是由科学家的人格特征所决定的。Henriette 和 Michel 的职业生涯是对过去 35 年青春期研究的进化发展的很好阐述：诊断、垂体激素的治疗、动物模型的转化研究、关于营养对胎儿"程序编制"影响的概念，以及通过影像技术对人和动物的神经生物和神经发育机制的探索。

同事和朋友们将长期记住他们的贡献和人格魅力！

Jan M. Wit，Leiden
Pierre C. Sizonenko，Genève

在本书中，青春期的视角被 Henriette A. Delemarre-van de Waal 和 Michel L. Aubert 很好地提升了。本书是迄今为止，通过阐述动物和人类的生理和病理概念，有助于理解青春期疾病和管理的最好桥梁，希望读者能建立基础研究、生理学和病理学与青春期疾病临床管理之间的桥梁。

正常和异常的青春期发育通过以下 3 个方面体现：遗传因素的作用，环境因素包括营养的作用，以及青春期疾病的治疗。这个观点是由现在儿科内分泌学界的核心概念而来：如遗传和环境的相互作用和发育的程序化模式。本书还有如下价值，尤其，不同的专家对相似的重要内容会分享不同观点（如：体重的遗传因素和环境因素，环境因素对发育重要时期的影响等），这有助于读者鉴定这些领域的共识和争论，并且形成自己的评判。而且每一章都涉及基础研究、生理、病理生理与青春期疾病的临床管理。

感谢本书编写者的出色工作和富有建设性的建议。我们相信基础研究者、临床医生都会认为这是一本独特的、对于科学研究和临床实践很有帮助的书籍。

Jean-Pierre Bourguignon，Liège
Anne-Simone Parent，Liège

目　录

第一篇　遗传篇

第 1 章　表观遗传在女性青春期新的调控作用

Alejandro Lomniczi · Sergio R. Ojeda

Division of Neuroscience, Oregon National Primate Research Center/Oregon
Health and Science University, Beaverton, Oreg. , USA

摘要

　　近几年,揭示青春期发育过程的分子和遗传学基础的步伐大大加速了。青春期启动的
基因调控已经明确,而且证据表明青春期启动需要多种基因进入功能性神经网络中协同发
挥作用。近期研究表明,参与促性腺激素释放激素释放的神经元转录活性的表观遗传机制
是青春期启动的根本。Polycomb 组(Polycomb group,PcG)的转录沉默似乎是抑制这一机制
的主要组成部分。PcG 蛋白通过使下丘脑弓形核(ARC)kisspeptin 神经元中的 Kiss1 基因沉
默来抑制青春期的过早启动。由于 Trithorax 组(Trithorax group TrxG)转录激活子催化或与
其相关的组蛋白标记大量增加,当 PcG 控制下降时,TrxG 复合物似乎可以拮抗 PcG 介导的
基因沉默。在本章中,我们从表观遗传角度讨论弓状核内 kisspeptin 神经元(神经激肽 B)从
抑制到激活状态,这是女性青春期启动的核心机制。

　　青春期启动时间是由遗传和环境因素的相互作用共同决定的。单从神经内分泌角度来
看,青春期始于下丘脑促性腺激素释放激素(gonadotropin-releasing hormone,GnRH)脉冲性释
放昼夜增加并持续一段时间,促使垂体周期性脉冲分泌更多的促黄体生成素(luteinizing hor-
mone,LH)。青春期 GnRH 分泌增加似乎不是由促性腺激素释放激素神经元活性的内在变
化所致,相反,它是通过促性腺激素释放激素神经元的跨突触和神经胶质输入信号的变化引
起的。这些变化包括抑制性跨突触输入的减少以及对 GnRH 神经元网络的跨突触和神经胶
质兴奋性输入的增加[1]。

　　虽然很早就知道遗传是青春期启动的主要因素,但最近研究表明表观遗传学是一个重
要的调控因素,不仅参与青春期前 GnRH 释放被抑制的重要调控机制,而且也是促性腺激素
释放激素分泌增加启动青春期的基础。根据这个新兴的概念,表观遗传调节的重要目标是
参与刺激促性腺激素释放激素释放的神经元的转录机制。在本文中,我们将简述与青春期
的出现相关的激素变化和兴奋性跨突触输入在这个过程中的作用。之后,我们将通过神经

内分泌控制青春发育过程这一核心机制,来支持表观遗传调控模式的存在。

青春期激素变化及其潜在的神经内分泌调节机制

1972 年,Boyar 等[2]介绍了目前被广泛接受的概念,即 LH 脉冲式释放的增加是青春期开始的第一个内分泌表现。这项研究表明,在青春期早期,在任何第二性征出现之前,以及在雌激素水平没有变化的情况下,围青春期女孩入睡后不久,可以在血液中可检测到 LH 脉冲的振幅增加。在小鼠研究发现,LH 的脉冲性分泌增加多发生在下午,是不依赖于卵巢的,并且在幼年的末期就最先被观察到[3,4]。LH 脉冲的增加,会引起性腺分泌性激素增加,导致第二性征的出现。在女性中,在青春期还有一件事情需要完成:第一次排卵前促性腺激素激增,从而促进雌激素正反馈的中枢机制成熟。青春期 LH 脉冲性分泌主要是下丘脑促性腺激素释放激素脉冲性增加所致,这一点已经很明确了[5]。由于促性腺激素释放激素的神经元能够在青春期前长时间产生和释放促性腺激素释放激素,因此得出结论:它们既不启动青春期,也不妨碍青春期过早启动[5]。

在 GnRH 脉冲释放之前的主跨突触机制被认为是弓状核(ARC)神经元同步化活动,术语称 KNDy 神经元[6,7],因为在啮齿类动物和羊,产生 kisspeptin、NKB 和 dynorphin(力啡肽)[6,8]。在人类有一个包含 kisspeptin 神经元在内的漏斗状神经团核(相当于啮齿类动物的弓状核),延伸到漏斗干部位[9,10]。在绝经后妇女,大约70%的这些神经元也含有 NKB,但在年轻成年男性中 NKB 较较少,仅占36%[9,10]。有研究试图在年轻男性漏斗部的 kisspeptin 神经元中找力啡肽,但没有找到。这表明人类漏斗 kisspeptin 神经元不含力啡肽或年轻男性力啡肽水平太低而不易被发现[10]。啮齿类动物和羊的研究表明 KNDy 神经元释放 NKB,通过特定的受体作用于其他 KNDy 神经元,刺激 kisspeptin 释放[6,8]。NKB 和 kisspeptin 周期性释放,这种节律主要是受力啡肽抑制性、周期性效应调控[6,8]。

最近已证实,弓状核 kisspeptin 神经元(后来称为 KNDy 神经元)对 LH 脉冲释放起作用[11]。尽管啮齿类动物腹侧脑室旁核(AVPV)有大量的 kisspeptin 神经元[12],但他们不调控 GnRH 脉冲释放。相反,室旁核神经元对排卵前的促性腺激素激增起作用[12]。因此,他们似乎不参与女性青春期的启动,因为促性腺激素仅在青春期后增加。在人类中,也有部分人的 kisspeptin 神经元位于延髓,在第三脑室侧脑室周围并延伸至腹侧脑室周围和下丘脑室旁核[9,10]。这些神经元在人类的排卵前促性腺激素激增的作用还有待确定。

多年来,认为青春期的启示是由于去除了中枢的"刹车"(brake)抑制所致[13]。根据这一概念,青春期前,GnRH 神经元分泌活动受到跨突触抑制控制。在青春期这种抑制会被解除,从而释放促性腺激素释放激素[5]。20 多年前提出的另一个观点是,除非对促性腺激素释放激素网络有兴奋性的信号输入,否则青春期就不能发生[14]。kisspeptin 神经元激活,从而刺激 GnRH 神经元[12]启动青春期,是对这一概念的有力支持[15,16]。基于上述和其他的一些研究,目前认为,相比抑制性输入减少,兴奋性神经递质增加,在细胞平衡中是必不可少的,从而启动青春期的发生[5]。

尽管这一跨突触调节机制具有潜在重要性,最近研究表明存在一种分子开关,通过表观遗传调控参与刺激 GnRH 释放的神经元的转录活性来控制青春期的启动。

表观遗传调控方式

表观遗传有3种调控机制：①通过DNA甲基化和羟甲基化而导致的DNA化学修饰；②4个组蛋白转录翻译后的修饰（posttranslational modifications PTM）：提供核小体的蛋白成分和染色质的核心单元；③携带表观遗传信息的非编码RNA，包括微小RNA（miRNAs）或长链非编码RNAs（lincRNAs）。

DNA甲基化和羟甲基化

这些是针对二核苷酸序列的胞嘧啶残基的共价修饰[17,18]。DNA甲基化是在DNA甲基转移酶（DNA methyltransferases DNMTs）的作用下，其中5'胞嘧啶位置添加一个甲基，形成5'-甲基胞嘧啶（5-methylcytosine 5-mC）。DIO加氧酶TET家族氧化5'-甲基胞嘧啶，产生5羟甲基胞嘧啶（hydroxymethylcytosine5-hmC）。在任何给定的基因组区域5-hmc和5-mC的平衡取决于在任何给定的时间，DNA甲基转移酶DNMTs和TET酶的相对活性[19,20]。这种平衡很重要，因为DNA甲基化（5-mC）增加与基因抑制有关，而低甲基化（即更多的5-hmc）与转录激活[21,22]相关。基础水平的DNA甲基化是由DNA甲基转移酶DNMT1和未甲基化和半甲基化的DNA重新甲基化来维持的。而重新甲基化是甲基转移酶3A（DNMT3A）和甲基转移酶3B（DNMT3B）的作用[17]。需要注意的是，虽然5羟甲基胞嘧啶（5-hmc）与常染色质（即处于打开状态的染色质）和富集活性基因的启动子区域有关，而5'-甲基胞嘧啶（5-mC）则与大量的沉默基因和基因组区域异染色质（即处于关闭状态的染色质）有关[21]。

组蛋白翻译后修饰

翻译后修饰包括氨基端尾部4个组蛋白（H2A、H2B、H3和H4）通过两个DNA转弯处的超螺旋结构所缠绕，组成核小体[23,24]。转录后修饰有多种，包括乙酰化、甲基化、磷酸化、泛素化和类泛素化[23]。总的来说，乙酰化与转录激活有关，而去乙酰化则与基因沉默有关[23]。另一方面，组蛋白甲基化则根据甲基化发生时的氨基酸残基影响基因转录。因此，赖氨酸9和27的组蛋白3（H3）的甲基化（h3k9me和h3k27me）通常是与转录静止有关，而赖氨酸4的组蛋白3（H3）的三甲基化（H3K4me3）几乎总是出现在活跃的启动子区[23]。对组蛋白磷酸化的作用目前了解不多，但现有证据表明它在基因激活中起作用[23,25]。非常有趣的是，已经证明，组蛋白的泛素化在基因转录调控中起重要作用。第119位赖氨酸的组蛋白2A泛素化和基因沉默有关[26]，并且是Polycomb组（PcG）抑制复合物的沉默活动所必需的[27]（见下文）。与此相反，位于第120位赖氨酸的H2B泛素化则与转录激活有关，且是Trithorax组（Trithorax group，TrxG）转录激活因子所必需的，从而拮抗基因转录中PcG的抑制作用[28]。

非编码RNAs

与以前的认识相反，现在很清楚人类基因组的大部分是转录为非编码RNA而非蛋白质编码的信使RNA（mRNAs）[29,30]。非编码RNA群体主要有两个：20~30个核苷酸组成的小RNAs和长度超过200个核苷酸的长链非编码RNA[30,31]。小RNA分为三种：微小RNA（miRNAs）[29,31]、内源小抑制RNA（endo-small inhibitory RNAs）[32]和piwiRNAs

[33,34]。它们都与表观沉默有关[29]。微小 RNA 的表观遗传学性质已经广泛地研究
[35]。已发现微小 RNA 通过 DNA 甲基化和组蛋白修饰所需的一大群信使 RNA 编码的蛋
白质起作用[35]。前者包括信使 RNA 编码的 DNA 甲基化和去甲基化的酶(分别是甲基转
移酶 DNMTs 和 TET1-3)。后者是 mRNA 编码的酶,介导位于第 27 位赖氨酸的组蛋白 3 的
三甲基化(EZH2)和组蛋白去乙酰化(HDAC1、4 和 6)等[35]。

微小 RNA、长链非编码 RNAs 不编码蛋白质,但使腺苷酸聚合[30]。因为大多是在基因
组中的基因产生的自由地区,被称为 lincRNAs(Long intergenic non-coding)。通过结合到染
色质修饰复合物,lincRNAs 似乎作为支架,引导这些复合物到基因组区域参与控制基因的表
达[30,36]。lincRNAs 对表观遗传调控的作用,通过 HOTAIR 得以阐述。lincRNAs 指导沉
默复合体 PRC2(转录抑制子 PcG 复合体的一个亚组)和 LSD1-coREST(另一个抑制复合体)
到下游基因的调控区[37,38]。因为 PRC2 催化 H3K27 三甲基化(一种抑制的组蛋白标记)
和 LSD1 CoREST 使 H3K4me2(一种激活的组蛋白标记)去甲基化,HOTAIR 的作用显示促进
基因沉默。值得注意的是,长链非编码 RNAs 本身的表达是表观遗传调控的。因为他们已
经在人类基因组被鉴定为独特的染色质结构,被命名为二价 K4-K36[39],存在于转录基因
中。K4-K36 二价包含由在 RNA 聚合酶 II 转录基因启动子区的第 4 位赖氨酸的 H3 三甲基
化(H3K4me3),以及沿转录区的第 36 位赖氨酸的 H3 三甲基化。因为这种结构也可以出现
在蛋白质编码的基因,基因编码的 lincRNAs 可以被识别,因为他们不会产生蛋白产物。

多梳蛋白组(Polycomb Group)和三空腔结构蛋白组(Trithorax Group)在基因表达发育调控中的关键作用

由染色质蛋白组成的 PcG 和 TrxG 复合物之间的相互拮抗作用使它们在表观遗传控制
中基因表达中发挥主要作用。当它们在基因组调控区域起作用时,细胞有丝分裂就会有一
个遗传"记忆"——哪些在发育过程中被沉默,哪些被激活。

在哺乳动物中,PcG 系统由两个主要的抑制复合物组成,多梳抑制复合物 1 和 2(PRC1
和 PRC2)[41]。在果蝇有第三个复杂物,称为 PhoRC。PRC1 的主要成分是蛋白质的 CBX
组,在其氨基末端有一个保守的染色质(CBX)[42,43]。虽然哺乳动物 PRC1 包含几个 CBX
蛋白质(CBX2、4、6、7 和 8)[42],从细胞到细胞 PRC1 的功能成分是有变化的,因为 CBX 基
因在不同细胞的表达不同[44]。最近已明确,CBX 蛋白质对于 PRC1 功能不是至关重要的,
因为有六种不同的非经典 PRC1 复合物,CBX 蛋白缺失,仍然能够抑制基因表达[45]。

哺乳动物的 PRC2 复合体包括四个核心亚基:增强子 1 和 2(EZH1,EZH2)、抑制因子
(Suz12)和 WD40 结构蛋白 EED 和 P55[26,42]。果蝇 phorc 复合物是由 Pho 和它的同源物
Phol 两种蛋白组成的,直接与 DNA 结合[42]。虽然在哺乳动物中 Yy1 基因可以执行这些蛋白
的功能,但同时 YY1 也可以激活基因的表达[46,47],这说明它的作用是不依赖与 PcG 的。

TrxG 拮抗 PcG 沉默

TrxG 蛋白通过 H3K4 甲基化作用中和了 PcG 蛋白的影响[40,48]。在哺乳动物中,
H3K4 甲基化是由 6 个蛋白质复合物所介导。这些蛋白质复合物称为蛋白质复合物与 Set1
相关(COMPASS)和 COMPASS 类似物,因为它们是原酵母 Set1 甲基转移酶相关[40,48]。
这些复合物中的两个(SET1A 和 SET1B COMPASS)含有果蝇 SET1 相关蛋白,两 COMPASS-

类似物复合物包含有与果蝇 *Trx*（Trithorax）相关的蛋白 MLL1 或 MLL2，第三个 COMPASS 类似物复合物包含 MLL3 或 MLL4，都与果蝇 Trr 相关（与 Trithorax 相关）。

染色质转录后修饰，由多梳蛋白组和三空腔结构蛋白组蛋白复合物催化

PcG and TrxG 复合物对组蛋白的修饰作用，可以分为与基因抑制和基因活化相关。第 27 位赖氨酸的 H3 三甲基化（H3K27me3）与转录抑制有关[49,50]。与此相反，H3K4me3 与基因激活有关[40]。H3K27me3 特征是由 EZH2 催化，EZH2 是一种甲基转移酶，组成 PcG 亚复合物 PRC2 的一部分[41]。第 4 位赖氨酸的 H3 甲基化是由 trxG 复合物催化的[40]，复合物的不同成分分别参与氨基酸残端的单甲基化、双甲基化和三甲基化。因此，SET1A/SET1B 由活化基因的 H3K4me3 催化[51]，MLL2 在二价启动子参与翻译后的修饰等等[52,53]，那些启动子被活化作用所平衡[54]，MLL3/MLL4 在增强子位点催化 H3K4 单甲基化[51]。

青春期表观遗传调控

2 年前我们对表观遗传学对神经内分泌生殖系统调控功能还一无所知。这种状况随着三项研究的发表而改变，目前已证实下丘脑控制三个方面的表观遗传：GnRH 神经元网络、kisspeptin 神经元的室旁核和弓状核的 kisspeptin 神经元。

在神经元成熟过程中促性腺激素释放激素表达的激活

通过非人灵长类动物的 GnRH 神经元培养，Kurien 等[55]发现在体外胚胎发育过程中，当 GnRH 表达第一次增加时，在 GnRH 转录起始位点上游约 2000 个碱基的区域，在一些个体中，14 个 CpG 位点，有 8 个出现甲基化减少。这些研究结果表明，*GNRH* 基因特定的 5′侧翼端的去甲基化消除了表观遗传的抑制作用，使 *GNRH* 基因在胚胎发育过程中转录增加。

在排卵前 Kiss1 表达活化，促性腺激素激增

Tomikawa 等[56]研究表明，由于排卵前血中雌二醇水平增高，与此相关的 *Kiss1* 基因启动子 H3 乙酰化增加，引起室旁核上 kisspeptin 神经元的 *Kiss1* 表达增加。与此相反，雌二醇降低弓状核 kisspeptin 神经元 *Kiss1* 启动子 H3 乙酰化。雌二醇促进雌激素受体 α 与室旁核上 *Kiss1* 启动子的结合，而非在弓状核结合。有趣的是，无论是在室旁核或弓状核，都没有检测到 *Kiss1* 基因启动子 DNA 甲基化的变化，表明 DNA 甲基化可能与排卵前促性腺激素激增、*Kiss1* 基因启动子的调控无关。Tomikawa 等[56]研究还发现，在 *Kiss1* 基因 3′端基因间隔区，有一个雌激素应答的增强子，并且显示在室旁核的 *Kiss1* 启动子和增强子之间，雌激素可以促进染色质环绕，而不是发生在弓状核 kisspeptin 神经元。因为雌二醇增强 H3 乙酰化只发生在室旁核 kisspeptin 神经元，室旁核特定的启动子和增强子相互作用是由一个宽松的染色质构型通过建立 H3 乙酰化形成的，这种可能性是存在的。

在青春期起始，KNDy 神经元 *Kiss1* 基因的激活

Lomniczi 等的研究[57]显示，使用 cDNA 阵列和甲基化阵列探查雌性大鼠下丘脑在青

少年阶段的生殖发育。研究分为三个阶段,分别是幼年期(生后 21 天)、幼年晚期阶段(生后 28 天)和青春期发情前期的最后阶段,对应于排卵前促性腺激素的激增,通常发生在生后 32~36 天之间[58]。青少年时期是从生后 21 天起,到 28~30 天结束[58],这标志着青春期的开始,因为在这个阶段,LH 的昼夜规律在雌性大鼠中最为明显[3,4]。

我们比较生后 28 天和 21 天的小鼠,是因为小鼠在幼年晚期每天下午 LH 脉冲释放增加,这可能是由于弓状核 KNDy 神经元驱动的[6,8,11]。我们检测 *Kiss1* 基因,把它归为一类青春期激活的独特基因,也包括 *Tac2*。这两个基因在相同的弓状核神经元表达,其蛋白产物功能性连接,伴随 NKB 刺激 KNDy 神经元释放 kisspeptin[12]。这项研究的结果表明,Eed 和 Cbx7 是 PcG 复合物的两个主要成分,在弓状核 kisspeptin 神经元中表达,并且其编码的蛋白质与雌性大鼠青春期前 Kiss1 启动子相关[57]。在青少年发育的晚期,弓状核中 Eed 和 Cbx7 甲基化增加,这种变化发生的同时,这两个基因表达减少。Eed 和 Cbx7 表达减少,与 Kiss1 启动子相关的 EED 也会减少。重要的是,这种减少伴随着启动子染色质状态的改变。随着 H3 乙酰化(H3K9-14Ac)和 H3K4(H3K4me3)的三甲基化大量增加,显示青春期启动时,Kiss1 启动子上的染色质的构象从抑制转为开放状态。与此相符,弓状核上的 Kiss1 表达也增加了。

青春期前在 Kiss1 启动子上 H3K4me3 和 H3K9,14ac 大量增加,预示复合物激活的增加,同时伴有 PcG 抑制的减少。TrxG 复合物是这种作用的候选,因为 TrxG 蛋白通过催化 H3K4 三甲基化和促进 H3 乙酰化来拮抗 PcG 沉默[41,48]。UTX,是 TrxG 中的一个蛋白,其作用是通过 H3K27me3 去甲基化而直接驱除 PcG[40,59]。我们推测,通过这些关键的组蛋白翻译后修饰,TrxG 复合物可以在青春期时,通过表观遗传,使青春期激活基因从抑制调控到激活状态。一些证据表明 TrxG 复合物在青春期控制方面,确实存在生理(起)作用。CHD7 失活突变,通过染色质结合 H3K4me2 和 H3K4me3,染色质重塑蛋白,导致低促性腺性性功能减退[60,61]。也有可能是额外的反式激活蛋白复合物,能够识别 TrxG 蛋白质"书写"的 H3K4me3 标记[62],有助于增加青春期激活基因的转录。SAGA 复合物是一个潜在的候选者,因为它通过一个亚基(Sfg29)结合到含有启动子的 H3K4me2/3 DNA 上[63],从而激活基因的表达。

Kiss1 启动子似乎包含一个二价域,即既有激活的 H3K4me3,又有抑制的 H3K27me3 标记的调控区使启动子激活时保持平衡[54]。在这种情况下,需要注意的是,除了在排卵前促性腺激素增的第一天,H3K4m3 大量增加的同时 H3K27me3 含量并不减少[57]。

Lomniczi 等人的研究[57]讨论了同样的问题,即 DNA 甲基化作为表观遗传因素之一,是否参与控制青春期的调控。这些研究表明,5-氮杂胞苷,一种 DNA 甲基化抑制剂,既阻止青春期前 *Cbx7* 和 *Eed* mRNA 表达的减少,也把 CBX7 和 EED 从 *Kiss1* 启动子区驱除。值得注意的是,5-氮杂胞苷也阻碍了组蛋白标记到该启动子的激活关联,并在青春期开始时,*Kiss1* 表达增加。这些意见被解释为,当阻止 PcG 的启动子 DNA 甲基化的增加,Eed/Cbx 表达下降受到损害,EED/CBX7 不能占据 Kiss1 启动子,这就降低了组蛋白标记对启动子的激活可行性。Tomikawa 等[56]研究结果显示:在雌二醇暴露后,室旁核 kisspeptin 神经元 *Kiss1* 基因启动子 DNA 甲基化没有改变,我们的结果与其一致。即使在青春期前雌激素水平增加,但在青春期时,我们并没有观察到弓状核 kisspeptin 神经元 *Kiss1* 基因启动子 DNA 甲基化的变化上述这些结果表明,在青春期开始时,弓状核 Kiss1 表达的改变或排卵前室旁核促性腺激素的激增,DNA 甲基化都不起作用。

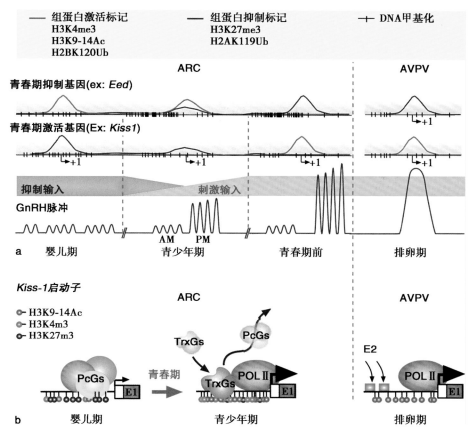

图 1　表观遗传学调控青春期 LH 脉冲释放和分泌激增模式。a. 控制青春期激活和抑制基因启动子区组蛋白标记和 DNA 甲基化的假设图。还描述了这些变化与青春期的潜在时态关系,青春期时神经元/神经胶质细胞输入到 GnRH 神经元网络和随之而来的脉冲和 GnRH 释放激增模式。Eed,PcG 复合物的核心组分,被当作青春期的上游转录抑制因子的一个例子;Kiss1 被描述为一个下游青春期激活基因的原型。目前的证据表明,青春期时,抑制基因启动子的 DNA 甲基化,而不是青春期激活基因的增加。b. Kiss1 基因为原型的青春期激活基因的表观遗传调控模式。根据这一模型,LH 脉冲释放增加,是青春期起始的信号,是由位于下丘脑内侧基底部的拮抗转录调控 Kiss1 其他青春期激活基因(如 Tac2、Nell2、TTF1 等)表达的表观遗传机制所导致的。据推测,青春期前这些基因的转录活性通过沉默分子被抑制,统称为 PcG 复合物。通过催化与静默基因相关的关键调控区沉积的组蛋白转录翻译后的修饰(如 H3K27me3,蓝色球),PcG 蛋白作为抑制染色质构象的组分。随着青春期的到来,这些组分被逐出控制青春期激活基因的启动区。由于这种缺失,组蛋白抑制标记的含量降低了。当发生这种改变,另一种成份,由 TrxG 激活复合物,被招募到这些地区,导致与转录激活相关的组蛋白翻译后修饰的沉积,如 H3K4me3(绿球)和 H3K9-14Ac(红色球)。作为这些变化的结果,启动子上的活性聚合酶Ⅱ(POLⅡ)增加了。青春期一旦启动,随着促性腺激素分泌增加,卵巢雌激素分泌也增加。当循环中雌激素水平达到一个持续的数值,就启动了正反馈机制,导致排卵前促性腺激素的激增。雌激素依赖的室旁核 kisspeptin 神经元的激活对这种激增至关重要。这种活化的表观遗传改变包括增加 Kiss1 基因启动子 H3 乙酰化(红色球)和增加雌激素受体α 和 Kiss1 启动子的结合(绿盒)[56]

　　PcG 介导的沉默似乎是阻止青春期进程过早激活的一个重要因素。当环境内分泌干扰物 EED(environmentalendocrine disruptors,EEDs)通过慢病毒载体传递到早期幼年大鼠弧状核时,外源性 EED 被招募到 Kiss1 启动子区域,Kiss1 基因表达减少。弓状核 kisspeptin 神经元的免疫反应数量减少,每一个细胞的 kisspeptin 含量减少,以及 Kiss1 mRNA 水平降低,这些都能证明这种效应。这些变化的生物学后果为下丘脑脉基底内侧 GnRH 脉冲释放减少,青春期延迟和发情周期性中断。此外,生育也受到影响。相比对照组,注射只表达绿色荧光蛋白的慢病毒载体,弓状核因受到环境内分泌干扰物 EED 影响,动物幼崽出生数量减少[57]。

同样需要关注的是,PcG 的表达减少发生在青春期启动的初始,是一种不依赖于雌激素的现象,因为这种减少发生在雌激素水平低、没有改变时,并且也不随青春期雌激素的增加而增强。这些结果表明,雌激素可能对上游转录抑制因子(例如 EED)的抑制转录没有帮助,但有助于转录激活作用。这种作用是通过雌激素的如下能力证明:①增加 Kiss1 基因启动子 H3 乙酰化和室旁核神经元 Kiss1 表达[56];②诱导 DNA 去甲基化,和从雌二醇的靶向启动子损失 H3K9me2/3[64,65];③诱导包含组蛋白乙酰基转移酶和甲基转移酶的共同激活复合物的形成;④诱导 H3K9me2/3 去甲基化[65];⑤引起 DNA 甲基化快速波动[64]。总之,这些研究表明,在大多数情况下雌激素促进表观遗传标记的转录激活而不是转录抑制。需要解决的一个突出问题是雌二醇抑制弓状核神经元 Kiss1 表达的机制。

青春期的转录后调控

转录抑制并不是阻止生殖能力过早获得的唯一机制。转录后抑制似乎也很重要,LIN28B 是近年来发现的一种能够参与转录后抑制的蛋白人类基因调控青春期的全基因组关联研究表明,在人类 6 号染色体长臂 2 区 1 带(6q21)LIN28B 基因附近发生的序列变异,与女孩月经早初潮和矮身材相关[66-68]。LIN28B 产物是胞浆蛋白,主要通过减少 let7 家族 miRNA 的产物来控制转录后基因表达[69,70]。通过阻断 let7 的前体物质[71],LIN28b 抑制成熟的 let7 miRNAs 形成,从而减少 let7 介导 mRNA 降解。LIN28 对青春期调控的抑制作用的重要性已被提出,Lin28a 过表达可以使小鼠青春期延迟[72],大鼠和非灵长类类动物的下丘脑中 Lin28 和 Lin28b 表达下降,与 let-7a 和 let-7b RNA 水平增加相一致[73]。这些结果表明,LIN28 可通过下调 miRNA,如 let7 家族,保持青春期过程处于被控制状态,可能参与基因沉默,从而抑制青春期的过程。

结论

表观遗传机制调节女性青春期的启动和发展的过程仍处于初级研究阶段。还有许多工作要做,以确定这些因素并揭示在青春期发育中以表观遗传来控制神经内分泌基因协调表达的途径。同样的,对于不同的刺激,如营养、生理活性和环境毒素/内分泌干扰物等,表观遗传信息从不同途径输送到下丘脑细胞来控制青春期,尚了解很少。应对这些问题进行研究。这种研究的框架可能需要基于这样一个假设,即表观遗传阻遏和激活基因转录是表观遗传学调节青春期发育的一个核心机制。在解决这些重大问题时,需要意识到一个艰巨、但不是不可逾越的现实:表观遗传的核心不仅仅是高度动态的,也有可能从一个细胞群体到另一个细胞群体都截然不同。接受这个前提,也要假设表观遗传核心与 DNA 甲基化、组蛋白翻译后修饰,以及非编码 RNA 有关。可能不仅仅是神经胶质细胞和神经元之间不同,而且星形胶质细和脑室膜细胞亚群之间可能存在不同,以及神经元表型分化产生不同的神经递质和调节物质。这似乎合理的期望,即表观遗传的神经元产生 kisspeptin、NKB、谷氨酸、GABA 和其他神经递质和调节物质,形成一个遵循基本的细胞生物学原理组织。然而,它还必须假定在这些表型分化的细胞有不同的表观遗传语言。由于大量的成分能够对不同的刺激产生不同的反应而产生相互动态的作用，不仅包括兴奋性/抑制性神经传递，还包括血液传播和环境衍生物质。

幸运的是技术的迅速发展，使解决这些问题成为可能。一个恰当的例子是分离鉴定特定的神经元和神经胶质细胞技术的可用性，再加上组蛋白和 DNA 甲基化的全基因组特征，给了特定细胞特定时间，如暴露于环境刺激之后的表观遗传的精确定义。毫无疑问，我们正在见证一个揭开青春期神秘面纱的新时代的来临。在过于乐观的风险下，我们预计即将进行的研究将会识别特定的表观遗传缺陷，找到人类青春期发育不正常的根本原因。

青春期疾病的临床管理经验

可以预见，在未来的几年中，青春期疾病的诊断仍然依赖于传统的方法，比如对身体变化的评估，测量血液中的激素水平，包括内分泌对激素变化的反应，如垂体对 GnRH 的反应。如果疾病的病因被认为是"特发性的"，临床医生就应该记住，不仅要描述新的基因突变，还需要描述表观遗传学的改变。很有可能后者是主要原因。对于体质性青春期延迟的男孩和性早熟女孩，尤为重要。还必须记住，表观遗传改变可能影响青春期进程的整个基因网络，而不是只影响一个基因。环境因素如营养过剩或饮食不平衡、昼夜节律失调，在青少年很常见，需要考虑其暴露于环境污染的因素。上述考虑必然是模糊的，因为我们不知道表观遗传调控的变化是什么，如何以及何时改变青春期时间。随着我们对这一领域知识的增加，我们预测将会有新工具成为治疗青春期表观遗传疾病的有效方法。最近发现，通过全身给药，发现一种小分子，具有能够拮抗 PcG 复合物的抑制基因活性的作用，就是很好的例子[74]。可以预见，这种分子的临床应用将大大扩大目前用于治疗青春期疾病的方法。

致谢

这项研究获得国家科学基金会（NSF，8P51OD011092，美国）和国立卫生研究院（NIH 8P51OD011092，美国）支持。

（吴迪 译，谷奕 校）

参考文献

1　Ojeda SR, Skinner MK: Puberty in the rat; in Neill JD (ed): The Physiology of Reproduction, ed 3. San Diego, Academic Press/Elsevier, 2006, pp 2061–2126.

2　Boyar R, Finkelstein J, Roffwarg H, Kapen S, Weitzman E, Hellman L: Synchronization of augmented luteinizing hormone secretion with sleep during puberty. N Engl J Med 1972;287:582–586.

3　Urbanski HF, Ojeda SR: The juvenile-peripubertal transition period in the female rat: establishment of a diurnal pattern of pulsatile luteinizing hormone secretion. Endocrinology 1985;117:644–649.

4　Urbanski HF, Ojeda SR: Gonadal-independent activation of enhanced afternoon luteinizing hormone release during pubertal development in the female rat. Endocrinology 1987;121:907–913.

5　Ojeda SR, Terasawa E: Neuroendocrine regulation of puberty; in Pfaff D, Arnold A, Etgen A, Fahrbach S, Moss R, Rubin R (eds): Hormones, Brain and Behavior. New York, Elsevier, 2002, vol 4, pp 589–659.

6　Navarro VM, Gottsch ML, Wu M, Garcia-Galiano D, Hobbs SJ, Bosch MA, Pinilla L, Clifton DK, Dearth A, Ronnekleiv OK, Braun RE, Palmiter RD, Tena-Sempere M, Alreja M, Steiner RA: Regulation of NKB pathways and their roles in the control of Kiss1 neurons in the arcuate nucleus of the male mouse. Endocrinology 2011;152:4265–4275.

7　Lehman MN, Coolen LM, Goodman RL: Minireview: kisspeptin/neurokinin B/dynorphin (KNDy) cells of the arcuate nucleus: a central node in the control of gonadotropin-releasing hormone secretion. Endocrinology 2010;151:3479–3489.

8　Wakabayashi Y, Nakada T, Murata K, Ohkura S, Mogi K, Navarro VM, Clifton DK, Mori Y, Tsukamura H, Maeda K, Steiner RA, Okamura H: Neurokinin B and dynorphin A in kisspeptin neurons of the arcuate nucleus participate in generation of periodic oscillation of neural activity driving pulsatile gonadotropin-releasing hormone secretion in the goat. J Neurosci 2010;30:3124–3132.

9　Hrabovszky E, Ciofi P, Vida B, Horvath MC, Keller E, Caraty A, Bloom SR, Ghatei MA, Dhillo WS, Liposits Z, Kallo I: The kisspeptin system of the human hypothalamus: sexual dimorphism and relationship with gonadotropin-releasing hormone and neurokinin B neurons. Eur J Neurosci 2010;31:1984–1998.

10　Hrabovszky E: Neuroanatomy of the human hypothalamic kisspeptin system. Neuroendocrinology 2014;99:33–48.

11　Beale KE, Kinsey-Jones JS, Gardiner JV, Harrison EK, Thompson EL, Hu MH, Sleeth ML, Sam AH, Greenwood HC, McGavigan AK, Dhillo WS, Mora JM, Li XF, Franks S, Bloom SR, O'Byrne KT, Murphy KG: The physiological role of arcuate kisspeptin neurons in the control of reproductive function in female rats. Endocrinology 2014;155:1091–1098.

12　Pinilla L, Aguilar E, Dieguez C, Millar RP, Tena-Sempere M: Kisspeptins and reproduction: physiological roles and regulatory mechanisms. Physiol Rev 2012;92:1235–1316.

13　Grumbach MM, Styne DM: Puberty: Ontogeny, neuroendocrinology, physiology, and disorders; in Wilson JD, Foster DW (eds): Williams Textbook of Endocrinology, ed 8. Philadelphia, Saunders, 1992, pp 1139–1221.

14　Ojeda SR: The mystery of mammalian puberty: how much more do we know? Perspect Biol Med 1991;34:365–383.

15　Seminara SB, Messager S, Chatzidaki EE, Thresher RR, Acierno JS Jr, Shagoury JK, Bo-Abbas Y, Kuohung W, Schwinof KM, Hendrick AG, Zahn D, Dixon J, Kaiser UB, Slaugenhaupt SA, Gusella JF, O'Rahilly S, Carlton MB, Crowley WF Jr, Aparicio SA, Colledge WH: The GPR54 gene as a regulator of puberty. N Engl J Med 2003;349:1614–1627.

16　de Roux N, Genin E, Carel J-C, Matsuda F, Chaussain J-L, Milgrom E: Hypogonadotropic hypogonadism due to loss of function of the KiSS1-derived peptide receptor GPR54. Proc Natl Acad Sci U S A 2003;100:10972–10976.

17　Jaenisch R, Bird A: Epigenetic regulation of gene expression: how the genome integrates intrinsic and environmental signals. Nat Genet 2003;33(suppl):245–254.

18　Bjornsson HT, Fallin MD, Feinberg AP: An integrated epigenetic and genetic approach to common human disease. Trends Genet 2004;20:350–358.

19　Tahiliani M, Koh KP, Shen Y, Pastor WA, Bandukwala H, Brudno Y, Agarwal S, Iyer LM, Liu DR, Aravind L, Rao A: Conversion of 5-methylcytosine to 5-hydroxymethylcytosine in mammalian DNA by MLL partner TET1. Science 2009;324:930–935.

20　Koh KP, Yabuuchi A, Rao S, Huang Y, Cunniff K, Nardone J, Laiho A, Tahiliani M, Sommer CA, Mostoslavsky G, Lahesmaa R, Orkin SH, Rodig SJ, Daley GQ, Rao A: Tet1 and Tet2 regulate 5-hydroxymethylcytosine production and cell lineage specification in mouse embryonic stem cells. Cell Stem Cell 2011;8:200–213.

21　Ficz G, Branco MR, Seisenberger S, Santos F, Krueger F, Hore TA, Marques CJ, Andrews S, Reik W: Dynamic regulation of 5-hydroxymethylcytosine in mouse ES cells and during differentiation. Nature 2011;473:398–402.

22　Guo JU, Su Y, Zhong C, Ming GL, Song H: Emerging roles of TET proteins and 5-hydroxymethylcytosines in active DNA demethylation and beyond. Cell Cycle 2011;10:2662–2668.

23　Kouzarides T: Chromatin modifications and their function. Cell 2007;128:693–705.

24　Khorasanizadeh S: The nucleosome: from genomic organization to genomic regulation. Cell 2004;116:259–272.

25　Crosio C, Cermakian N, Allis CD, Sassone-Corsi P: Light induces chromatin modification in cells of the mammalian circadian clock. Nat Neurosci 2000;3:1241–1247.

26　Di Croce L, Helin K: Transcriptional regulation by Polycomb group proteins. Nat Struct Mol Biol 2013;20:1147–1155.

27　Wu X, Johansen JV, Helin K: Fbxl10/Kdm2b recruits polycomb repressive complex 1 to CpG islands and regulates H2A ubiquitylation. Mol Cell 2013;49:1134–1146.

28　Kim J, Kim JA, McGinty RK, Nguyen UT, Muir TW, Allis CD, Roeder RG: The n-SET domain of Set1 regulates H2B ubiquitylation-dependent H3K4 methylation. Mol Cell 2013;49:1121–1133.

29　Huang B, Jiang C, Zhang R: Epigenetics: the language of the cell? Epigenomics 2014;6:73–88.

30　Batista PJ, Chang HY: Long noncoding RNAs: cellular address codes in development and disease. Cell 2013;152:1298–1307.

31　Filipowicz W, Bhattacharyya SN, Sonenberg N: Mechanisms of post-transcriptional regulation by microRNAs: are the answers in sight? Nat Rev Genet 2008;9:102–114.

32　Okamura K, Chung WJ, Ruby JG, Guo H, Bartel DP, Lai EC: The Drosophila hairpin RNA pathway generates endogenous short interfering RNAs. Nature 2008;453:803–806.

33　Kim VN: Small RNAs just got bigger: Piwi-interacting RNAs (piRNAs) in mammalian testes. Genes Dev 2006;20:1993–1997.

34　Girard A, Sachidanandam R, Hannon GJ, Carmell MA: A germline-specific class of small RNAs binds mammalian Piwi proteins. Nature 2006;442:199–202.

35　Gruber AJ, Zavolan M: Modulation of epigenetic

regulators and cell fate decisions by miRNAs. Epigenomics 2013;5:671–683.

36 Spitale RC, Tsai MC, Chang HY: RNA templating the epigenome: long noncoding RNAs as molecular scaffolds. Epigenetics 2011;6:539–543.

37 Chu C, Qu K, Zhong FL, Artandi SE, Chang HY: Genomic maps of long noncoding RNA occupancy reveal principles of RNA-chromatin interactions. Mol Cell 2011;44:667–678.

38 Rinn JL, Kertesz M, Wang JK, Squazzo SL, Xu X, Brugmann SA, Goodnough LH, Helms JA, Farnham PJ, Segal E, Chang HY: Functional demarcation of active and silent chromatin domains in human HOX loci by noncoding RNAs. Cell 2007;129:1311–1323.

39 Guttman M, Amit I, Garber M, French C, Lin MF, Feldser D, Huarte M, Zuk O, Carey BW, Cassady JP, Cabili MN, Jaenisch R, Mikkelsen TS, Jacks T, Hacohen N, Bernstein BE, Kellis M, Regev A, Rinn JL, Lander ES: Chromatin signature reveals over a thousand highly conserved large non-coding RNAs in mammals. Nature 2009;458:223–227.

40 Schuettengruber B, Martinez AM, Iovino N, Cavalli G: Trithorax group proteins: switching genes on and keeping them active. Nat Rev Mol Cell Biol 2011;12: 799–814.

41 Simon JA, Kingston RE: Mechanisms of Polycomb gene silencing: knowns and unknowns. Nat Rev Mol Cell Biol 2009;10:697–708.

42 Schwartz YB, Pirrotta V: Polycomb silencing mechanisms and the management of genomic programmes. Nat Rev Genet 2007;8:9–22.

43 Köhler C, Villar CB: Programming of gene expression by Polycomb group proteins. Trends Cell Biol 2008;18:236–243.

44 Otte AP, Kwaks TH: Gene repression by Polycomb group protein complexes: a distinct complex for every occasion? Curr Opin Genet Dev 2003;13:448–454.

45 Gao Z, Zhang J, Bonasio R, Strino F, Sawai A, Parisi F, Kluger Y, Reinberg D: PCGF homologs, CBX proteins, and RYBP define functionally distinct PRC1 family complexes. Mol Cell 2012;45:344–356.

46 Shrivastava A, Calame K: An analysis of genes regulated by the multi-functional transcriptional regulator Yin Yang-1. Nucleic Acids Res 1994;22:5151–5155.

47 Thomas MJ, Seto E: Unlocking the mechanisms of transcription factor YY1: are chromatin modifying enzymes the key? Gene 1999;236:197–208.

48 Shilatifard A: The COMPASS family of histone H3K4 methylases: mechanisms of regulation in development and disease pathogenesis. Annu Rev Biochem 2012;81:65–95.

49 Wang Z, Zang C, Rosenfeld JA, Schones DE, Barski A, Cuddapah S, Cui K, Roh TY, Peng W, Zhang MQ, Zhao K: Combinatorial patterns of histone acetylations and methylations in the human genome. Nat Genet 2008;40:897–903.

50 Lee BM, Mahadevan LC: Stability of histone modifications across mammalian genomes: implications for 'epigenetic' marking. J Cell Biochem 2009;108: 22–34.

51 Hu D, Gao X, Morgan MA, Herz HM, Smith ER, Shilatifard A: The MLL3/MLL4 branches of the COMPASS family function as major histone H3K4 monomethylases at enhancers. Mol Cell Biol 2013; 33:4745–4754.

52 Denissov S, Hofemeister H, Marks H, Kranz A, Ciotta G, Singh S, Anastassiadis K, Stunnenberg HG, Stewart AF: Mll2 is required for H3K4 trimethylation on bivalent promoters in embryonic stem cells, whereas Mll1 is redundant. Development 2014;141: 526–537.

53 Wu M, Wang PF, Lee JS, Martin-Brown S, Florens L, Washburn M, Shilatifard A: Molecular regulation of H3K4 trimethylation by Wdr82, a component of human Set1/COMPASS. Mol Cell Biol 2008;28:7337–7344.

54 Bernstein BE, Mikkelsen TS, Xie X, Kamal M, Huebert DJ, Cuff J, Fry B, Meissner A, Wernig M, Plath K, Jaenisch R, Wagschal A, Feil R, Schreiber SL, Lander ES: A bivalent chromatin structure marks key developmental genes in embryonic stem cells. Cell 2006;125:315–326.

55 Kurian JR, Keen KL, Terasawa E: Epigenetic changes coincide with in vitro primate GnRH neuronal maturation. Endocrinology 2010;151:5359–5368.

56 Tomikawa J, Uenoyama Y, Ozawa M, Fukanuma T, Takase K, Goto T, Abe H, Ieda N, Minabe S, Deura C, Inoue N, Sanbo M, Tomita K, Hirabayashi M, Tanaka S, Imamura T, Okamura H, Maeda K, Tsukamura H: Epigenetic regulation of Kiss1 gene expression mediating estrogen-positive feedback action in the mouse brain. Proc Natl Acad Sci U S A 2012;109:E1294–E1301.

57 Lomniczi A, Loche A, Castellano JM, Ronnekleiv OK, Bosh M, Kaidar G, Knoll JG, Wright H, Pfeifer GP, Ojeda SR: Epigenetic control of female puberty. Nat Neurosci 2013;16:281–289.

58 Ojeda SR, Urbanski HF: Puberty in the rat; in Knobil E, Neill JD (eds): The Physiology of Reproduction, ed 2. New York, Raven Press, 1994, vol 2, pp 363–409.

59 Herz HM, Mohan M, Garruss AS, Liang K, Takahashi YH, Mickey K, Voets O, Verrijzer CP, Shilatifard A: Enhancer-associated H3K4 monomethylation by Trithorax-related, the Drosophila homolog of mammalian Mll3/Mll4. Genes Dev 2012;26:2604–2620.

60 Bianco SD, Kaiser UB: The genetic and molecular basis of idiopathic hypogonadotropic hypogonadism. Nat Rev Endocrinol 2009;5:569–576.

61 Kim HG, Kurth I, Lan F, Meliciani I, Wenzel W, Eom SH, Kang GB, Rosenberger G, Tekin M, Ozata M, Bick DP, Sherins RJ, Walker SL, Shi Y, Gusella JF, Layman LC: Mutations in CHD7, encoding a chromatin-remodeling protein, cause idiopathic hypogonadotropic hypogonadism and Kallmann syndrome. Am J Hum Genet 2008;83:511–519.

62 Borrelli E, Nestler EJ, Allis CD, Sassone-Corsi P: Decoding the epigenetic language of neuronal plasticity. Neuron 2008;60:961–974.

63 Vermeulen M, Eberl HC, Matarese F, Marks H, Denissov S, Butter F, Lee KK, Olsen JV, Hyman AA, Stunnenberg HG, Mann M: Quantitative interaction proteomics and genome-wide profiling of epigenetic histone marks and their readers. Cell 2010;142:967–980.

64 Metivier R, Gallais R, Tiffoche C, Le PC, Jurkowska RZ, Carmouche RP, Ibberson D, Barath P, Demay F, Reid G, Benes V, Jeltsch A, Gannon F, Salbert G: Cyclical DNA methylation of a transcriptionally active promoter. Nature 2008;452:45–50.

65 Perillo B, Ombra MN, Bertoni A, Cuozzo C, Sacchetti S, Sasso A, Chiariotti L, Malorni A, Abbondanza C, Avvedimento EV: DNA oxidation as triggered by H3K9me2 demethylation drives estrogen-induced gene expression. Science 2008;319:202–206.

66 Perry JR, Stolk L, Franceschini N, Lunetta KL, Zhai G, McArdle PF, Smith AV, Aspelund T, Bandinelli S, Boerwinkle E, Cherkas L, Eiriksdottir G, Estrada K, Ferrucci L, Folsom AR, Garcia M, Gudnason V, Hofman A, Karasik D, Kiel DP, Launer LJ, van MJ, Nalls MA, Rivadeneira F, Shuldiner AR, Singleton A, Soranzo N, Tanaka T, Visser JA, Weedon MN, Wilson SG, Zhuang V, Streeten EA, Harris TB, Murray A, Spector TD, Demerath EW, Uitterlinden AG, Murabito JM: Meta-analysis of genome-wide association data identifies two loci influencing age at menarche. Nat Genet 2009;41:648–650.

67 Sulem P, Gudbjartsson DF, Rafnar T, Holm H, Olafsdottir EJ, Olafsdottir GH, Jonsson T, Alexandersen P, Feenstra B, Boyd HA, Aben KK, Verbeek AL, Roeleveld N, Jonasdottir A, Styrkarsdottir U, Steinthorsdottir V, Karason A, Stacey SN, Gudmundsson J, Jakobsdottir M, Thorleifsson G, Hardarson G, Gulcher J, Kong A, Kiemeney LA, Melbye M, Christiansen C, Tryggvadottir L, Thorsteinsdottir U, Stefansson K: Genome-wide association study identifies sequence variants on 6q21 associated with age at menarche. Nat Genet 2009;41:734–738.

68 Ong KK, Elks CE, Li S, Zhao JH, Luan J, Andersen LB, Bingham SA, Brage S, Smith GD, Ekelund U, Gillson CJ, Glaser B, Golding J, Hardy R, Khaw KT, Kuh D, Luben R, Marcus M, McGeehin MA, Ness AR, Northstone K, Ring SM, Rubin C, Sims MA, Song K, Strachan DP, Vollenweider P, Waeber G, Waterworth DM, Wong A, Deloukas P, Barroso I, Mooser V, Loos RJ, Wareham NJ: Genetic variation in LIN28B is associated with the timing of puberty. Nat Genet 2009;41:729–733.

69 Moss EG, Lee RC, Ambros V: The cold shock domain protein LIN-28 controls developmental timing in *C. elegans* and is regulated by the lin-4 RNA. Cell 1997;88:637–646.

70 Viswanathan SR, Powers JT, Einhorn W, Hoshida Y, Ng TL, Toffanin S, O'Sullivan M, Lu J, Phillips LA, Lockhart VL, Shah SP, Tanwar PS, Mermel CH, Beroukhim R, Azam M, Teixeira J, Meyerson M, Hughes TP, Llovet JM, Radich J, Mulligan CG, Golub TR, Sorensen PH, Daley GQ: Lin28 promotes transformation and is associated with advanced human malignancies. Nat Genet 2009;41:843–848.

71 Viswanathan SR, Daley GQ, Gregory RI: Selective blockade of microRNA processing by Lin28. Science 2008;320:97–100.

72 Zhu H, Shah S, Shyh-Chang N, Shinoda G, Einhorn WS, Viswanathan SR, Takeuchi A, Grasemann C, Rinn JL, Lopez MF, Hirschhorn JN, Palmert MR, Daley GQ: Lin28a transgenic mice manifest size and puberty phenotypes identified in human genetic association studies. Nat Genet 2010;42:626–630.

73 Sangiao-Alvarellos S, Manfredi-Lozano M, Ruiz-Pino F, Navarro V, Sanchez-Garrido MA, Leon S, Dieguez C, Cordido F, Matagne V, Dissen GA, Ojeda SR, Pinilla L, Tena-Sempere M: Changes in hypothalamic expression of the Lin28/let-7 system and related microRNAs during postnatal maturation and after experimental manipulations of puberty. Endocrinology 2013;154:942–955.

74 Knutson SK, Wigle TJ, Warholic NM, Sneeringer CJ, Allain CJ, Klaus CR, Sacks JD, Raimondi A, Majer CR, Song J, Scott MP, Jin L, Smith JJ, Olhava EJ, Chesworth R, Moyer MP, Richon VM, Copeland RA, Keilhack H, Pollock RM, Kuntz KW: A selective inhibitor of EZH2 blocks H3K27 methylation and kills mutant lymphoma cells. Nat Chem Biol 2012;8:890–896.

第2章 青春期启动的正常变异:与生长和肥胖相关的遗传决定因素

Ruben H. Willemsen · David B. Dunger

Department of Paediatrics and Wellcome Trust-MRC Institute of Metabolic Science, University of Cambridge, Cambridge, UK

摘要

人类青春期发育启动年龄存在着很大的变异,双胞胎研究表明具有高度遗传特性,最近报道了中枢性性早熟以及单纯促性腺激素不足性性腺功能低下的一些少见遗传机制。全基因组关联分析(genome-wide association,GWA)研究有助于探索正常青春期启动变异的遗传决定因素,但只能解释月经初潮年龄2.7%的变异,表明多基因只发挥极小的部分效应。这些研究表明肥胖和青春期启动的基因存在交叉。流行病学数据表明婴儿期的体重增加、儿童期的身高增加、青春期启动早和成人期的肥胖存在共同的通路,这章将会总结来源于GWA和流行病学研究的关于青春期启动年龄变异与生长和肥胖相关性的数据。探讨生活早期事件与青春期启动相关的机制,较早青春期发育潜在的短期和远期结局,以及这些数据对青春期发育异常临床处理的影响。

人类青春期启动的年龄最大可相差4~5年,19世纪后期开始,基于易识别的月经初潮年龄来看,青春期发育有提前趋势[1]。这很大程度上与良好的健康状态、营养及卫生条件有关[1]。有趣的是,在相同时期,月经初潮的年龄分布范围缩小[2],最近的研究表明月经初潮年龄呈略微推迟趋势[3]。营养和健康状态良好地区的数据显示这种推迟停止甚至出现反转[4-6],即使有些研究表明青春期启动[7]和初潮年龄提前[8]。美国最新的研究表明青春期启动的平均年龄在下降,女孩为9.96[9]和9.26岁[10],男孩为10.1岁[11]。在非裔美国人中这种青春期启动提前的趋势更明显。在欧洲,Aksglaede等[12]报道女孩乳房发育年龄提前,2006年为9.86岁,1991年为10.88岁。与历史队列数据相比,青春期启动年龄发生了很大的变化,1960年女孩青春期启动年龄(Marshall和Tanner报道)为11.15±1.1岁[13-14],男孩为11.64±1.07岁。青春期启动年龄的提前引起了一系列的社会心理问题,而且引发了对性早熟定义、评估年龄和干预年龄的争论[15-21]。

青春期启动年龄的调节通路在很大程度上仍然不明确,基因、早期发育变化和迁移、领养等可能解释正常变异的部分原因。这个章节重点讨论影响青春期启动、生长和肥胖的遗传环境交互作用。我们依据GWA研究讨论遗传调节通路,而且研究早期生活事件与青春期启动潜在机制的联系。最终讨论青春期早发育的临床结局以及青春期异常疾病的临床管理。

遗传学

青春期启动年龄存在高度的遗传特质。同卵双胞胎女童初潮年龄的相关性(r = 0.75)强于异卵双胞胎(r = 0.31)和同胞姐妹(r = 0.32)[22]。同样在男童中,同卵双胞胎青春期启动年龄与身高增速峰值年龄(APHV)的相关性明显强于异卵双胞胎(r = 0.9 vs 0.4)[23]。青春期启动年龄的正常变异受遗传因素影响,但是潜在的机制包括基因能解释的变异仍然是有限的。

最近报道了一些中枢性性早熟的少见遗传机制。三个基因被证实与中枢性性早熟相关:(i)*KISS1*[24]基因编码 kisspeptin;(ii) KISS1 的受体基因 *KISS1R*[25];(iii)*MKRN3*,一个关键区域父源表达的印迹基因,与 prader-willi 综合征相关(染色体 15q 11-q13)[26],是下丘脑-性腺轴的一个抑制基因。促性腺激素不足性性腺功能低下的寡基因的致病性研究取得了很大的进展[27]。这些研究揭示了促性腺激素释放激素(GnRH)神经元发育在青春期启动中重要且复杂的作用。

过去数年中,GWA 研究和大量流行病学队列研究解释了遗传对青春期启动正常变异的作用,这些研究中对月经初潮和其他青春期启动标志的年龄进行了报道。报道最多的与青春期启动相关的是位于 6q21 的遗传位点 *LIN28B*[28-32],它与女性月经初潮年龄、10 岁乳房发育、9~16 岁快速进展的乳房发育、10 岁的身高增长较快有关,与男孩 15 岁变声、13~15 岁快速进展的阴毛发育、10 岁身高猛长有关。同时它还与女孩终身高较矮有关,这与青春期启动早的结局是一致的。*LIN28B* 与秀丽隐杆线虫的 *lin-28* 基因相似,其突变导致了身高和发育速度的增加[33],然而 lin-28 的增强延缓了幼虫期的增长[34]。*LIN28B* 包含在 microRNAs 的调节中。有趣的是,*LIN28B* 的基因变异与女性肥胖特征相关[35],还与生后性别特异性身高的生长调节效应有关[36]。*LIN28B* 基因的其中一个 SNPs 位点(rs314277)与男性儿童期和成人期身高呈负相关,对女性婴儿期开始直到 9~10 岁的身高增长发挥正效应,且 9~10 岁时效应最大。其他的 SNPs(rs7759938)位点减缓男孩 9 岁后的身高增长和女性(6~9 岁)的轻度早发育,但对 14 岁后的身高发挥正向作用[36]。与流行病学的研究数据一致,生长、肥胖与青春期启动存在着相关性,这些将在后续章节中讨论。

影响女孩月经初潮的其他遗传位点在染色体 9q31.2[28,30]。这是个基因间隔区,邻近的基因有 *TMEM38B*、*FKTN*、*FSD1L*、*TAL2* 和 *ZNF462*。在小鼠中,*TMEM38B* 最主要在大脑中表达,其无义突变是有害的,其他的基因与初潮无关。GWA 研究的 meta 分析中,ELKS 等[37]研究报道了 30 个与初潮有关的遗传位点(表 1),这些位点的基因参与了能量代谢(平衡)和激素调节的生物学过程。

Wehkalampi 等[38]发现体质性青春期发育延迟(constitutional delay of growth and puberty,CDGP)的家系中,与 CDGP 相关的是 2 号染色体的着丝粒区域,但是位于这个区域的基因定位以及他们在人群中的影响还没有确定。通过最早青春期发育标志(男孩的外生殖器变化和女孩的乳房发育),Cousminer 等[39]在染色体 16p13.12 上证实了一个新的与男性青春期相关的位点。与这个位置最近的基因为 *MKL2*,是细胞分化和发育的重要转录激活因子。

表 1 证实的与月经初潮有关的新位点

SNP	最近的基因	与基因的距离	Chr.	MAF[a]	等位基因[b]	方向[c]	p
rs7759938j	LIN28B	~26kb	6	0.32	C/T	+/+	5.4×10^{-60}
rs2090409	TMEM38B	~400kb	9	0.31	A/C	−/−	2.2×10^{-33}
rs1079866	INHBA	~250kb	7	0.15	G/C	+/+	5.5×10^{-14}
rs466639	RXRG	基因内	1	0.13	T/C	−/−	1.3×10^{-13}
rs6438424	3q13.32	基因间	3	0.50	A/C	−/−	1.4×10^{-13}
rs1398217	FUSSEL18	基因内	18	0.43	G/C	−/−	2.3×10^{-13}
rs12617311	PLCL1	~195kb	2	0.32	A/G	−/−	6.0×10^{-13}
rs9635759	CA10	~94kb	17	0.32	A/G	+/+	7.3×10^{-13}
rs6589964	BSX	~18kb	11	0.48	A/C	−/−	1.9×10^{-12}
rs10980926	ZNF483	基因内	9	0.36	A/G	+/+	4.2×10^{-11}
rs17268785	CCDC85A	基因内	2	0.17	G/A	+/+	9.7×10^{-11}
rs13187289	PHF15	~12kb	5	0.20	G/C	+/+	1.9×10^{-10}
rs7642134	VGLL3	~70kb	3	0.38	A/G	−/−	3.5×10^{-10}
rs17188434	NR4A2	~84kb	2	0.07	C/T	−/−	1.1×10^{-9}
rs2002675	TRA2B, ETV5	~4kb, ~135kb	3	0.42	G/A	+/+	1.2×10^{-9}
rs7821178	PXMP3	~181kb	8	0.34	A/C	−/−	3.0×10^{-9}
rs1659127	MKL2	~28kb	16	0.34	A/G	+/+	4.0×10^{-9}
rs10423674	CRTC1	基因内	19	0.35	A/C	+/+	5.9×10^{-9}
rs10899489	GAB2	基因内	11	0.15	A/C	+/+	8.1×10^{-9}
rs6575793	BEGAIN	基因内	14	0.42	C/T	+/+	1.2×10^{-8}
rs4929923	TRIM66	3′UTR	11	0.36	T/C	+/+	1.2×10^{-8}
rs6439371	TMEM108, NPHP3	~146kb, ~170kb	3	0.34	G/A	+/+	1.3×10^{-8}
rs900145	ARNTL	~5kb	11	0.30	C/T	+/+	1.6×10^{-8}
rs6762477	RBM6	基因内	3	0.44	G/A	+/+	1.6×10^{-8}
rs2947411	TMEM18	~53kb	2	0.17	A/G	+/+	1.7×10^{-8}
rs1361108	C6orf173, TRMT11	~98kb, ~407kb	6	0.46	T/C	−/−	1.7×10^{-8}
rs1364063	NFAT5	~10kb	16	0.43	C/T	+/+	1.8×10^{-8}
rs633715	SEC16B	~44kb	1	0.20	C/T	−/−	2.1×10^{-8}
rs4840086	PRDM13, MCHR2	~145kb, ~160kb	6	0.42	G/A	−/−	2.4×10^{-8}
rs7617480	KLHDC8B	基因内	3	0.22	A/C	+/+	2.8×10^{-8}
rs9939609	FTO	基因内	16	0.40	A/T	−/+	3.1×10^{-8}
rs852069	PCSK2	~84kb	20	0.37	A/G	−/−	3.3×10^{-8}
rs757647	KDM3B	基因内	5	0.22	A/G	−/−	5.4×10^{-8}
rs9555810	C13orf16, ARHGEF7	~185kb, ~223kb	13	0.28	G/C	+/+	5.6×10^{-8}
rs16938437	PHF21A	基因内	11	0.09	T/C	−/−	5.9×10^{-8}
rs2687729	EEFSEC	基因内	3	0.27	G/A	+/+	1.3×10^{-7}
rs1862471	OLFM2	基因内	19	0.47	G/C	+/−	1.5×10^{-7}
rs12472911	LRP1B	基因内	2	0.20	C/T	+/+	1.5×10^{-7}
rs3914188	ECE2	3′UTR	3	0.27	G/C	−/−	2.6×10^{-7}
rs2243803	SLC14A2	~238kb	18	0.40	A/T	+/+	3.4×10^{-7}
rs3743266	RORA	3′UTR	15	0.32	C/T	−/−	8.0×10^{-7}
rs7359257	IQCH	基因内	15	0.45	A/C	+/−	1.9×10^{-6}

[a] 次要等位基因频率
[b] 次要/主要等位基因
[c] 1 期/复制队列中次要等位基因方向与月经初潮年龄相关性
摘自 Elks 等[37]

最近 Perry[40]证实了与初潮相关的遗传位点。57 项研究共纳入 182 416 名女性发现了106 个基因位点的 123 个信号分子与初潮年龄有关。这些基因位点包括与 GnRH 分泌,垂体发育和功能,激素合成和生物学活性,能量平衡、生长和性激素潜在的外周负反馈相关（图 1）。

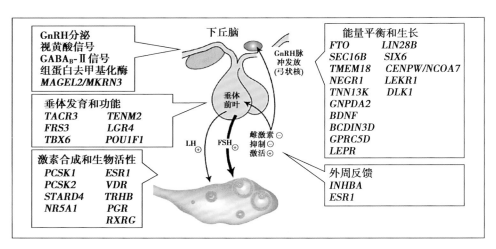

图 1　GWAS 研究证实的与青春期启动有关的基因。来源于 Perry 等[40]

GWA 研究表明,与青春启动和 BMI 相关的基因位点存在交叉。一些研究发现既往与 BMI 和肥胖相关的遗传位点,现在发现其中的一些 SNPs 与初潮年龄有关[30,31,37,39,41]。同样地,影响青春期启动的一些遗传位点既往已被证实影响 BMI、儿童生长和成年期身高[32,37]。女孩中与肥胖和 BMI 相关的遗传位点与青春期启动位点更相关。男孩中的关系尚不明确。大部分 BMI 的等位基因与较早的性发育有关,另外有一些呈负相关[39]。

Perry 等[42]证实了 123 个 SNPs 与初潮年龄相关,共解释了 2.7% 的变异。表明多个基因发挥的作用微弱。未来的研究需要包括婴幼儿、儿童期营养和早期环境暴露,如母孕期宫内环境和通过表观遗传机制改变基因表达潜在的内分泌干扰物之间的交互作用[43]。

身高与青春期启动的相关性

女孩

研究表明女孩较早的性成熟与肥胖相关[44,45]。1970 年 Frisch 和 Revelle[46]提出了关键的体重假说,初潮需要体重达到 48kg。近 25 年,人们发现瘦素可能是连接肥胖和青春期启动的重要激素[47,48],因为瘦素缺乏和瘦素受体缺陷与青春期延迟有关。但是,关于肥胖是否可以促发青春期早启动存在争议。美国网络研究办公室儿科研究（Pediatric Research in Office Settings,PROS）的数据表明,对 3~12 岁女孩常规进行第二性征检查发现 BMI Z 值促进 Tanner 分期的进程,而且成熟早的女孩与成熟晚的女孩 BMI Z 值高（图 2）[49]。NHANESⅢ调查发现,成熟早的女孩肥胖指标和肥胖发生率高于成熟晚的女孩[50]。这些研究同时还观察了青春期启动时的体脂组成。

同样地,流行病学以容易确定的女孩月经初潮年龄作为指标研究了青春期前的生长和体重增加与青春期启动的相关性。由于多数研究没有青春期启动年龄的详细数据,生长速

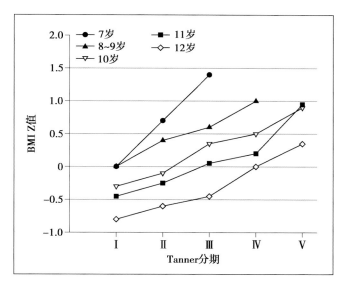

图 2　7~12 岁女孩乳房发育和 BMI Z 值的相关性。来源于
Kaplowitz 等[49]

度改变也用作青春期启动的标志。身高快速增长开始的年龄(age at take-off,ATO),即青春期猛长前的最低身高增长速度的年龄,可以用作青春期启动的早期标志,APHV 为青春期启动的晚期标志。

一些研究报告了儿童期生长与青春期启动的相关性。8~9 岁时较高的 BMI 和体重以及出生到 9 岁时较大的体重变化与月经初潮年龄早有关[51,52]。He 等[53]发现2~8 岁期间 BMI 和身高的增长与较早的 APHV 相关。月经初潮年龄较早与较晚的女孩相比,其 BMI 和身高早在 3 岁时就存在差异[54],初潮年龄早的女孩 BMI 和身高明显升高[54]。Alon 的儿童和家长的队列研究(Avon Longitudinal Study of Parents and Children,ALSPAC)是英国的一项关于生长和发育的前瞻性队列研究,该研究表明,8~9 岁较高的身高、体重和 BMI 与月经早初潮有关[55]。

其他研究更多的关注婴儿期的早生长和青春期启动年龄的相关性。2 个不同营养环境的队列研究(美国 Fels 队列研究和南非出生到 20 岁的研究)表明,婴儿期快速的体重增长与9 岁时骨骼较成熟有关[56]。在 ALSPAC 的研究中,0~9 月时快速的体重增加与初潮年龄早和 10 岁时较高的脂肪含量有关(图 3)[57]。德国的营养和人体测量队列设计(Dortmund Nutritional and Anthropometric Longitudinally Designed,PONALD)研究收集了生长和发育的前瞻性队列数据[58],婴儿期 0~24 个月快速的体重增长(SDS 增长>0.67)导致 ATO 的年龄较正常体重增长儿童提前 4 个月。快速的婴儿期体重增长与较早的 APHV 和初潮年龄有关。同样在这个研究中儿童期较高的 BMI 和脂肪含量(ATO 之前 1~2 年)与 ATO 有较小的相关性,能更好地预测 APHV、青春期持续时间和初潮年龄[59]。这些结果提示婴儿期快速体重增长可以激发较早的青春期启动,儿童期身体成分影响青春期的进程,导致较早达到青春期后期。

婴儿期早期的生长形式除了对青春期启动有影响外,对后期也有持续的影响,如心血管和代谢的危险因素。在 Stettler 等[60,61]的 2 个分别在塞舌尔和美国的较大研究中得到阐述,表明生后第 1 年的体重增长与儿童超重和肥胖有关。足月或早产婴儿生后前 3 个月体

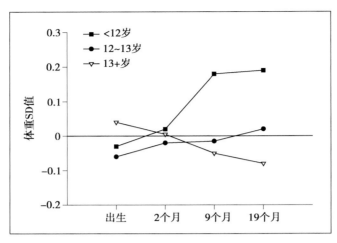

图3　婴儿期体重增加与初潮年龄的相关性。来源于 Ong 等 [116]

重的快速增加与成年早期的胰岛素抵抗、其他的心血管和代谢危险因素有关[62,63]。即使在南非的低收入地区，生后第 1 年的短暂的体重增加也与女孩肥胖和较早的青春期有关 [64]。

男孩

在男孩中，生长早或晚与青春期启动的关系并不明确。男孩的青春期启动年龄很难像女孩的初潮年龄一样准确地判定。而且，男孩外生殖器 Tanner 分期的最早变化也很难像女孩的乳房发育容易被发现。Tanner 分期不能准确地获得时，多选择生长相关的指标如 APO 和 APHV 和变声年龄作为青春期标志。已经有一些关于男孩青春期前的生长与青春期启动相关性的研究。Sandhu 等[65]对 West Sussex 的 Christ 医院的 3175 名男学生进行了队列研究，入学时的 BMI 认为是青春期前的 BMI（平均年龄 10.6 岁），BMI Z 分值与 APHV 和成年期身高呈负相关[65]。国家健康发育研究（National Survey of Health and Development, NSHD）记录了约 1600 个男孩 14 岁时的变声状态，分为完全、开始或没有。14 岁已完成变声状态与 2 岁时较大的 BMI 和体重，以及出生到 2 岁时的快速体重增加有关[66]，完全或开始变声的男孩在儿童期的身高、体重增长快[66]。Danish Choir 男孩的另一项研究中，Juul 等发现[67]青春期前较高的 BMI 与较早的变声年龄有关。在 Copehagen 青春期研究中，用睾丸模具，外生殖器、阴毛发育评价青春期[68]。过去的 15 年里，青春期发育年龄提前了 3 个月，与人群 BMI 的增长有关。年龄校正 BMI 与睾丸、外生殖器和阴毛的较早发育有关[68]。瑞典哥德堡骨质疏松症和肥胖因素研究（Gothenburg Osteoporosis and Obesity Determinants, GOOD）观察到脂肪重聚（adiposity rebound, AR）的年龄与 APHV 呈正相关[69]。新英格兰的队列研究表明，AR 的年龄与 7 岁时骨龄较大有关[70]。这些研究表明，青春期肥胖、婴儿期较快的体重增加和儿童期身高及体重的较快增加与青春期发育早有关。

但是，关于男孩肥胖和青春期启动年龄相关性的研究数据并没有达成一致的结果。Lee 等[71]报道青春期前较高 BMI Z 值的男孩与较低者相比，在 11.5 岁更易于为青春期前。NHANES 表明成熟早的男孩身材更高，肥胖度低，超重和肥胖发生率均低于晚成熟者[50]。

青春期启动与早期生活事件相关的潜在机制

GWA 研究和流行病学研究表明青春期启动和肥胖存在交叉基因,婴儿期早期体重的增加、儿童期的身高增加、青春期早发育和成年后肥胖的增加存在相互连接的通路,尤其是在女孩中。早期体重增加影响后期身高生长加速和青春期启动年龄的机制仍不明确。

ALSPAC 研究发现遗传和表观遗传在青春期启动、婴儿期的快速增长和儿童肥胖有关的跨代效应发挥着很大的作用[72]。ALSPAC 研究发现,孩子母亲初潮年龄早,他们的后代 9 岁时相对高且较肥胖,0~2 岁时身高和体重增长较快(图 4)[72]。早初潮的母亲的后代更易在 11 岁前月经初潮[72]。Perry 等[42]最近的研究表明,通过印迹产生的直接的亲本特异性效应,无论母源或者父源,与上述结果一致(图 5)。此外,宫内环境通过表观遗传效应影响青春期调节相关基因的表达。

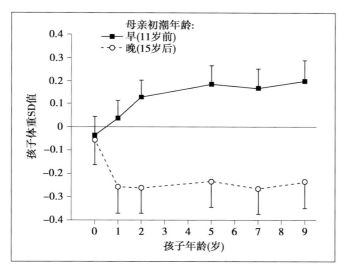

图 4　月经初潮早和晚的母亲的后代生后早期生长模式比较。
来源于 Ong 等[72]

婴儿期的生长受到 IGF-1 和胰岛素的调节,而生长激素(growth hormone,GH)的作用在这之后变得明显——先天 GH 缺乏患儿的观察研究说明这一问题:他们出生体重 SDS 正常,且大约 2 岁内生长正常。而 2 岁后 GH 刺激肝脏产生 IGF-1 的作用显得非常重要。肝脏 GH 受体依赖于胰岛素,如在 1 型糖尿病患儿中,由于内源性胰岛素的缺乏,IGF-1 和 GH 结合蛋白(GH 受体的可溶性部分)均是降低的[73]。而肥胖儿童由于胰岛素升高,GH 结合蛋白的水平以及 GH 刺激产生的 IGF-1 均较正常儿童升高[75-76]。婴儿期体重的快速增加,伴有高胰岛素血症的胰岛素抵抗的发生[62,63,77-79],均使得 GH 受体数量和 IGF-1 生成增加,这使得婴儿期体重的快速增加延续到儿童期身高的增加。在 ALSPAC 中,婴儿期快速的体重增加与儿童高 IGF-1 水平和身高的高增长有关[80],同样的队列人群中发现儿童期的高 IGF-1 水平与月经早初潮有关[81]。

胰岛素通过与胰岛素反应原件和 IGF-1 结合蛋白 1 基因启动子结合而抑制肝脏 IGF 结合蛋白 1 的产生[82,83]。胰岛素水平的升高,导致 IGF-1 生物利用度的增加,因此高胰岛

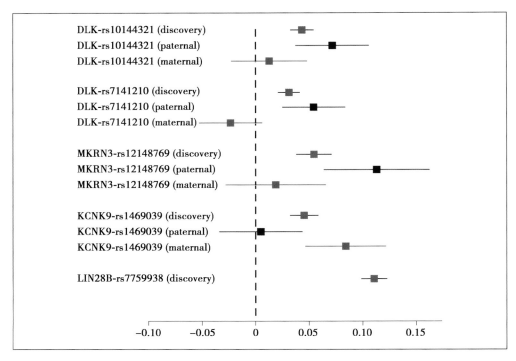

图 5　显示亲本遗传对月经初潮年龄特异性效应的森林图。方差（误差线）分别显示父系母系联合（灰色）、单纯父系（蓝色）或者母系遗传每一等位基因对初潮年龄（95%CI）的效应的估算。*LIN28B* 的最大效应值与月经初潮年龄的相关性也被呈现出来作为参考。来自于 Perry 等[40]

素血症引起身高的明显增长。伴有高胰岛素血症的胰岛素抵抗降低性激素结合蛋白的水平，从而增加性激素的生物利用度[84-86]。而且，肥胖儿童的芳香化酶活性增加，导致外周雄激素向雌激素的转化增加[87]。

肥胖女童肾上腺来源的雄激素水平明显高于正常体重儿童，尤其在青春期前和青春期早期的女童中比较明显[86]。8 岁女孩高的雄激素水平与初潮早有关，与身高无关[81]。在 DONALD 研究中，青春期发育较早的男孩或者女孩，青春期发育前 1~2 年尿中雄激素代谢物的水平高于青春期发育晚者，提示更强烈的肾上腺功能出现过程导致青春期发育早[88]。这些研究表明肥胖引起的雄激素水平的增加从而启动青春期发育的通路，是肥胖和（或）高胰岛素血症及其他未知机制引起的。

饱腹激素瘦素是肥胖和青春期发育的联系纽带[48]。瘦素由脂肪细胞产生，通过下丘脑受体的信号通路调节饮食和代谢。瘦素水平随着年龄增长而增加，肥胖儿童中水平较高[89]。瘦素缺乏或者瘦素受体缺乏均有低促性腺激素性性腺功能低下[90-92]，而且有瘦素缺乏的较大儿童补充重组瘦素增加促性腺激素的脉冲[93]。这些研究均表明了瘦素维持性腺轴正常功能的重要作用。瘦素是早期体重增加和青春期发育早的生物学上的联系之一，脂肪多的儿童瘦素水平高[45,89]。但是，如果食物供给严重受限，单纯瘦素不能引起中枢性性早熟[94]。因此瘦素的作用主要是对青春期启动起允许作用，而不是触发作用，只有在足够的代谢条件下才能引起青春期启动。

Ghrelin 是调节青春期启动的另一个激素[95,96]。它是饥饿和能量不足的信号，作用与瘦素相反，在神经性厌食时水平上升，肥胖时下降。青春期进程中 ghrelin 的下降、ghrelin

水平和机体能量储备的负相关关系，使得 ghrelin 与青春期启动，生长和肥胖相关，该结果在流行病学的研究中得到证实。

类似雌激素作用的内分泌干扰物[97]的潜在作用将在另一章节讨论。在一组由领养后迁移至西方国家的女孩组成的研究人群中发现，青春期启动年龄提前，领养女孩性早熟的风险增加，但是随出生家庭迁移的女孩并没有性早熟风险的增加，强调了青春期启动早的复杂原因和未知机制[98-101]。

与青春期启动、生长和肥胖相关的临床结局

在青春期，儿童出现第二性征发育并获得生育能力。在许多文化中，这个时期正适合过渡到成人阶段。对于性早熟患儿，临床医生会经常考虑早发育对成年期终身高带来的负面影响，但是许多家长也担心在不适应社会的年龄出现性成熟带来的一系列社会情感障碍。流行病学研究表明，早熟的年轻男孩女孩更易于发生心理障碍、抑郁情绪和频繁性行为[102]。Tremblay 和 Frigon[103]报道在加拿大 1000 例青春期早发育女孩中心理抑郁增加。早熟男孩较同龄儿童更易于参加冒险的活动，如吸食毒品。发育早或晚的成熟男孩违法行为频率增加[104]。法国的 1000 例 15 岁女孩的研究中表明，早初潮女孩酗酒、超重和性行为的可能性大大增加[105]。早发育的青少年社会心理抑郁、冒险和违法行为的可能性增加，但是远期的成年后行为不明确。

另一方面，青春期启动提前也带来生理上的变化。如上所述，婴儿期体重增加，儿童期肥胖和青春期启动年龄提前存在明确的相关性，而且可以传递给下一代[72]。这种相关性在女孩中较男孩更明确。一些研究表明儿童中的肥胖易于持续到成人，青春期前身高的差异在进入青春期后消失[65,66,69,70]。

月经初潮早[106]和绝经晚一样[107]增加了乳腺癌的发生风险。这与早期以及更长期的雌激素暴露有关。但是，月经初潮早与绝经晚相比，乳腺肿瘤的风险更高[107,108]。青春期早启动女孩肥胖，2 型糖尿病，心血管疾病和其他肿瘤的风险增加[109-111]。早发育，儿童期的 BMI 和成年期的肥胖解释了这些风险增加的部分原因。但是，校正 BMI 后的分析表明可能存在不依赖于 BMI 的其他机制，将青春发育早与成年期增加的疾病风险联系起来[110]。GWA 研究已经发现了可能的遗传学变异，尤其是在能量平衡和激素调节方面的基因，可以部分解释这些相关性。

多项 GWA 研究证实 LIN28B 的遗传变异与青春期启动相关，而且与女性青春期到成年中期 BMI 的持续增加有关[112]，青春期早启动和肥胖的调节基因存在明显的交叉。这些观察表明青春期启动在儿童和成人中均具有重要性，如良好的社会心理适应性、乳腺癌发展的风险、2 型糖尿病和心血管疾病。

青春期疾病的临床管理经验

青春期启动年龄的提前趋势以及与儿童肥胖增加的相关性引起了关于这种"正常"早发育临床处理的争论[15,16,18-20]。青春期发育早，增加了成人期疾病的患病风险，因此对成年后有很大的影响。已经有证据证明一些通路与婴儿期体重的快速增加、儿童期身高和（或）肥胖的增加、青春期早发育以及成人疾病的患病风险有关，在女孩中更明显。

但是,虽有报道青春期启动年龄和后期的健康相关,但不能轻易对这种早但是"正常"的青春期启动进行治疗干预。临床儿科内分泌中这种现象越来越多,而且经常缺乏 LH 对 Gn-RH 的经典反应[21,113]。与同一 Tanner 分期的具有正常青春期启动年龄的儿童相比,中枢性性早熟(年龄<8 岁)的女孩在诊断时存在代谢异常,GnRH 类似物的治疗会加重这种代谢异常[114]。青春期启动年龄在 8~9 岁的女孩很少受影响,但是与正常对照儿童,OGTT 试验提示血糖水平相对高[114]。对"正常偏早"的青春期启动,使用 GnRH 类似物治疗存在争议,其他的治疗方法,如减重、锻炼、胰岛素增敏剂[115]和芳香化酶抑制剂的使用值得探索。

(曹冰燕 译,吴迪 校)

参考文献

1 Parent AS, Teilmann G, Juul A, Skakkebaek NE, Toppari J, Bourguignon JP: The timing of normal puberty and the age limits of sexual precocity: variations around the world, secular trends, and changes after migration. Endocr Rev 2003;24:668–693.

2 Lehmann A, Scheffler C, Hermanussen M: The variation in age at menarche: an indicator of historic developmental tempo. Anthropol Anz 2010;68:85–99.

3 Parent AS, Franssen D, Fudvoye J, Gerard A, Bourguignon JP: Developmental variations in environmental influences including endocrine disruptors on pubertal timing and neuroendocrine control: revision of human observations and mechanistic insight from rodents. Front Neuroendocrinol 2015;38:12–26.

4 Cole TJ: Secular trends in growth. Proc Nutr Soc 2000;59:317–324.

5 Mul D, Fredriks AM, van Buuren S, Oostdijk W, Verloove-Vanhorick SP, Wit JM: Pubertal development in the netherlands 1965–1997. Pediatr Res 2001;50:479–486.

6 Roelants M, Hauspie R, Hoppenbrouwers K: References for growth and pubertal development from birth to 21 years in Flanders, Belgium. Ann Hum Biol 2009;36:680–694.

7 Morris DH, Jones ME, Schoemaker MJ, Ashworth A, Swerdlow AJ: Secular trends in age at menarche in women in the UK born 1908–93: results from the breakthrough generations study. Paediatr Perinat Epidemiol 2011;25:394–400.

8 Talma H, Schonbeck Y, van Dommelen P, Bakker B, van Buuren S, Hirasing RA: Trends in menarcheal age between 1955 and 2009 in the Netherlands. PLoS One 2013;8:e60056.

9 Herman-Giddens ME, Slora EJ, Wasserman RC, Bourdony CJ, Bhapkar MV, Koch GG, Hasemeier CM: Secondary sexual characteristics and menses in young girls seen in office practice: a study from the Pediatric Research in Office Settings Network. Pediatrics 1997;99:505–512.

10 Biro FM, Greenspan LC, Galvez MP, Pinney SM, Teitelbaum S, Windham GC, Deardorff J, Herrick RL, Succop PA, Hiatt RA, Kushi LH, Wolff MS: Onset of breast development in a longitudinal cohort. Pediatrics 2013;132:1019–1027.

11 Herman-Giddens ME, Steffes J, Harris D, Slora E, Hussey M, Dowshen SA, Wasserman R, Serwint JR, Smitherman L, Reiter EO: Secondary sexual characteristics in boys: data from the Pediatric Research in Office Settings Network. Pediatrics 2012;130:e1058–e1068.

12 Aksglaede L, Sørensen K, Petersen JH, Skakkebaek NE, Juul A: Recent decline in age at breast development: the Copenhagen Puberty Study. Pediatrics 2009;123:e932–e939.

13 Marshall WA, Tanner JM: Variations in pattern of pubertal changes in girls. Arch Dis Child 1969;44:291–303.

14 Marshall WA, Tanner JM: Variations in the pattern of pubertal changes in boys. Arch Dis Child 1970;45:13–23.

15 Carel JC, Eugster EA, Rogol A, Ghizzoni L, Palmert MR; ESPE-LWPES GnRH Analogs Consensus Conference Group, Antoniazzi F, Berenbaum S, Bourguignon JP, Chrousos GP, Coste J, Deal S, de Vries L, Foster C, Heger S, Holland J, Jahnukainen K, Juul A, Kaplowitz P, Lahlou N, Lee MM, Lee P, Merke DP, Neely EK, Oostdijk W, Phillip M, Rosenfield RL, Shulman D, Styne D, Tauber M, Wit JM: Consensus statement on the use of gonadotropin-releasing hormone analogs in children. Pediatrics 2009;123:e752–e762.

16 Kaplowitz PB, Oberfield SE: Reexamination of the age limit for defining when puberty is precocious in girls in the United States: implications for evaluation and treatment. Drug and Therapeutics and Executive Committees of the Lawson Wilkins Pediatric Endocrine Society. Pediatrics 1999;104:936–941.

17 Midyett LK, Moore WV, Jacobson JD: Are pubertal changes in girls before age 8 benign? Pediatrics 2003;111:47–51.

18 Mul D, Oostdijk W, Drop SL: Early puberty in girls. Best Pract Res Clin Endocrinol Metab 2002;16:153–163.

19 Ritzen EM: Early puberty: what is normal and when

is treatment indicated? Horm Res 2003;60(suppl 3): 31–34.

20 Sorensen K, Mouritsen A, Aksglaede L, Hagen CP, Mogensen SS, Juul A: Recent secular trends in pubertal timing: implications for evaluation and diagnosis of precocious puberty. Horm Res Paediatr 2012;77:137–145.

21 Willemsen RH, Elleri D, Williams RM, Ong KK, Dunger DB: Pros and cons of GnRHa treatment for early puberty in girls. Nat Rev Endocrinol 2014;10: 352–363.

22 Kaprio J, Rimpela A, Winter T, Viken RJ, Rimpela M, Rose RJ: Common genetic influences on BMI and age at menarche. Hum Biol 1995;67:739–753.

23 Silventoinen K, Haukka J, Dunkel L, Tynelius P, Rasmussen F: Genetics of pubertal timing and its associations with relative weight in childhood and adult height: the Swedish Young Male Twins Study. Pediatrics 2008;121:e885–e891.

24 Silveira LG, Noel SD, Silveira-Neto AP, Abreu AP, Brito VN, Santos MG, Bianco SD, Kuohung W, Xu S, Gryngarten M, Escobar ME, Arnhold IJ, Mendonca BB, Kaiser UB, Latronico AC: Mutations of the KISS1 gene in disorders of puberty. J Clin Endocrinol Metab 2010;95:2276–2280.

25 Teles MG, Bianco SD, Brito VN, Trarbach EB, Kuohung W, Xu S, Seminara SB, Mendonca BB, Kaiser UB, Latronico AC: A GPR54-activating mutation in a patient with central precocious puberty. N Engl J Med 2008;358:709–715.

26 Abreu AP, Dauber A, Macedo DB, Noel SD, Brito VN, Gill JC, Cukier P, Thompson IR, Navarro VM, Gagliardi PC, Rodrigues T, Kochi C, Longui CA, Beckers D, de Zegher F, Montenegro LR, Mendonca BB, Carroll RS, Hirschhorn JN, Latronico AC, Kaiser UB: Central precocious puberty caused by mutations in the imprinted gene mkrn3. N Engl J Med 2013; 368:2467–2475.

27 Silveira LF, Latronico AC: Approach to the patient with hypogonadotropic hypogonadism. J Clin Endocrinol Metab 2013;98:1781–1788.

28 He C, Kraft P, Chen C, Buring JE, Pare G, Hankinson SE, Chanock SJ, Ridker PM, Hunter DJ, Chasman DI: Genome-wide association studies identify loci associated with age at menarche and age at natural menopause. Nat Genet 2009;41:724–728.

29 Ong KK, Elks CE, Li S, Zhao JH, Luan J, Andersen LB, Bingham SA, Brage S, Smith GD, Ekelund U, Gillson CJ, Glaser B, Golding J, Hardy R, Khaw KT, Kuh D, Luben R, Marcus M, McGeehin MA, Ness AR, Northstone K, Ring SM, Rubin C, Sims MA, Song K, Strachan DP, Vollenweider P, Waeber G, Waterworth DM, Wong A, Deloukas P, Barroso I, Mooser V, Loos RJ, Wareham NJ: Genetic variation in lin28b is associated with the timing of puberty. Nat Genet 2009;41:729–733.

30 Perry JR, Stolk L, Franceschini N, Lunetta KL, Zhai G, McArdle PF, Smith AV, Aspelund T, Bandinelli S, Boerwinkle E, Cherkas L, Eiriksdottir G, Estrada K, Ferrucci L, Folsom AR, Garcia M, Gudnason V, Hofman A, Karasik D, Kiel DP, Launer LJ, van Meurs J,

Nalls MA, Rivadeneira F, Shuldiner AR, Singleton A, Soranzo N, Tanaka T, Visser JA, Weedon MN, Wilson SG, Zhuang V, Streeten EA, Harris TB, Murray A, Spector TD, Demerath EW, Uitterlinden AG, Murabito JM: Meta-analysis of genome-wide association data identifies two loci influencing age at menarche. Nat Genet 2009;41:648–650.

31 Sulem P, Gudbjartsson DF, Rafnar T, Holm H, Olafsdottir EJ, Olafsdottir GH, Jonsson T, Alexandersen P, Feenstra B, Boyd HA, Aben KK, Verbeek AL, Roeleveld N, Jonasdottir A, Styrkarsdottir U, Steinthorsdottir V, Karason A, Stacey SN, Gudmundsson J, Jakobsdottir M, Thorleifsson G, Hardarson G, Gulcher J, Kong A, Kiemeney LA, Melbye M, Christiansen C, Tryggvadottir L, Thorsteinsdottir U, Stefansson K: Genome-wide association study identifies sequence variants on 6q21 associated with age at menarche. Nat Genet 2009;41:734–738.

32 Cousminer DL, Berry DJ, Timpson NJ, Ang W, Thiering E, Byrne EM, Taal HR, Huikari V, Bradfield JP, Kerkhof M, Groen-Blokhuis MM, Kreiner-Moller E, Marinelli M, Holst C, Leinonen JT, Perry JR, Surakka I, Pietilainen O, Kettunen J, Anttila V, Kaakinen M, Sovio U, Pouta A, Das S, Lagou V, Power C, Prokopenko I, Evans DM, Kemp JP, St Pourcain B, Ring S, Palotie A, Kajantie E, Osmond C, Lehtimaki T, Viikari JS, Kahonen M, Warrington NM, Lye SJ, Palmer LJ, Tiesler CM, Flexeder C, Montgomery GW, Medland SE, Hofman A, Hakonarson H, Guxens M, Bartels M, Salomaa V, ReproGen C, Murabito JM, Kaprio J, Sorensen TI, Ballester F, Bisgaard H, Boomsma DI, Koppelman GH, Grant SF, Jaddoe VW, Martin NG, Heinrich J, Pennell CE, Raitakari OT, Eriksson JG, Smith GD, Hypponen E, Jarvelin MR, McCarthy MI, Ripatti S, Widen E; Early Growth Genetics (EGG) Consortium: Genome-wide association and longitudinal analyses reveal genetic loci linking pubertal height growth, pubertal timing and childhood adiposity. Hum Mol Genet 2013;22:2735–2747.

33 Ambros V, Horvitz HR: Heterochronic mutants of the nematode Caenorhabditis elegans. Science 1984; 226:409–416.

34 Moss EG, Lee RC, Ambros V: The cold shock domain protein LIN-28 controls developmental timing in C. elegans and is regulated by the lin-4 RNA. Cell 1997;88:637–646.

35 Leinonen JT, Surakka I, Havulinna AS, Kettunen J, Luoto R, Salomaa V, Widen E: Association of LIN28B with adult adiposity-related traits in females. PloS One 2012;7:e48785.

36 Widen E, Ripatti S, Cousminer DL, Surakka I, Lappalainen T, Jarvelin MR, Eriksson JG, Raitakari O, Salomaa V, Sovio U, Hartikainen AL, Pouta A, McCarthy MI, Osmond C, Kajantie E, Lehtimaki T, Viikari J, Kahonen M, Tyler-Smith C, Freimer N, Hirschhorn JN, Peltonen L, Palotie A: Distinct variants at LIN28B influence growth in height from birth to adulthood. Am J Hum Genet 2010;86:773–782.

37 Elks CE, Perry JR, Sulem P, Chasman DI, France-

schini N, He C, et al: Thirty new loci for age at menarche identified by a meta-analysis of genome-wide association studies. Nat Genet 2010;42:1077–1085.

38 Wehkalampi K, Widen E, Laine T, Palotie A, Dunkel L: Association of the timing of puberty with a chromosome 2 locus. J Clin Endocrinol Metab 2008;93: 4833–4839.

39 Cousminer DL, Stergiakouli E, Berry DJ, Ang W, Groen-Blokhuis MM, Korner A, Siitonen N, Ntalla I, Marinelli M, Perry JR, Kettunen J, Jansen R, Surakka I, Timpson NJ, Ring S, McMahon G, Power C, Wang C, Kahonen M, Viikari J, Lehtimaki T, Middeldorp CM, Hulshoff Pol HE, Neef M, Weise S, Pahkala K, Niinikoski H, Zeggini E, Panoutsopoulou K, Bustamante M, Pennix BW, the ReproGen C, Murabito J, Torrent M, Dedoussis GV, Kiess W, Boomsma DI, Pennell CE, Raitakari OT, Hypponen E, Davey Smith G, Ripatti S, McCarthy MI, Widen E; Early Growth Genetics Consortium: Genome-wide association study of sexual maturation in males and females highlights a role for body mass and menarche loci in male puberty. Hum Mol Genet 2014;23:4452–4464.

40 Perry JR, Day F, Elks CE, Sulem P, Thompson DJ, Ferreira T, et al; Australian Ovarian Cancer Study, GENICA Network; kConFab; LifeLines Cohort Study; InterAct Consortium; Early Growth Genetics (EGG) Consortium, et al: Parent-of-origin-specific allelic associations among 106 genomic loci for age at menarche. Nature 2014;514:92–97.

41 Fernandez-Rhodes L, Demerath EW, Cousminer DL, Tao R, Dreyfus JG, Esko T, Smith AV, Gudnason V, Harris TB, Launer L, McArdle PF, Yerges-Armstrong LM, Elks CE, Strachan DP, Kutalik Z, Vollenweider P, Feenstra B, Boyd HA, Metspalu A, Mihailov E, Broer L, Zillikens MC, Oostra B, van Duijn CM, Lunetta KL, Perry JR, Murray A, Koller DL, Lai D, Corre T, Toniolo D, Albrecht E, Stockl D, Grallert H, Gieger C, Hayward C, Polasek O, Rudan I, Wilson JF, He C, Kraft P, Hu FB, Hunter DJ, Hottenga JJ, Willemsen G, Boomsma DI, Byrne EM, Martin NG, Montgomery GW, Warrington NM, Pennell CE, Stolk L, Visser JA, Hofman A, Uitterlinden AG, Rivadeneira F, Lin P, Fisher SL, Bierut LJ, Crisponi L, Porcu E, Mangino M, Zhai G, Spector TD, Buring JE, Rose LM, Ridker PM, Poole C, Hirschhorn JN, Murabito JM, Chasman DI, Widen E, North KE, Ong KK, Franceschini N: Association of adiposity genetic variants with menarche timing in 92,105 women of European descent. Am J Epidemiol 2013;178:451–460.

42 Perry JR, Day F, Elks CE, Sulem P, Thompson DJ, Ferreira T, et al: Parent-of-origin-specific allelic associations among 106 genomic loci for age at menarche. Nature 2014;514:92–97.

43 Lomniczi A, Loche A, Castellano JM, Ronnekleiv OK, Bosch M, Kaidar G, Knoll JG, Wright H, Pfeifer GP, Ojeda SR: Epigenetic control of female puberty. Nat Neurosci 2013;16:281–289.

44 Wagner IV, Sabin MA, Pfaffle RW, Hiemisch A, Sergeyev E, Korner A, Kiess W: Effects of obesity on human sexual development. Nat Rev Endocrinol 2012;

8:246–254.

45 Ahmed ML, Ong KK, Dunger DB: Childhood obesity and the timing of puberty. Trends Endocrinol Metab 2009;20:237–242.

46 Frisch RE, Revelle R: Height and weight at menarche and a hypothesis of critical body weights and adolescent events. Science 1970;169:397–399.

47 Zhang Y, Proenca R, Maffei M, Barone M, Leopold L, Friedman JM: Positional cloning of the mouse obese gene and its human homologue. Nature 1994; 372:425–432.

48 Kiess W, Reich A, Meyer K, Glasow A, Deutscher J, Klammt J, Yang Y, Muller G, Kratzsch J: A role for leptin in sexual maturation and puberty? Horm Res 1999;51(suppl 3):55–63.

49 Kaplowitz PB, Slora EJ, Wasserman RC, Pedlow SE, Herman-Giddens ME: Earlier onset of puberty in girls: relation to increased body mass index and race. Pediatrics 2001;108:347–353.

50 Wang Y: Is obesity associated with early sexual maturation? A comparison of the association in American boys versus girls. Pediatrics 2002;110: 903–910.

51 Blell M, Pollard TM, Pearce MS: Predictors of age at menarche in the Newcastle Thousand Families Study. J Biosoc Sci 2008;40:563–575.

52 Sloboda DM, Hart R, Doherty DA, Pennell CE, Hickey M: Age at menarche: influences of prenatal and postnatal growth. J Clin Endocrinol Metab 2007; 92:46–50.

53 He Q, Karlberg J: BMI in childhood and its association with height gain, timing of puberty, and final height. Pediatr Res 2001;49:244–251.

54 Salsberry PJ, Reagan PB, Pajer K: Growth differences by age of menarche in African American and White girls. Nurs Res 2009;58:382–390.

55 Rubin C, Maisonet M, Kieszak S, Monteilh C, Holmes A, Flanders D, Heron J, Golding J, McGeehin M, Marcus M: Timing of maturation and predictors of menarche in girls enrolled in a contemporary British cohort. Paediatr Perinat Epidemiol 2009;23: 492–504.

56 Demerath EW, Jones LL, Hawley NL, Norris SA, Pettifor JM, Duren D, Chumlea WC, Towne B, Cameron N: Rapid infant weight gain and advanced skeletal maturation in childhood. J Pediatr 2009;155:355–361.

57 Rosenfield RL: Clinical review: identifying children at risk for polycystic ovary syndrome. J Clin Endocrinol Metab 2007;92:787–796.

58 Karaolis-Danckert N, Buyken AE, Sonntag A, Kroke A: Birth and early life influences on the timing of puberty onset: results from the DONALD (Dortmund Nutritional and Anthropometric Longitudinally Designed) Study. Am J Clin Nutr 2009;90:1559–1565.

59 Buyken AE, Karaolis-Danckert N, Remer T: Association of prepubertal body composition in healthy girls and boys with the timing of early and late pubertal markers. Am J Clin Nutr 2009;89:221–230.

60 Stettler N, Bovet P, Shamlaye H, Zemel BS, Stallings VA, Paccaud F: Prevalence and risk factors for over-

weight and obesity in children from Seychelles, a country in rapid transition: the importance of early growth. Int J Obes Relat Metab Disord 2002;26:214–219.

61 Stettler N, Zemel BS, Kumanyika S, Stallings VA: Infant weight gain and childhood overweight status in a multicenter, cohort study. Pediatrics 2002;109: 194–199.

62 Kerkhof GF, Willemsen RH, Leunissen RW, Breukhoven PE, Hokken-Koelega AC: Health profile of young adults born preterm: negative effects of rapid weight gain in early life. J Clin Endocrinol Metab 2012;97:4498–4506.

63 Leunissen RW, Kerkhof GF, Stijnen T, Hokken-Koelega A: Timing and tempo of first-year rapid growth in relation to cardiovascular and metabolic risk profile in early adulthood. JAMA 2009;301: 2234–2242.

64 Salgin B, Norris SA, Prentice P, Pettifor JM, Richter LM, Ong KK, Dunger DB: Even transient rapid infancy weight gain is associated with higher BMI in young adults and earlier menarche. Int J Obes (Lond) 2015;39:939–944.

65 Sandhu J, Ben-Shlomo Y, Cole TJ, Holly J, Davey Smith G: The impact of childhood body mass index on timing of puberty, adult stature and obesity: a follow-up study based on adolescent anthropometry recorded at Christ's Hospital (1936–1964). Int J Obes (Lond) 2006;30:14–22.

66 Ong KK, Bann D, Wills AK, Ward K, Adams JE, Hardy R, Kuh D; National Survey of Health and Development Scientific Data Collection Team: Timing of voice breaking in males associated with growth and weight gain across the life course. J Clin Endocrinol Metab 2012;97:2844–2852.

67 Juul A, Magnusdottir S, Scheike T, Prytz S, Skakkebaek NE: Age at voice break in Danish boys: effects of pre-pubertal body mass index and secular trend. Int J Androl 2007;30:537–542.

68 Sorensen K, Aksglaede L, Petersen JH, Juul A: Recent changes in pubertal timing in healthy Danish boys: associations with body mass index. J Clin Endocrinol Metab 2010;95:263–270.

69 Ohlsson C, Lorentzon M, Norjavaara E, Kindblom JM: Age at adiposity rebound is associated with fat mass in young adult males-the good study. PLoS One 2012;7:e49404.

70 Williams SM, Goulding A: Patterns of growth associated with the timing of adiposity rebound. Obesity 2009;17:335–341.

71 Lee JM, Kaciroti N, Appugliese D, Corwyn RF, Bradley RH, Lumeng JC: Body mass index and timing of pubertal initiation in boys. Arch Pediatr Adolesc Med 2010;164:139–144.

72 Ong KK, Northstone K, Wells JC, Rubin C, Ness AR, Golding J, Dunger DB: Earlier mother's age at menarche predicts rapid infancy growth and childhood obesity. PLoS Med 2007;4:e132.

73 Massa G, Dooms L, Bouillon R, Vanderschueren-Lodeweyckx M: Serum levels of growth hormone-binding protein and insulin-like growth factor I in children and adolescents with type 1 (insulin-dependent) diabetes mellitus. Diabetologia 1993;36:239–243.

74 Argente J, Caballo N, Barrios V, Pozo J, Munoz MT, Chowen JA, Hernandez M: Multiple endocrine abnormalities of the growth hormone and insulin-like growth factor axis in prepubertal children with exogenous obesity: effect of short- and long-term weight reduction. J Clin Endocrinol Metab 1997;82:2076–2083.

75 Maccario M, Tassone F, Gauna C, Oleandri SE, Aimaretti G, Procopio M, Grottoli S, Pflaum CD, Strasburger CJ, Ghigo E: Effects of short-term administration of low-dose rhGH on IGF-I levels in obesity and Cushing's syndrome: Indirect evaluation of sensitivity to GH. Eur J Endocrinol 2001;144:251–256.

76 Gleeson HK, Lissett CA, Shalet SM: Insulin-like growth factor-I response to a single bolus of growth hormone is increased in obesity. J Clin Endocrinol Metab 2005;90:1061–1067.

77 Fabricius-Bjerre S, Jensen RB, Faerch K, Larsen T, Molgaard C, Michaelsen KF, Vaag A, Greisen G: Impact of birth weight and early infant weight gain on insulin resistance and associated cardiovascular risk factors in adolescence. PloS One 2011;6:e20595.

78 Kerkhof GF, Hokken-Koelega AC: Rate of neonatal weight gain and effects on adult metabolic health. Nat Rev Endocrinol 2012;8:689–692.

79 Singhal A, Fewtrell M, Cole TJ, Lucas A: Low nutrient intake and early growth for later insulin resistance in adolescents born preterm. Lancet 2003;361: 1089–1097.

80 Ong K, Kratzsch J, Kiess W, Dunger D, ALSPAC Study Team: Circulating IGF-I levels in childhood are related to both current body composition and early postnatal growth rate. J Clin Endocrinol Metab 2002;87:1041–1044.

81 Thankamony A, Ong KK, Ahmed ML, Ness AR, Holly JM, Dunger DB: Higher levels of IGF-I and adrenal androgens at age 8 years are associated with earlier age at menarche in girls. J Clin Endocrinol Metab 2012;97:E786–E790.

82 Ghosh AK, Lacson R, Liu P, Cichy SB, Danilkovich A, Guo S, Unterman TG: A nucleoprotein complex containing CCAAT/enhancer-binding protein beta interacts with an insulin response sequence in the insulin-like growth factor-binding protein-1 gene and contributes to insulin-regulated gene expression. J Biol Chem 2001;276:8507–8515.

83 Schweizer-Groyer G, Fallot G, Cadepond F, Girard C, Groyer A: The cAMP-responsive unit of the human insulin-like growth factor-binding protein-1 coinstitutes a functional insulin-response element. Ann N Y Acad Sci 2006;1091:296–309.

84 Holly JM, Smith CP, Dunger DB, Howell RJ, Chard T, Perry LA, Savage MO, Cianfarani S, Rees LH, Wass JA: Relationship between the pubertal fall in sex hormone binding globulin and insulin-like growth factor binding protein-I. A synchronized approach to pubertal development? Clin Endocrinol 1989;31:277–284.

85 Kalme T, Koistinen H, Loukovaara M, Koistinen R, Leinonen P: Comparative studies on the regulation

of insulin-like growth factor-binding protein-1 (IGFBP-1) and sex hormone-binding globulin (SHBG) production by insulin and insulin-like growth factors in human hepatoma cells. J Steroid Biochem Mol Biol 2003;86:197–200.

86 McCartney CR, Blank SK, Prendergast KA, Chhabra S, Eagleson CA, Helm KD, Yoo R, Chang RJ, Foster CM, Caprio S, Marshall JC: Obesity and sex steroid changes across puberty: evidence for marked hyperandrogenemia in pre- and early pubertal obese girls. J Clin Endocrinol Metab 2007;92:430–436.

87 Dunger DB, Ahmed ML, Ong KK: Early and late weight gain and the timing of puberty. Mol Cell Endocrinol 2006;254–255:140–145.

88 Remer T, Shi L, Buyken AE, Maser-Gluth C, Hartmann MF, Wudy SA: Prepubertal adrenarchal androgens and animal protein intake independently and differentially influence pubertal timing. J Clin Endocrinol Metab 2010;95:3002–3009.

89 Argente J, Barrios V, Chowen JA, Sinha MK, Considine RV: Leptin plasma levels in healthy Spanish children and adolescents, children with obesity, and adolescents with anorexia nervosa and bulimia nervosa. J Pediatr 1997;131:833–838.

90 Clement K, Vaisse C, Lahlou N, Cabrol S, Pelloux V, Cassuto D, Gourmelen M, Dina C, Chambaz J, Lacorte JM, Basdevant A, Bougneres P, Lebouc Y, Froguel P, Guy-Grand B: A mutation in the human leptin receptor gene causes obesity and pituitary dysfunction. Nature 1998;392:398–401.

91 Strobel A, Issad T, Camoin L, Ozata M, Strosberg AD: A leptin missense mutation associated with hypogonadism and morbid obesity. Nat Genet 1998;18:213–215.

92 Farooqi IS, Wangensteen T, Collins S, Kimber W, Matarese G, Keogh JM, Lank E, Bottomley B, Lopez-Fernandez J, Ferraz-Amaro I, Dattani MT, Ercan O, Myhre AG, Retterstol L, Stanhope R, Edge JA, McKenzie S, Lessan N, Ghodsi M, De Rosa V, Perna F, Fontana S, Barroso I, Undlien DE, O'Rahilly S: Clinical and molecular genetic spectrum of congenital deficiency of the leptin receptor. N Engl J Med 2007;356:237–247.

93 von Schnurbein J, Moss A, Nagel SA, Muehleder H, Debatin KM, Farooqi IS, Wabitsch M: Leptin substitution results in the induction of menstrual cycles in an adolescent with leptin deficiency and hypogonadotropic hypogonadism. Horm Res Paediatr 2012;77:127–133.

94 Cheung CC, Thornton JE, Kuijper JL, Weigle DS, Clifton DK, Steiner RA: Leptin is a metabolic gate for the onset of puberty in the female rat. Endocrinology 1997;138:855–858.

95 Martos-Moreno GA, Chowen JA, Argente J: Metabolic signals in human puberty: effects of over and undernutrition. Mol Cell Endocrinol 2010;324:70–81.

96 Tena-Sempere M: Ghrelin as a pleotrophic modulator of gonadal function and reproduction. Nat Clin Pract Endocrinol Metab 2008;4:666–674.

97 Toppari J, Juul A: Trends in puberty timing in humans and environmental modifiers. Mol Cell Endocrinol 2010;324:39–44.

98 Mul D, Oostdijk W, Drop SL: Early puberty in adopted children. Horm Res 2002;57:1–9.

99 Soriano-Guillen L, Corripio R, Labarta JI, Canete R, Castro-Feijoo L, Espino R, Argente J: Central precocious puberty in children living in Spain: incidence, prevalence, and influence of adoption and immigration. J Clin Endocrinol Metab 2010;95:4305–4313.

100 Teilmann G, Pedersen CB, Skakkebaek NE, Jensen TK: Increased risk of precocious puberty in internationally adopted children in Denmark. Pediatrics 2006;118:e391–399.

101 Krstevska-Konstantinova M, Charlier C, Craen M, Du Caju M, Heinrichs C, de Beaufort C, Plomteux G, Bourguignon JP: Sexual precocity after immigration from developing countries to Belgium: evidence of previous exposure to organochlorine pesticides. Hum Reprod 2001;16:1020–1026.

102 Michaud PA, Suris JC, Deppen A: Gender-related psychological and behavioural correlates of pubertal timing in a national sample of Swiss adolescents. Mol Cell Endocrinol 2006;254–255:172–178.

103 Tremblay L, Frigon JY: Precocious puberty in adolescent girls: a biomarker of later psychosocial adjustment problems. Child Psychiatry Hum Dev 2005;36:73–94.

104 Williams JM, Dunlop LC: Pubertal timing and self-reported delinquency among male adolescents. J Adolesc 1999;22:157–171.

105 Gaudineau A, Ehlinger V, Vayssiere C, Jouret B, Arnaud C, Godeau E: Factors associated with early menarche: results from the French Health Behaviour in School-aged Children (HBSC) study. BMC Public Health 2010;10:175.

106 Stoll BA, Vatten LJ, Kvinnsland S: Does early physical maturity influence breast cancer risk? Acta Oncol 1994;33:171–176.

107 Britt K: Menarche, menopause, and breast cancer risk. Lancet Oncol 2012;13:1071–1072.

108 Collaborative Group on Hormonal Factors in Breast Cancer: Menarche, menopause, and breast cancer risk: Individual participant meta-analysis, including 118,964 women with breast cancer from 117 epidemiological studies. Lancet Oncol 2012;13:1141–1151.

109 Lakshman R, Forouhi NG, Sharp SJ, Luben R, Bingham SA, Khaw KT, Wareham NJ, Ong KK: Early age at menarche associated with cardiovascular disease and mortality. J Clin Endocrinol Metab 2009;94:4953–4960.

110 Elks CE, Ong KK, Scott RA, van der Schouw YT, Brand JS, Wark PA, Amiano P, Balkau B, Barricarte A, Boeing H, Fonseca-Nunes A, Franks PW, Grioni S, Halkjaer J, Kaaks R, Key TJ, Khaw KT, Mattiello A, Nilsson PM, Overvad K, Palli D, Quiros JR, Rinaldi S, Rolandsson O, Romieu I, Sacerdote C, Sanchez MJ, Spijkerman AM, Tjonneland A, Tormo MJ, Tumino R, van der AD, Forouhi NG, Sharp SJ, Langenberg C,

Riboli E, Wareham NJ; InterAct Consortium: Age at menarche and type 2 diabetes risk: The EPIC-Inter-Act study. Diabetes Care 2013;36:3526–3534.

111 Prentice P, Viner RM: Pubertal timing and adult obesity and cardiometabolic risk in women and men: a systematic review and meta-analysis. Int J Obes (Lond) 2013;37:1036–1043.

112 Ong KK, Elks CE, Wills AK, Wong A, Wareham NJ, Loos RJ, Kuh D, Hardy R: Associations between the pubertal timing-related variant in LIN28B and BMI vary across the life course. J Clin Endocrinol Metab 2011;96:E125–E129.

113 Mogensen SS, Aksglaede L, Mouritsen A, Sorensen K, Main KM, Gideon P, Juul A: Diagnostic work-up of 449 consecutive girls who were referred to be evaluated for precocious puberty. J Clin Endocrinol

Metab 2011;96:1393–1401.

114 Sorensen K, Mouritsen A, Mogensen SS, Aksglaede L, Juul A: Insulin sensitivity and lipid profiles in girls with central precocious puberty before and during gonadal suppression. J Clin Endocrinol Metab 2010;95:3736–3744.

115 Ibanez L, Valls C, Ong K, Dunger DB, de Zegher F: Metformin therapy during puberty delays men-arche, prolongs pubertal growth, and augments adult height: a randomized study in low-birth-weight girls with early-normal onset of puberty. J Clin Endocrinol Metab 2006;91:2068–2073.

116 Ong KK, Emmett P, Northstone K, et al: Infancy weight gain predicts childhood body fat and age at menarche in girls. J Clin Endocrinol Metab 2009;94:1527–1532.

第3章 低促性腺激素性性腺功能减退的遗传背景

A. Kemal Topaloglu[a,b] · L. Damla Kotan[b]

[a]Division of Pediatric Endocrinology, Faculty of Medicine, and [b]Department of Biotechnology, Institute of Sciences, Cukurova University, Adana, Turkey

摘要

低促性腺激素性性腺功能减退(hypogonadotropic hypogonadism, HH)通常表现为青春期延迟。大部分 HH 患者源于基因突变。对这些突变基因及相关表型进行识别可能有助于我们的诊断。GNRHR 及 TACR3 是在对体质性生长发育延迟与先天性 HH 进行鉴别时应首先筛选的两个基因。在卡尔曼综合征(Kallmann syndrome, KS)中,可根据某些临床特征及伴随症状,优先对其特定基因进行筛选:协同性自动运动(KAL1),牙齿发育不全(FGF8/FGFR1),指骨异常(FGF8/FGFR1),以及听力丧失(CHD7, SOX10)。目前 FEZF1 基因已加入 KS 综合征诊断基因检测清单中。不仅如此,分别在 Kp 神经元多肽类激素及神经激肽 B 信号通路中发现的 KISS1/KISS1R1 及 TAC3/TACR3 基因突变让我们对促性腺激素释放激素脉冲发生器生物学原理的理解更进一步。现如今,使用日趋普及的全外显子组测序方法让对更多导致不同 HH 表型的致病基因突变的鉴别成为可能,并能对下丘脑-垂体-性腺轴获得更深的了解。

© 2016 S. Karger AG, Basel

特发性低促性腺激素性性腺功能减退(idiopathic hypogonadotropic hypogonadism, IHH)以不明原因促性腺激素分泌不足所致青春期延迟为特征表现,并因此导致继发性第二性征发育及生殖系统成熟障碍。青春期延迟是 IHH 的最常见表现,表现为女孩子超过 13 岁无乳腺发育或发育不足,或男孩子超过 14 岁睾丸体积不足 4ml[1]。据估计,50%~80% 的 IHH 由遗传学决定[2]。至今为止,发育延迟的最常见原因为体质性生长发育延迟(CDGP),其不是一种疾病而是生长发育晚于人群标准低限。约 2/3 的男孩和 1/3 的女孩的生长发育延迟为 CDGP[3]。CDGP 为排除性诊断,其经常出现在 IHH 的鉴别诊断中;区分 IHH 和 CDGP 通常需要繁琐的诊断检查及较长的观察时间。

IHH 的遗传学病因通常为先天性。由于下丘脑-垂体-性腺(hypothalamicpituitary-gonadal, HPG)轴自妊娠期 16 周开始激活,且男性胚胎的正常男性化需要该轴的雄激素终产物,因此男性 IHH 婴儿通常存在小阴茎及隐睾。实际上,我们在一项研究中发现,48% 的小阴茎患者罹患 IHH[4]。严重的男性化不足可能诊断为性发育障碍。小青春期(生后 4~16 周内)则可能为诊断婴幼儿先天性 IHH 的一个窗口期[5]。

约 30% 的 IHH 患者存在已知的基因缺陷[6]。传统意义上,IHH 分为两大类:卡尔曼综合征(KS)及嗅觉正常的 IHH(normosmic IHH, nIHH)。当胚胎期促性腺激素释放激素(GnRH)神经元自嗅板向其位于下丘脑的目的地迁移发生中断时,所导致的亚型则为 KS,其临床特征表现为低促性腺激素性性腺功能减退(HH)及嗅觉缺失。而另一方面,nIHH 患者不伴随嗅觉缺失,因此不包含在 KS 里面[7]。由于 nIHH 中 GnRH 神经元已成功迁移至目的地下丘脑,因此,nIHH 是因为 GnRH 神经元功能障碍所致。此类患者为典型单纯 HH 而不伴有其他临床特征。作为第三种分类,以基因学为背景的导致 HH 的综合征,通常与神经退行性变相关(如戈尔登霍姆斯综合征)。该类综合征与 HH 相关的基因列表见表 1。

表 1　HH 的基因学成因

分类	突变基因
胚胎期 GnRH 神经元迁移障碍(KS,卡尔曼综合征)	*KAL1*, *FGFR1*, *PROK2*, *PROKR2*, *FGF8*, *HS6ST1*, *CHD7*, *WDR11*, *SEMA3A*, *FGF17*, *IL17RD*, *DUSP6*, *SPRY4*, *FLRT3*, *NELF*, *FEZF1*
GnRH 脉冲发生器障碍	*TAC3*, *TACR3*, *KISS1*, *KISS1R*, *GNRH1*
垂体促性腺激素细胞障碍	*GNGHR*, *FSHB*, *LHB*
下丘脑-垂体区发育障碍	*DAX1*, *HESX-1*, *LHX3*, *PROP-1*, *SOX2*
IHH 相关肥胖	*LEP*, *LEPR*, *PC1*
IHH 相关神经退行性综合征	*POLR3A*, *POLR3B*, *PNPLA6*, *RNF216*, *OTUD4*, *STUB1*, *RAB3GAP1*, *RAB3GAP2*, *RAB18*, *TBC1D20*

卡尔曼综合征

KS 发生率为 1/8000,男性发生率较女性高 5 倍。可表现为 X 连锁隐性遗传,常染色体显性遗传或常染色体隐性遗传(AR)。然而,KS 通常为散发,即使有家族史,受影响的家族成员即使具有相同的基因缺陷,也可能有不同的临床表现,临床严重程度从完全性嗅觉缺失伴 HH 到轻度 HH 如青春期延迟甚至正常不等[8-10]。因此,我们并不能明确鉴别 KS 与 nIHH。患者可能伴随其他临床特征如肾发育不良,耳聋,指趾异常等,与生殖系统无直接关系。目前发现的 KS 致病基因 *FEZF1* 与任何伴随临床特征均不相关[11]。根据目前特征性伴随临床特征,可优先进行某些特定基因的筛选:协同性自主运动(*KAL1*),肾发育不良(*FGF8/FGFR1*),指骨异常(*FGF8/FGFR1*),以及听力缺失(*CHD7*, *SOX10*)[12]。鉴于部分家族具有多于一个的 KS 基因异常,寡基因遗传是 KS 另一个常见特征,这可能提示不同信号系统的功能重叠[13]。绝大多数 KS 患者具有成纤维细胞生长因子(FGF)信号通路,前动力蛋白信号通路,以及 anosmin-1 缺陷,上述通路似乎与细胞外信号复合物中的硫酸肝素糖胺聚糖化合物相互作用引导 GnRH 神经元迁移相关[14,15]。

KAL1

KAL1 基因编码细胞外糖蛋白 anosmin-1,后者可通过细胞膜与硫酸肝素蛋白聚糖相互作用[16-18]。10%~20% 的男性 KS 患者携带 *KAL1* 突变或基因微缺失[19-21],且大部分致病性突变导致蛋白功能完全缺失。其遗传方式为 X 连锁隐性遗传。*KAL1* 突变所致 KS 表型较

之其他已知分子缺陷所致表型更为严重且类型单一[21,22]。伴随临床特征表现包括镜像运动,或协同性自主运动(可发生于多达75%的患者),以及单侧肾脏发育不全(约见于30%患者)[23]。

FGFR1、*FGF8*及相关基因(*FGF17*、*IL17RD*、*DUSP6*、*SPRY4*及*FLRT3*)[14, 24,25]

*FGFR1*需要硫酸肝素蛋白聚糖作为其共受体,且与*HSPG*相关的anosmin-1在促进FGF信号通路中共同作用[15]。约10%的KS患者存在*FGFR1*功能缺失性突变[14,26,27]。在134例nIHH患者中亦发现约7%的患者存在*FGFR1*功能缺失性突变,提示nIHH患者也应进行*FGFR1*基因突变筛查[28]。一项研究显示,461例IHH患者中发现6例具有*FGF8*突变。此类患者表现出不同程度的嗅觉功能及GnRH的缺失[24]。*FGF8/FGFR1*功能缺失情况下,可多达30%患者存在腭裂,耳或鼻的软骨畸形和指骨异常亦有报道[23]。另一项对388例先天性HH患者*FGF8*相关基因的筛查发现了*FGF17*、*IL17RD*、*DUSP6*、*SPRY4*及*FLRT3*基因的突变[25]。

*PROKR*及*PROK2*

*PROK2*基因编码前动力蛋白2,前动力蛋白2由81个氨基酸多肽组成,其通过*PROKR2*基因编码的G蛋白偶联产物传递信号。由于*PROK2*[29,30]或*PROKR2*基因敲除小鼠具有嗅球发育缺陷及GnRH神经元迁移障碍[31],因此,存在该配体-受体组合高度提示KS诊断。后有研究发现,*PROKR2*或*PROK2*功能缺失性突变可见于9%的KS患者,且其大部分为杂合子;然而,纯合及复合杂合突变亦有报道[32]。*PROK2*或*PROKR2*突变患者的临床表型多变,可表现为KS至nIHH间的不同程度[33]。研究表明,*PROK2*或*PROKR2*突变患者可具有一系列不同的临床伴随症状如纤维性结构不良,协同性自主运动,以及癫痫。

CHD7

*CHD7*编码染色质重塑因子,如果缺陷可导致CHARGE综合征(包括虹膜、脉络膜或视网膜缺损,心脏畸形,后鼻孔畸形,生长发育迟缓,男性生殖器官异常,耳畸形和耳聋)。患者中可见*CHD7*基因变异[34]。部分患者亦可有IHH和嗅觉减退。基于KS及nIHH可能是CHARGE综合征的轻度等位基因变异的假说,一项对197例KS/nIHH患者进行*CHD7*基因筛查的研究发现3例KS及4例nIHH患者具有*CHD7*突变[35]。而另一研究中,56例KS/nIHH患者中有3例具有*CHD7*突变。具有HH及嗅觉减退患者需对比CHARGE综合征临床特征进行筛查。若存在上述特征,尤其是耳聋、耳畸形和(或)半规管发育不全,需进行*CHD7*基因筛查[36]。

WDR11

*WDR11*基因产物与*EMX1*(嗅神经元发育过程中所需转录因子的同源异构体)相互作用。通过定位克隆技术,部分KS患者中亦发现具有*WDR11*杂合突变[37]。

SEMA3A

*SEMA3A*编码臂板蛋白3A(一种神经素相互作用的蛋白)。缺乏臂板蛋白3A表达的小

鼠表现为卡尔曼样表型。对大样本 KS 患者的基因筛查发现各种杂合子突变。其中部分突变与其他 KS 致病基因突变同时存在,进一步提示该情况存在寡基因遗传[38,39]。

SOX10

SOX10 突变提示瓦登伯格综合征(一种罕见的以色素沉着异常及耳聋为特征表现的疾病)诊断。SOX10 突变可致包括嗅球发育不全在内的不同特征。基于以上描述,对存在耳聋的 KS 患者进行 SOX10 基因突变筛查发现,约 1/3 患者具有失活突变。Sox10 基因敲除小鼠表现为嗅神经通路无嗅鞘细胞分布,其可能为 KS 的一种潜在发病机制[40]。

HS6ST1

硫酸乙酰肝素 6-O-磺基转移酶 1 是一种可特异性且非随机性修饰硫酸乙酰肝素的硫酸化酶,是一种重要的细胞外基质成分。为嗅神经元迁移、anosmin-1 配体受体相互作用和共配体 FGF 激活 FGF 受体等细胞间通信所必需。目前,已有文献报道 7 个 KS/nIHH 家族内存在失活性 HS6ST1 突变,与其他 KS 基因突变共存[41]。

NELF

NELF 基因编码鼻胚胎 LHRH 因子,鉴于其为小鼠 GnRH 神经元神经导向因子而被认为是 KS 的有力候选基因之一。然而,尽管 KS 相关文献尚无较多序列变异报道[13,42],亦无相关功能性研究;但是否 NELF 突变确实导致 IHH 尚不得知。

FEZF1

目前,我们对一组 30 例 KS 患者使用候选基因筛查,以及全外显子组测序等方法进行新的 KS 相关基因探索。在两个非亲缘家族中(每个家族中均有两例同胞受累)我们发现了 FEZF1 基因的功能缺失性纯合突变[11]。FEZF1 是编码转录抑制物的锌指基因,在胚胎发育阶段的嗅上皮细胞,杏仁核及下丘脑中高度特异性表达。值得注意的是,上述组织器官标志了自鼻到下丘脑 GnRH 脉冲发生器的信号通路[43-46]。两项独立研究均显示,Fezf1 缺陷小鼠存在先导嗅觉神经元轴突映射受损并越过筛板随后激活嗅球。该缺陷导致嗅神经元轴突信号不能传递至中枢神经系统基膜内。此类缺陷小鼠嗅球体积更小,且脑内缺乏 GnRH 神经元[45-47]。后续重复性实验显示,当对基膜行外科移除,则可见 GnRH 神经元于下丘脑预期位置中出现[45]。因此,FEZF1 产物可能促进蛋白酶表达并激活嗅神经元,进而协同 GnRH 神经元进入脑内[45-48]。上述结果提示,人类 HPG 轴中枢组成部分的建立需要 FEZF1 基因的存在。

嗅觉正常的特发性低促性腺激素性性腺功能减退(nIHH)

nIHH 致病基因多与 HPG 轴功能及青春期发育相关。对家族性 nIHH 患者基因突变的分析有助于我们对 HPG 轴功能获得更深的了解。整体而言,已知 nIHH 相关基因突变可见于约 30% 的患者中。例如在 KS 患者中,家族性患者更易出现单基因突变。

在最近一项研究中我们发现,22 个常染色体遗传的多发家系中,77% 患者具有以下 5 种基因突变:GNRHR,TACR3,TAC3,KISS1R,以及 KISS1。其中 GNRHR 和 TACR3 突变是两种最常见的致病突变,且两种突变发生率相当[49]。

LEP 与 *LEPR*

LEP(编码瘦素)或 *LEPR*(编码瘦素受体)突变导致瘦素缺乏与 HH 相关[50,51]。对 *LEP* 缺乏患者给予瘦素治疗可保证正常青春期发育的进行,且并不会导致早熟的发生,这也提示瘦素是人类青春期发育的促进因子[52]。此类患者通常可依据早发型肥胖及过度饮食进行诊断鉴别。

NROB1(*DAX1*)

NROB1(*DAX1*)是核受体超家族的孤儿成员。*DAX1* 基因突变可致 X 连锁先天性肾上腺发育不全型 HH[53]。肾上腺发育不全的典型表现为婴儿期肾上腺素分泌不足,而 HH 则多在男性患者的第二性征发育时出现明显症状。

GNRHR 与 *GNRH1*

GNRH1 与 *GNRHR* 是 IHH 最常见的候选基因。*GNRHR* 缺陷导致 *AR* 孤立的 nIHH,且无伴随发育缺陷症状,如嗅觉缺失[54-56],可见于 40% ~ 50% 的家族性 *AR* nIHH 患者和 17% 的散发 nIHH 患者中[55]。最近一项对 110 例 nIHH 患者的调查研究显示,11 例 nIHH 患者(10%)携带 *GNRHR* 双等位基因突变,所有 50 例 CDGP 患者均未发现任何有害突变[57]。至今为止,已有超过 25 种不同突变类型,主要为错义突变报道。目前,已有报道显示 *GNRH1* 失活性纯合突变可致 nIHH,且经 GnRH 脉冲式给药治疗逆转,证实 GnRH 在人类繁殖过程中发挥关键作用[58]。另一项对 310 例 nIHH 患者的研究则显示,该基因的罕见突变是导致 nIHH 的原因[59]。

KISS1R/KISS1

KISS1R(既往名 *GPR54*),对衍生自 *KISS1* 基因的短肽的受体进行编码,且此前尚不认为其与 HPG 轴相关[60]。2003 年的一项研究首次对 *KISS1R* 突变进行了报道[61,62]。研究表明 Kp 神经元多肽类激素信号对 GnRH 分泌有促进作用。一项基因突变筛查研究发现,166 例 nIHH 患者中仅 5 例(3%)具有罕见的 *KISS1R* 突变[63]。至今为止,共发现 13 种不同的 *KISS1R* 突变[64]。一项对拥有 4 个 nIHH 姐妹的大型家系的研究发现,失活性突变导致神经激肽 10 的第 4 个氨基酸发生变化。其频繁夜间 LH 采样未显示任何 LH 释放脉冲,进一步证实了 Kp 神经元多肽类激素信号在 GnRH 脉冲发生器中的重要作用[65]。

TACR3/TAC3

在尝试对新的青春期关键基因进行探索时,我们假设此类基因可以通过对存在多个 nIHH 患者的家系成员进行全基因组 SNP 基因分型关联分析得出[66]。我们发现了 *TAC3* 和 *TACR3* 编码序列的纯合非同义变异[67]。我们首先对 4 个家系中 9 例受累患者的受体突变和 1 个家系中 2 例患者的 NKB(神经激肽 B)信号通路配体突变导致 nIHH 进行报道。随着研究组中其他病例的添加,我们发现,*TACR3* 突变几乎与 *GNRHR* 突变一样常见[49]。其他研究所示 *TACR3* 突变发生率亦大致相同。Gianetti[68]等在 345 例患者中发现 19 例 *TACR3* 突变(5.5%),Francou[69]等对 173 例家族性及散发性 nIHH 患者进行研究亦得出相似突变率（5.2%）。可能由于我们研究队列中均为家族性患者，其突变率更高（22 例患者中 6 例具有 *TACR3* 突变）[49]。

如同其他 GnRH 脉冲发生器突变型患者一样，*TAC3/TACR3* 突变患者可能没有症状，且并不存在与 KS 患者一样的提示发育缺陷的相关临床特征。

一组 nIHH 患者中，约 10% 患者经外源性性激素治疗后可出现自发性青春期发育的临床逆转[70]。2010 年 Gianetti 等在 *TAC3/TACR3* 组中则发现了更高比例的临床症状逆转（12 例患者中 10 例逆转，占 83%）[68]。在我们的研究中，16 例来自 2 个不同种族家系的 nIHH 患者中，4 例出现临床症状逆转（25%）。有趣的是，这两个家系均合并了相同的 *TACR3* 突变（*p. T177K*）；我们正在对该突变进行功能性研究以期明确其临床逆转机制。因此，考虑到其高缓解率，CDGP 是否是 *TAC3/TACR3* 突变所致 IHH 的一种表现形式的质疑应声而出。为了回答这个问题，Vaaralahti 等对一组 CDGP 人群进行上述基因检测，并未发现类似表型[71]。

临床研究已对 GnRH 脉冲发生器的生物学原理提供了有价值的信息。Young 等[72]对无 *TAC3* 突变的患者进行 GnRH 重复给药，并建立青春期促性腺激素及性激素水平，该研究提示，NKB 作用位点接近于 GnRH 和垂体。

促性腺激素释放激素脉冲发生器中的 NKB 与 Kp 神经元多肽类激素

随着近 10 年有关神经激肽和 NKB 信号传导的研究与日俱增，家族性 nIHH 患者中失活性突变越来越多地被发现，进而使得对 GnRH 脉冲发生器的特征越来越了解。就当前所知，弓状核（漏斗）中存在性激素反应神经元网络，并共表达 NKB，Kp 神经元多肽类激素，强啡肽，以及雌激素受体 α（KNDy 或神经激肽神经元）。刺激性 NKB 在细胞内开始动作电位并很快被抑制性强啡肽消除。当强啡肽的抑制作用衰减，另一刺激性 NKB 动作电位则继续接替。最终表现为连续间歇性动作电位。每个动作电位均被翻译为一个 Kp 神经元多肽类激素脉冲分泌信号并映射至正中隆起的 GnRH 神经元轴突上，GnRH 则通过门静脉循环释放到脑垂体促性腺激素细胞中。为了保证有效的促性腺激素释放，KNDy 细胞内动作电位必须同步化。其被认为由 NKB-NK3R 信号通过在上述细胞间同侧/对侧投射提供[73-75]。

低促性腺激素性性功能减退症综合征

戈登霍姆斯（鲍彻-诺伊豪泽尔）综合征

该综合征以小脑共济失调/萎缩和 nIHH 为特征表现。我们对来自 3 个独立家系的 6 例戈登霍姆斯综合征患者进行研究发现，其携带 *PNPLA6* 功能缺失性突变（*PNPLA6* 编码神经毒性酯酶，一种可通过将溶血磷脂酰胆碱转化为甘油磷酰胆碱而维持细胞内磷脂平衡的溶血磷脂酶）。LβT2 促性腺激素细胞中神经毒性酯酶活性的抑制可通过减少 GnRH-刺激性 LH 胞外分泌而减弱 LH 应答，并不影响 GnRH 受体信号传导或 LHβ 合成。该激素释放在下丘脑 Kp 神经元多肽类激素或 GnRH 释放中同样起效。三个泛素化相关基因：*RNF216*[77]、*OTUD4*[77]及 *STUB1*[78]的失活性突变，在部分戈登霍姆斯综合征患者中亦有报道，这也提示了该综合征的基因异质性。

4H 综合征

编码 RNA 聚合酶 Ⅲ 结构域的 *POLR3A* 与 *POLR3B* 基因突变可致 *AR* 髓鞘形成减少,牙齿发育不良及 HH[79]。

瓦登伯格综合征/Martsolf 综合征

瓦登伯格综合征与 Martsolf 综合征为不同程度的 *AR* 发育障碍,以脑、眼及内分泌异常包括 HH 为特征表现。基因 *RAB3GAP1*、*RAB3GAP2*、*RAB18*、*TBCD20* 及与 *PNPLA6* 一样参与膜运输的双等位基因胚系突变与之发病相关[76,80,81]。

青春期疾病的临床/实践管理经验

当临床上出现模棱两可的病例需要鉴别和诊断时,如体质性生长发育延迟和 IHH,应首先对 *GNRHR* 和 *TACR3* 基因进行筛查。在 KS 病例中,根据某些特征性临床伴随症状,应优先对特定基因进行遗传筛查:协同性自主运动(*KAL1*),牙齿发育不全(*FGF8/FGFR1*),指骨异常(*FGF8/FGFR1*),以及听力缺失(*CHD7*,*SOX10*)。随着全外显子测序的日益普及,对致病突变的鉴定,尤其在家族性患者中,已愈发可行,可更好的阐明 HPG 轴的生物学原理。

鸣谢

感谢 TUBITAK 对 A. K. T 的支持(授权号:109S455)。

(余永国 译,曹冰燕 校)

参考文献

1　Palmert MR, Dunkel L: Clinical practice. Delayed puberty. N Engl J Med 2012;366:443–453.

2　Gajdos ZK, Henderson KD, Hirschhorn JN, Palmert MR: Genetic determinants of pubertal timing in the general population. Mol Cell Endocrinol 2010;324:21–29.

3　Sedlmeyer IL, Palmert MR: Delayed puberty: analysis of a large case series from an academic center. J Clin Endocrinol Metab 2002;87:1613–1620.

4　Aslan TB, Gurbuz F, Temiz F, Yuksel B, Topaloglu AK: Etiological evaluation of patients presenting with isolated micropenis to an academic health care center. Indian J Pediatr 2014;81:775–779.

5　Grumbach MM: A window of opportunity: the diagnosis of gonadotropin deficiency in the male infant. J Clin Endocrinol Metab 2005;90:3122–3127.

6　Crowley WF Jr, Pitteloud N, Seminara S: New genes controlling human reproduction and how you find them. Trans Am Clin Climatol Assoc 2008;119:29–37; discussion 37–38.

7　Semple RK, Topaloglu AK: The recent genetics of hypogonadotrophic hypogonadism – novel insights and new questions. Clin Endocrinol 2010;72:427–

435.

8　Quinton R, Duke VM, de Zoysa PA, Platts AD, Valentine A, Kendall B, Pickman S, Kirk JM, Besser GM, Jacobs HS, Bouloux PM: The neuroradiology of Kallmann's syndrome: a genotypic and phenotypic analysis. J Clin Endocrinol Metab 1996;81:3010–3017.

9　Seminara SB, Hayes FJ, Crowley WF Jr: Gonadotropin-releasing hormone deficiency in the human (idiopathic hypogonadotropic hypogonadism and Kallmann's syndrome): pathophysiological and genetic considerations. Endocr Rev 1998;19:521–539.

10　Nachtigall LB, Boepple PA, Pralong FP, Crowley WF Jr: Adult-onset idiopathic hypogonadotropic hypogonadism – a treatable form of male infertility. N Engl J Med 1997;336:410–415.

11　Kotan LD, Hutchins BI, Ozkan Y, Demirel F, Stoner H, Cheng PJ, Esen I, Gurbuz F, Bicakci YK, Mengen E, Yuksel B, Wray S, Topaloglu AK: Mutations in FEZF1 cause Kallmann syndrome. Am J Hum Genet 2014;95:326–331.

12　Costa-Barbosa FA, Balasubramanian R, Keefe KW, Shaw ND, Al-Tassan N, Plummer L, Dwyer AA, Buck CL, Choi JH, Seminara SB, Quinton R, Monies

D, Meyer B, Hall JE, Pitteloud N, Crowley WF Jr: Prioritizing genetic testing in patients with Kallmann syndrome using clinical phenotypes. J Clin Endocrinol Metab 2013;98:E943–E953.

13 Pitteloud N, Quinton R, Pearce S, Raivio T, Acierno J, Dwyer A, Plummer L, Hughes V, Seminara S, Cheng YZ, Li WP, Maccoll G, Eliseenkova AV, Olsen SK, Ibrahimi OA, Hayes FJ, Boepple P, Hall JE, Bouloux P, Mohammadi M, Crowley W: Digenic mutations account for variable phenotypes in idiopathic hypogonadotropic hypogonadism. J Clin Invest 2007;117:457–463.

14 Dode C, Levilliers J, Dupont JM, De Paepe A, Le Du N, Soussi-Yanicostas N, Coimbra RS, Delmaghani S, Compain-Nouaille S, Baverel F, Pecheux C, Le Tessier D, Cruaud C, Delpech M, Speleman F, Vermeulen S, Amalfitano A, Bachelot Y, Bouchard P, Cabrol S, Carel JC, Delemarre-van de Waal H, Goulet-Salmon B, Kottler ML, Richard O, Sanchez-Franco F, Saura R, Young J, Petit C, Hardelin JP: Loss-of-function mutations in FGFR1 cause autosomal dominant Kallmann syndrome. Nat Genet 2003;33:463–465.

15 Hardelin JP, Dode C: The complex genetics of Kallmann syndrome: KAL1, FGFR1, FGF8, PROKR2, PROK2, et al. Sex Dev 2008;2:181–193.

16 Bick D, Franco B, Sherins RJ, Heye B, Pike L, Crawford J, Maddalena A, Incerti B, Pragliola A, Meitinger T, Ballabio A: Brief report: intragenic deletion of the KALIG-1 gene in Kallmann's syndrome. N Engl J Med 1992;326:1752–1755.

17 Franco B, Guioli S, Pragliola A, Incerti B, Bardoni B, Tonlorenzi R, Carrozzo R, Maestrini E, Pieretti M, Taillon-Miller P, Brown CJ, Willard HF, Lawrence C, Graziella Persico M, Camerino G, Ballabio A: A gene deleted in Kallmann's syndrome shares homology with neural cell adhesion and axonal path-finding molecules. Nature 1991;353:529–536.

18 Legouis R, Hardelin JP, Levilliers J, Claverie JM, Compain S, Wunderle V, et al: The candidate gene for the X-linked Kallmann syndrome encodes a protein related to adhesion molecules. Cell 1991;67:423–435.

19 Albuisson J, Pecheux C, Carel JC, Lacombe D, Leheup B, Lapuzina P, Bouchard P, Legius E, Matthijs G, Wasniewska M, Delpech M, Young J, Hardelin JP, Dode C: Kallmann syndrome: 14 novel mutations in KAL1 and FGFR1 (KAL2). Hum Mutat 2005;25:98–99.

20 Pedersen-White JR, Chorich LP, Bick DP, Sherins RJ, Layman LC: The prevalence of intragenic deletions in patients with idiopathic hypogonadotropic hypogonadism and Kallmann syndrome. Mol Hum Reprod 2008;14:367–370.

21 Oliveira LM, Seminara SB, Beranova M, Hayes FJ, Valkenburgh SB, Schipani E, Costa EM, Latronico AC, Crowley WF Jr, Vallejo M: The importance of autosomal genes in Kallmann syndrome: genotype-phenotype correlations and neuroendocrine characteristics. J Clin Endocrinol Metab 2001;86:1532–1538.

22 Salenave S, Chanson P, Bry H, Pugeat M, Cabrol S, Carel JC, Murat A, Lecomte P, Brailly S, Hardelin JP, Dode C, Young J: Kallmann's syndrome: a comparison of the reproductive phenotypes in men carrying KAL1 and FGFR1/KAL2 mutations. J Clin Endocrinol Metab 2008;93:758–763.

23 Tsai PS, Gill JC: Mechanisms of disease: insights into X-linked and autosomal-dominant Kallmann syndrome. Nat Clin Pract Endocrinol Metab 2006;2:160–171.

24 Falardeau J, Chung WC, Beenken A, Raivio T, Plummer L, Sidis Y, Jacobson-Dickman EE, Eliseenkova AV, Ma J, Dwyer A, Quinton R, Na S, Hall JE, Huot C, Alois N, Pearce SH, Cole LW, Hughes V, Mohammadi M, Tsai P, Pitteloud N: Decreased FGF8 signaling causes deficiency of gonadotropin-releasing hormone in humans and mice. J Clin Invest 2008;118:2822–2831.

25 Miraoui H, Dwyer AA, Sykiotis GP, Plummer L, Chung W, Feng B, Beenken A, Clarke J, Pers TH, Dworzynski P, Keefe K, Niedziela M, Raivio T, Crowley WF Jr, Seminara SB, Quinton R, Hughes VA, Kumanov P, Young J, Yialamas MA, Hall JE, Van Vliet G, Chanoine JP, Rubenstein J, Mohammadi M, Tsai PS, Sidis Y, Lage K, Pitteloud N: Mutations in FGF17, IL17RD, DUSP6, SPRY4, and FLRT3 are identified in individuals with congenital hypogonadotropic hypogonadism. Am J Hum Genet 2013;92:725–743.

26 Pitteloud N, Meysing A, Quinton R, Acierno JS Jr, Dwyer AA, Plummer L, Fliers E, Boepple P, Hayes F, Seminara S, Hughes VA, Ma J, Bouloux P, Mohammadi M, Crowley WF Jr: Mutations in fibroblast growth factor receptor 1 cause Kallmann syndrome with a wide spectrum of reproductive phenotypes. Mol Cell Endocrinol 2006;254–255:60–69.

27 Trarbach EB, Costa EM, Versiani B, de Castro M, Baptista MT, Garmes HM, de Mendonca BB, Latronico AC: Novel fibroblast growth factor receptor 1 mutations in patients with congenital hypogonadotropic hypogonadism with and without anosmia. J Clin Endocrinol Metab 2006;91:4006–4012.

28 Raivio T, Sidis Y, Plummer L, Chen H, Ma J, Mukherjee A, Jacobson-Dickman E, Quinton R, Van Vliet G, Lavoie H, Hughes VA, Dwyer A, Hayes FJ, Xu S, Sparks S, Kaiser UB, Mohammadi M, Pitteloud N: Impaired fibroblast growth factor receptor 1 signaling as a cause of normosmic idiopathic hypogonadotropic hypogonadism. J Clin Endocrinol Metab 2009;94:4380–4390.

29 Ng KL, Li JD, Cheng MY, Leslie FM, Lee AG, Zhou QY: Dependence of olfactory bulb neurogenesis on prokineticin 2 signaling. Science 2005;308:1923–1927.

30 Pitteloud N, Zhang C, Pignatelli D, Li JD, Raivio T, Cole LW, Plummer L, Jacobson-Dickman EE, Mellon PL, Zhou QY, Crowley WF Jr: Loss-of-function mutation in the prokineticin 2 gene causes Kallmann syndrome and normosmic idiopathic hypogonadotropic hypogonadism. Proc Natl Acad Sci U S A 2007;104:17447–17452.

31 Matsumoto S, Yamazaki C, Masumoto KH, Nagano

M, Naito M, Soga T, Hiyama H, Matsumoto M, Takasaki J, Kamohara M, Matsuo A, Ishii H, Kobori M, Katoh M, Matsushime H, Furuichi K, Shigeyoshi Y: Abnormal development of the olfactory bulb and reproductive system in mice lacking prokineticin receptor PKR2. Proc Natl Acad Sci U S A 2006;103: 4140–4145.

32　Dode C, Teixeira L, Levilliers J, Fouveaut C, Bouchard P, Kottler ML, Lespinasse J, Lienhardt-Roussie A, Mathieu M, Moerman A, Morgan G, Murat A, Toublanc JE, Wolczynski S, Delpech M, Petit C, Young J, Hardelin JP: Kallmann syndrome: mutations in the genes encoding prokineticin-2 and prokineticin receptor-2. PLoS Genet 2006;2:e175.

33　Dode C, Rondard P: PROK2/PROKR2 signaling and Kallmann syndrome. Front Endocrinol 2013;4:19.

34　Vissers LE, van Ravenswaaij CM, Admiraal R, Hurst JA, de Vries BB, Janssen IM, van der Vliet WA, Huys EH, de Jong PJ, Hamel BC, Schoenmakers EF, Brunner HG, Veltman JA, van Kessel AG: Mutations in a new member of the chromodomain gene family cause CHARGE syndrome. Nat Genet 2004;36:955–957.

35　Kim HG, Kurth I, Lan F, Meliciani I, Wenzel W, Eom SH, Kang GB, Rosenberger G, Tekin M, Ozata M, Bick DP, Sherins RJ, Walker SL, Shi Y, Gusella JF, Layman LC: Mutations in CHD7, encoding a chromatin-remodeling protein, cause idiopathic hypogonadotropic hypogonadism and Kallmann syndrome. Am J Hum Genet 2008;83:511–519.

36　Jongmans MC, van Ravenswaaij-Arts CM, Pitteloud N, Ogata T, Sato N, Claahsen-van der Grinten HL, van der Donk K, Seminara S, Bergman JE, Brunner HG, Crowley WF Jr, Hoefsloot LH: CHD7 mutations in patients initially diagnosed with Kallmann syndrome – the clinical overlap with CHARGE syndrome. Clin Genet 2009;75:65–71.

37　Kim HG, Ahn JW, Kurth I, Ullmann R, Kim HT, Kulharya A, Ha KS, Itokawa Y, Meliciani I, Wenzel W, Lee D, Rosenberger G, Ozata M, Bick DP, Sherins RJ, Nagase T, Tekin M, Kim SH, Kim CH, Ropers HH, Gusella JF, Kalscheuer V, Choi CY, Layman LC: WDR11, a WD protein that interacts with transcription factor EMX1, is mutated in idiopathic hypogonadotropic hypogonadism and Kallmann syndrome. Am J Hum Genet 2010;87:465–479.

38　Hanchate NK, Giacobini P, Lhuillier P, Parkash J, Espy C, Fouveaut C, Leroy C, Baron S, Campagne C, Vanacker C, Collier F, Cruaud C, Meyer V, Garcia-Pinero A, Dewailly D, Cortet-Rudelli C, Gersak K, Metz C, Chabrier G, Pugeat M, Young J, Hardelin JP, Prevot V, Dode C: SEMA3A, a gene involved in axonal pathfinding, is mutated in patients with Kallmann syndrome. PLoS Genet 2012;8:e1002896.

39　Young J, Metay C, Bouligand J, Tou B, Francou B, Maione L, Tosca L, Sarfati J, Brioude F, Esteva B, Briand-Suleau A, Brisset S, Goossens M, Tachdjian G, Guiochon-Mantel A: SEMA3A deletion in a family with Kallmann syndrome validates the role of semaphorin 3A in human puberty and olfactory system development. Hum Reprod 2012;27:1460–1465.

40　Pingault V, Bodereau V, Baral V, Marcos S, Watanabe Y, Chaoui A, Fouveaut C, Leroy C, Verier-Mine O, Francannet C, Dupin-Deguine D, Archambeaud F, Kurtz FJ, Young J, Bertherat S, Marlin S, Goossens M, Hardelin JP, Dode C, Bondurand N: Loss-of-function mutations in SOX10 cause Kallmann syndrome with deafness. Am J Hum Genet 2013;92: 707–724.

41　Tornberg J, Sykiotis GP, Keefe K, Plummer L, Hoang X, Hall JE, Quinton R, Seminara SB, Hughes V, Van Vliet G, Van Uum S, Crowley WF, Habuchi H, Kimata K, Pitteloud N, Bulow HE: Heparan sulfate 6-O-sulfotransferase 1, a gene involved in extracellular sugar modifications, is mutated in patients with idiopathic hypogonadotrophic hypogonadism. Proc Natl Acad Sci U S A 2011;108:11524–11529.

42　Miura K, Acierno JS Jr, Seminara SB: Characterization of the human nasal embryonic LHRH factor gene, NELF, and a mutation screening among 65 patients with idiopathic hypogonadotropic hypogonadism (IHH). J Hum Genet 2004;49:265–268.

43　Shimizu T, Hibi M: Formation and patterning of the forebrain and olfactory system by zinc-finger genes Fezf1 and Fezf2. Dev Growth Differ 2009;51:221–231.

44　Eckler MJ, McKenna WL, Taghvaei S, McConnell SK, Chen B: Fezf1 and Fezf2 are required for olfactory development and sensory neuron identity. J Comp Neurol 2011;519:1829–1846.

45　Watanabe Y, Inoue K, Okuyama-Yamamoto A, Nakai N, Nakatani J, Nibu K, Sato N, Iiboshi Y, Yusa K, Kondoh G, Takeda J, Terashima T, Takumi T: Fezf1 is required for penetration of the basal lamina by olfactory axons to promote olfactory development. J Comp Neurol 2009;515:565–584.

46　Murata K, Tamogami S, Itou M, Ohkubo Y, Wakabayashi Y, Watanabe H, Okamura H, Takeuchi Y, Mori Y: Identification of an olfactory signal molecule that activates the central regulator of reproduction in goats. Curr Biol 2014;24:681–686.

47　Hirata T, Nakazawa M, Yoshihara S, Miyachi H, Kitamura K, Yoshihara Y, Hibi M: Zinc-finger gene Fez in the olfactory sensory neurons regulates development of the olfactory bulb non-cell-autonomously. Development 2006;133:1433–1443.

48　Dodd J, Jessell TM: Axon guidance and the patterning of neuronal projections in vertebrates. Science 1988;242:692–699.

49　Gurbuz F, Kotan LD, Mengen E, Siklar Z, Berberoglu M, Dokmetas S, Kilicli MF, Guven A, Kirel B, Saka N, Poyrazoglu S, Cesur Y, Dogan M, Ozen S, Ozbek MN, Demirbilek H, Kekil MB, Temiz F, Onenli Mungan N, Yuksel B, Topaloglu AK: Distribution of gene mutations associated with familial normosmic idiopathic hypogonadotropic hypogonadism. J Clin Res Pediatr Endocrinol 2012;4:121–126.

50　Strobel A, Issad T, Camoin L, Ozata M, Strosberg AD: A leptin missense mutation associated with hypogonadism and morbid obesity. Nat Genet 1998;18: 213–215.

51　Farooqi IS, Wangensteen T, Collins S, Kimber W,

Matarese G, Keogh JM, Lank E, Bottomley B, Lopez-Fernandez J, Ferraz-Amaro I, Dattani MT, Ercan O, Myhre AG, Retterstol L, Stanhope R, Edge JA, McKenzie S, Lessan N, Ghodsi M, De Rosa V, Perna F, Fontana S, Barroso I, Undlien DE, O'Rahilly S: Clinical and molecular genetic spectrum of congenital deficiency of the leptin receptor. N Engl J Med 2007;356:237–247.

52 Farooqi IS, Jebb SA, Langmack G, Lawrence E, Cheetham CH, Prentice AM, Hughes IA, McCamish MA, O'Rahilly S: Effects of recombinant leptin therapy in a child with congenital leptin deficiency. N Engl J Med 1999;341:879–884.

53 Muscatelli F, Strom TM, Walker AP, Zanaria E, Recan D, Meindl A, Bardoni B, Guioli S, Zehetner G, Rabl W, et al: Mutations in the DAX-1 gene give rise to both X-linked adrenal hypoplasia congenita and hypogonadotropic hypogonadism. Nature 1994;372:672–676.

54 de Roux N, Young J, Misrahi M, Genet R, Chanson P, Schaison G, Milgrom E: A family with hypogonadotropic hypogonadism and mutations in the gonadotropin-releasing hormone receptor. N Engl J Med 1997;337:1597–1602.

55 Beranova M, Oliveira LM, Bedecarrats GY, Schipani E, Vallejo M, Ammini AC, Quintos JB, Hall JE, Martin KA, Hayes FJ, Pitteloud N, Kaiser UB, Crowley WF Jr, Seminara SB: Prevalence, phenotypic spectrum, and modes of inheritance of gonadotropin-releasing hormone receptor mutations in idiopathic hypogonadotropic hypogonadism. J Clin Endocrinol Metab 2001;86:1580–1588.

56 de Roux N: GnRH receptor and GPR54 inactivation in isolated gonadotropic deficiency. Best Pract Res Clin Endocrinol Metab 2006;20:515–528.

57 Beneduzzi D, Trarbach EB, Min L, Jorge AA, Garmes HM, Renk AC, Fichna M, Fichna P, Arantes KA, Costa EM, Zhang A, Adeola O, Wen J, Carroll RS, Mendonca BB, Kaiser UB, Latronico AC, Silveira LF: Role of gonadotropin-releasing hormone receptor mutations in patients with a wide spectrum of pubertal delay. Fertil Steril 2014;102:838–846.e2.

58 Bouligand J, Ghervan C, Tello JA, Brailly-Tabard S, Salenave S, Chanson P, Lombes M, Millar RP, Guiochon-Mantel A, Young J: Isolated familial hypogonadotropic hypogonadism and a GNRH1 mutation. N Engl J Med 2009;360:2742–2748.

59 Chan YM, de Guillebon A, Lang-Muritano M, Plummer L, Cerrato F, Tsiaras S, Gaspert A, Lavoie HB, Wu CH, Crowley WF Jr, Amory JK, Pitteloud N, Seminara SB: GNRH1 mutations in patients with idiopathic hypogonadotropic hypogonadism. Proc Natl Acad Sci U S A 2009;106:11703–11708.

60 Ohtaki T, Shintani Y, Honda S, Matsumoto H, Hori A, Kanehashi K, Terao Y, Kumano S, Takatsu Y, Masuda Y, Ishibashi Y, Watanabe T, Asada M, Yamada T, Suenaga M, Kitada C, Usuki S, Kurokawa T, Onda H, Nishimura O, Fujino M: Metastasis suppressor gene KiSS-1 encodes peptide ligand of a G-protein-coupled receptor. Nature 2001;411:613–617.

61 Seminara SB, Messager S, Chatzidaki EE, Thresher RR, Acierno JS Jr, Shagoury JK, Bo-Abbas Y, Kuohung W, Schwinof KM, Hendrick AG, Zahn D, Dixon J, Kaiser UB, Slaugenhaupt SA, Gusella JF, O'Rahilly S, Carlton MB, Crowley WF Jr, Aparicio SA, Colledge WH: The GPR54 gene as a regulator of puberty. N Engl J Med 2003;349:1614–1627.

62 de Roux N, Genin E, Carel JC, Matsuda F, Chaussain JL, Milgrom E: Hypogonadotropic hypogonadism due to loss of function of the KiSS1-derived peptide receptor GPR54. Proc Natl Acad Sci U S A 2003;100:10972–10976.

63 Cerrato F, Shagoury J, Kralickova M, Dwyer A, Falardeau J, Ozata M, Van Vliet G, Bouloux P, Hall JE, Hayes FJ, Pitteloud N, Martin KA, Welt C, Seminara SB: Coding sequence analysis of GNRHR and GPR54 in patients with congenital and adult-onset forms of hypogonadotropic hypogonadism. Eur J Endocrinol 2006;155(suppl 1):S3–S10.

64 Brioude F, Bouligand J, Francou B, Fagart J, Roussel R, Viengchareun S, Combettes L, Brailly-Tabard S, Lombes M, Young J, Guiochon-Mantel A: Two families with normosmic congenital hypogonadotropic hypogonadism and biallelic mutations in KISS1R (KISS1 receptor): clinical evaluation and molecular characterization of a novel mutation. PloS One 2013;8:e53896.

65 Topaloglu AK, Tello JA, Kotan LD, Ozbek MN, Yilmaz MB, Erdogan S, Gurbuz F, Temiz F, Millar RP, Yuksel B: Inactivating KISS1 mutation and hypogonadotropic hypogonadism. N Engl J Med 2012;366:629–635.

66 Lander ES, Botstein D: Homozygosity mapping: a way to map human recessive traits with the DNA of inbred children. Science 1987;236:1567–1570.

67 Topaloglu AK, Reimann F, Guclu M, Yalin AS, Kotan LD, Porter KM, Serin A, Mungan NO, Cook JR, Ozbek MN, Imamoglu S, Akalin NS, Yuksel B, O'Rahilly S, Semple RK: TAC3 and TACR3 mutations in familial hypogonadotropic hypogonadism reveal a key role for Neurokinin B in the central control of reproduction. Nat Genet 2009;41:354–358.

68 Gianetti E, Tusset C, Noel SD, Au MG, Dwyer AA, Hughes VA, Abreu AP, Carroll J, Trarbach E, Silveira LF, Costa EM, de Mendonça BB, de Castro M, Lofrano A, Hall JE, Bolu E, Ozata M, Quinton R, Amory JK, Stewart SE, Arlt W, Cole TR, Crowley WF, Kaiser UB, Latronico AC, Seminara SB: TAC3/TACR3 mutations reveal preferential activation of gonadotropin-releasing hormone release by neurokinin B in neonatal life followed by reversal adulthood. J Clin Endocrinol Metab 2010;95:2857–2867.

69 Francou B, Bouligand J, Voican A, Amazit L, Trabado S, Fagart J, Meduri G, Brailly-Tabard S, Chanson P, Lecomte P, Guiochon-Mantel A, Young J: Normosmic congenital hypogonadotropic hypogonadism due to TAC3/TACR3 mutations: characterization of neuroendocrine phenotypes and novel mutations. PLoS One 2011;6:e25614.

70 Raivio T, Falardeau J, Dwyer A, Quinton R, Hayes FJ, Hughes VA, Cole LW, Pearce SH, Lee H, Boepple P, Crowley WF Jr, Pitteloud N: Reversal of idiopathic

hypogonadotropic hypogonadism. N Engl J Med 2007;357:863–873.

71 Vaaralahti K, Wehkalampi K, Tommiska J, Laitinen EM, Dunkel L, Raivio T: The role of gene defects underlying isolated hypogonadotropic hypogonadism in patients with constitutional delay of growth and puberty. Fertil Steril 2011;95:2756–2758.

72 Young J, Bouligand J, Francou B, Raffin-Sanson ML, Gaillez S, Jeanpierre M, Grynberg M, Kamenicky P, Chanson P, Brailly-Tabard S, Guiochon-Mantel A: TAC3 and TACR3 defects cause hypothalamic congenital hypogonadotropic hypogonadism in humans. J Clin Endocrinol Metab 2010;95:2287–2295.

73 Lehman MN, Coolen LM, Goodman RL: Minireview: kisspeptin/neurokinin B/dynorphin (KNDy) cells of the arcuate nucleus: a central node in the control of gonadotropin-releasing hormone secretion. Endocrinology 2010;151:3479–3489.

74 Navarro VM, Gottsch ML, Chavkin C, Okamura H, Clifton DK, Steiner RA: Regulation of gonadotropin-releasing hormone secretion by kisspeptin/dynorphin/neurokinin B neurons in the arcuate nucleus of the mouse. J Neurosci 2009;29:11859–11866.

75 Pinilla L, Aguilar E, Dieguez C, Millar RP, Tena-Sempere M: Kisspeptins and reproduction: physiological roles and regulatory mechanisms. Physiol Rev 2012;92:1235–1316.

76 Topaloglu AK, Lomniczi A, Kretzschmar D, Dissen GA, Kotan LD, McArdle CA, Koc AF, Hamel BC, Guclu M, Papatya ED, Eren E, Mengen E, Gurbuz F, Cook M, Castellano JM, Kekil MB, Mungan NO, Yuksel B, Ojeda SR: Loss of function mutations in PNPLA6 encoding neuropathy target esterase underlie pubertal failure and neurological deficits in Gordon Holmes syndrome. J Clin Endocrinol Metab 2014;99:E2067–E2075.

77 Margolin DH, Kousi M, Chan YM, Lim ET, Schmahmann JD, Hadjivassiliou M, Hall JE, Adam I, Dwyer A, Plummer L, Aldrin SV, O'Rourke J, Kirby A, Lage K, Milunsky A, Milunsky JM, Chan J, Hedley-Whyte ET, Daly MJ, Katsanis N, Seminara SB: Ataxia, dementia, and hypogonadotropism caused by disordered ubiquitination. N Engl J Med 2013;368:1992–2003.

78 Shi CH, Schisler JC, Rubel CE, Tan S, Song B, McDonough H, Xu L, Portbury AL, Mao CY, True C, Wang RH, Wang QZ, Sun SL, Seminara SB, Patterson C, Xu YM: Ataxia and hypogonadism caused by the loss of ubiquitin ligase activity of the U box protein CHIP. Hum Mol Genet 2014;23:1013–1024.

79 Bernard G, Chouery E, Putorti ML, Tetreault M, Takanohashi A, Carosso G, Clement I, Boespflug-Tanguy O, Rodriguez D, Delague V, Abou Ghoch J, Jalkh N, Dorboz I, Fribourg S, Teichmann M, Megarbane A, Schiffmann R, Vanderver A, Brais B: Mutations of POLR3A encoding a catalytic subunit of RNA polymerase Pol III cause a recessive hypomyelinating leukodystrophy. Am J Hum Genet 2011;89:415–423.

80 Handley MT, Morris-Rosendahl DJ, Brown S, Macdonald F, Hardy C, Bem D, Carpanini SM, Borck G, Martorell L, Izzi C, Faravelli F, Accorsi P, Pinelli L, Basel-Vanagaite L, Peretz G, Abdel-Salam GM, Zaki MS, Jansen A, Mowat D, Glass I, Stewart H, Mancini G, Lederer D, Roscioli T, Giuliano F, Plomp AS, Rolfs A, Graham JM, Seemanova E, Poo P, Garcia-Cazorla A, Edery P, Jackson IJ, Maher ER, Aligianis IA: Mutation spectrum in RAB3GAP1, RAB3GAP2, and RAB18 and genotype-phenotype correlations in Warburg micro syndrome and Martsolf syndrome. Hum Mutat 2013;34:686–696.

81 Liegel RP, Handley MT, Ronchetti A, Brown S, Langemeyer L, Linford A, Chang B, Morris-Rosendahl DJ, Carpanini S, Posmyk R, Harthill V, Sheridan E, Abdel-Salam GM, Terhal PA, Faravelli F, Accorsi P, Giordano L, Pinelli L, Hartmann B, Ebert AD, Barr FA, Aligianis IA, Sidjanin DJ: Loss-of-function mutations in TBC1D20 cause cataracts and male infertility in blind sterile mice and Warburg micro syndrome in humans. Am J Hum Genet 2013;93:1001–1014.

第 4 章　性早熟:中枢性性早熟和性腺自主激活的遗传学基础

Delanie Bulcão Macedo · Letícia Ferreira Gontijo Silveira ·
Danielle Souza Bessa · Vinicius Nahime Brito · Ana Claudia Latron-
ico

Unidade de Endocrinologia do Desenvolvimento, Laboratório de Hormônios
e Genética Molecular/LIM42, Hospital das Clínicas, Disciplina de Endocri-
nologia, Faculdade de Medicina da Universidade de São Paulo, São Paulo,
Brazil

摘要

　　性早熟的经典定义是指女孩在 8 岁之前、男孩在 9 岁之前出现了第二性征。探索并发现引起人类进入青春期的潜在因素是目前生殖生物学的核心问题之一。人们试图利用多种方法,包括分析候选基因突变、大规模全基因组关联研究和近年来开展的全外显子组测序,来努力寻找新的遗传因素可以调控下丘脑-垂体-性腺轴的功能,进而引起性早熟。在过去二十年,已经证实编码 G-蛋白偶联受体信号传导中基本元件的基因的激活突变可以引起性腺的自主活化而造成外周性性早熟,其中 GNAS 基因的体细胞突变可导致 McCune-Albright 综合征,而 LHCGR 基因的种系细胞突变则导致睾酮毒血症。最近发现,与调控促性腺激素释放激素分泌功能相关的某些基因突变可以导致中枢性性早熟,例如兴奋性调节基因(KISS1/KISS1R)的激活突变和抑制性调节基因(MKRN3)的失活突变。实际上,目前发现位于 15 号染色体长臂的母源印记基因 MKRN3 的失活性突变,是不同地区家族性中枢性性早熟的常见原因。本文旨在对中枢性和外周性性早熟中已知的遗传缺陷进行总结。

© 2016 S. Karger AG, Basel

　　性早熟的经典定义是女孩 8 岁之前、男孩 9 岁之前出现青春启动的迹象[1]。女孩性早熟的发病率约为男孩的 10 倍,女孩为 0.2%,男孩则低于 0.05%[2]。

　　进展型性早熟最常见的机制是促性腺激素释放激素(GnRH)脉冲分泌的早期激活,由此导致的性早熟称之为中枢性性早熟(central precocious puberty,CPP),也被称为促性腺激素依赖性的性早熟。此类性早熟虽然可由下丘脑肿瘤或损伤引起,但绝大多数仍然病因未明。恰恰相反,外周性性早熟,也被称为非促性腺激素依赖性性早熟,则具有几种确切的病因,包括性腺和肾上腺肿瘤,促性腺通路激活突变,分泌人绒毛膜促性腺激素的肿瘤,以及暴露于外源性性激素之下[3]。无论哪种病因,进展型性早熟均可导致生长速率加快,性发育和骨龄超前。

青春期是一个复杂的性发育生物学进程,其受遗传、营养、环境和社会经济等多种因素的影响。众所周知,青春发育的时间具有很强的遗传性,如下所示:母亲和女儿月经初潮的年龄相似,以及单卵双胞胎之间月经初潮年龄较之双卵双胞胎或同胞具有更高的相关性。遗传因素对青春期时间变化的影响约占 60%~80%[4,5]。此外,至多 27.5% 的病例可发现存在 CPP 家族史[5]。

人们也已利用多种方法,包括候选基因的突变分析,大规模全基因组关联研究和(近年来)全外显子组测序,试图找到在生理和病理情况下调节人类下丘脑—垂体—性腺轴功能的潜在遗传因素。最近证实,兴奋性和抑制性 GnRH 分泌通路中的基因异常,分别以 kisspeptin(KISS1/KISS1R)和 makorin 环指蛋白 3(makorin-ringer finger3,MKRN3)系统为代表,各自与散发性和家族性中枢性性早熟发病相关[6-8]。此外,受体信号传导中相关基因的功能激活性突变所引起的性腺自主激活是遗传异常导致非促性腺激素依赖性性早熟的经典实例。本文旨在对已知可造成人类中枢性和外周性性早熟的主要遗传病因进行修正。

中枢性性早熟的遗传病因

KISS1/KISS1R 途径的激活

Kisspeptin 及其受体 KISS1R(以前称为 GPR54)目前被认为是青春期发动的主要门控因素[9]。2003 年起人们发现了 kisspeptin/KISS1R 途径在青春发育启动中的重要性。当时有两个独立的团队分别针对两个大的近亲家系中利用连锁分析进行研究,试图在这些罹患嗅觉正常的低促性腺激素型性腺功能低下(normosmic isolated hypogonadotropic hypogonadism,nIHH)的家系中找寻与单纯性 GnRH 缺乏症相关的新的基因缺陷。这两个研究小组几乎同时在家系患者中发现了新的候选基因,即被称作为 GPR54 的孤儿受体,属于 G 蛋白偶联受体家族,并进一步找到一个失活性纯合突变位点进而确立了 GnRH 缺乏症的一种新病因[10,11]。GPR54 被证明是 kisspeptin 的独占性受体,后来更名为 KISS1R。到目前为止,*KISS1R* 失活突变占 nIHH 所有病例的 3%~5%[12]。另一方面,*KISS1* 基因失活突变相当罕见,直至最近才发现其与 GnRH 缺乏症的临床表型相关。2012 年,研究者对一个罹患 nIHH 的库尔德近亲家系进行了研究,在患病的同胞中发现了 *KISS1* 基因的失活性纯合突变[13]。

KISS1R 基因位于 19p13.3,编码一种由 398 个氨基酸形成的含 7 个螺旋的 G 蛋白偶联受体,该受体与甘丙肽受体家族具有同源性[14]。Kisspeptin 由 *KISS1* 基因(1q32)编码,首先合成分泌的 kisspeptin-1 作为前体肽,之后 kisspeptin-1 被切割成两种分别含 54 个或 10 个氨基酸的活性肽。两种产物都含有由 10 个氨基酸组成的保守序列,形成了酰胺化羧基末端,可与 KISS1R 进行高亲和力的结合[15-18]。*KISS1* 基因最初是从非转移性黑色素瘤细胞系中分离出来的,并且被描述为转移抑制基因,因此其有 54 个氨基酸的产物最初被命名为肿瘤转移抑制素(metastin)[19]。然而,在发现了 kisspeptin/KISS1R 参与 GnRH 缺乏症的发病机制后,对 KISS1 系统研究的焦点逐渐转向生殖系统,进行了一系列药理学和生理学研究,并阐明了 kisspeptin 复合物的激活在青春期启动中发挥着关键作用。

在中枢神经系统中,kisspeptin 在弓状核和腹前侧的室旁核内表达最高。Kisspeptin 神经元投射到含有丰富 GnRH 胞体的视前内侧核区。KISS1R 在中枢神经系统中广泛表达,主要分布于 GnRH 神经元的表面。Kisspeptin 与 KISS1R 结合后促发受体与 Gαq/11 蛋白的偶联,激活磷脂酶 C,最终促进磷酸肌醇的产生以及细胞内钙的动员[16-18,20]。在灵长类动物和啮齿类动物中,下丘脑 KISS1 的表达在青春发动时增加,并在青春期初始时即达到最高水平[21,22]。

在人类和动物模型中进行的生理及药理学研究结果表明,kisspeptin 是目前已知的 Gn-RH 依赖性 LH 分泌的最强效刺激物[22]。将低剂量的 kisspeptin 经外周或中枢途径施用于啮齿类、灵长类动物或人类,均能够触发大量的促性腺激素分泌[22-27]。此外,对未成熟啮齿动物和灵长类动物间歇性使用 kisspeptin 能够诱导性腺轴的早期激活和性早熟的发生[27,28]。另一方面,类似于 GnRH/GnRH 受体系统,连续注入 kisspeptin 能够降低去势雄性幼猴的 LH 水平。该结果表明 kisspeptin 是脉冲分泌的,并且连续刺激可导致受体的失敏[29]。

由于 KISS1R 的失活突变可导致青春发育障碍,kisspeptin/KISS1R 复合体在青春发育过程中的重要性也无可争议,KISS1 和 KISS1R 基因的激活性突变将引起 kisspeptin/KISS1R 系统的异常活化,因此这两个基因目前被认为是 CPP 的候选基因。然而,直到 2008 年,kisspeptin 系统才被纳入人类 CPP 的发病机制中。

在一个被收养的巴西 CPP 女孩中,人们发现了 KISS1R 的第一个杂合激活性突变(p. Arg386Pro)[30]。该患儿自出生后即表现为渐进性的乳房发育,提示她自生后早期就始终存在雌激素轻度升高。在 7 岁时,该女孩出现生长加快,骨骼成熟加速和乳房进行性发育。她的雌二醇达到了青春期的水平,并且 GnRH 激发后的 LH 峰值达到了青春发育的临界水平[30]。体外研究证明位于 KISS1 受体羧基末端尾部的 p. Arg386Pro 突变导致了 kisspeptin 与受体作用后,细胞内信号传导通路持续活化,这使得磷酸肌醇过度累积,导致浓度明显增高,该效应最长可持续 18 小时[30]。在基础条件下,KISS1R 突变体与配体的结合亲和力以及细胞内信号传导的能力并未改变,表明 Arg386Pro 并非组成型激活突变[30]。事实上,连续输注 kisspeptin 会降低 LH 脉冲频率,因此 KISS1R 的组成型激活被认为会干扰 GnRH 的脉冲释放,并由此导致青春发育延迟。在去势的雄性幼猴及人类实验中观察到类似现象,这表明 kisspeptin 的分泌可能是脉冲式的,而连续的刺激则可能引起垂体 GnRH 受体的失敏[29,31]。Bianco 等[32]对 p. Arg386Pro 突变是如何延长 KISS1R 对 kisspeptin 的反应进行了研究。在这些人的研究中,野生型和突变型 KISS1R 在刺激后均显示出时间依赖性内化,并且这两种受体可再回到细胞膜上循环利用。p. Arg386Pro 突变不影响 KISS1R 转运的速率,而是通过降低 KISS1R 的降解来延长受体对 kisspeptin 的反应性,从而导致突变受体再循环回质膜的净数量增加[32]。

考虑到 KISS1R 的激活突变可导致促性腺激素轴的提前激活,那么显而易见,KISS1 也应该是遗传性 CPP 的另一个候选基因。在 1 例散发性的 CPP 患儿中发现了 kisspeptin 的一个罕见杂合变异:p. Pro74Ser。该患儿为男性,在 1 岁时诊断为 CPP,其基础 LH 和睾酮水平均相当高[33]。虽然大多数罹患 CPP 的男孩,特别是 4 岁以下的,具有潜在的中枢神经系统异常,但这个男孩没有中枢神经系统损伤[34-36]。他的母亲和外婆虽然也携带着 p. Pro74Ser 的杂合突变,但青春期发育正常,提示该突变造成的临床表型存在性别依赖的不完全外显现象。另一种可能性是还存在其他突变位点,该位点位于调节区域而非翻译区,或者可能同时存在其他相关基因的缺陷。

p. Pro74Ser 变异位于 kisspeptin-54 蛋白氨基末端区域的 PEST 序列中。PEST 序列是一段富含脯氨酸(P)、谷氨酸(E)、丝氨酸(S)和苏氨酸(T)的肽段。因含该序列的蛋白质在细胞内的半衰期较短,故有假说认为 PEST 序列充当了蛋白质降解的信号肽。因此推测第 74 位氨基酸由脯氨酸突变成丝氨酸后,可能对蛋白质起到稳定和保护作用,防止了 kisspeptin 的水解消化。尽管最初的体外试验显示含该突变的 kisspeptin 在诱导 KISS1R 介导的信号传导能力与野生型类似,但随后的试验发现,若预先用人血清孵育突变型和野生型的 kisspeptin 以模拟体内环境后,相对于野生型,突变型(p. Pro74Ser)的 kisspeptin 刺激信号转导的能力更强,证明该突变可能更不易被降解,从而导致突变的 kisspeptin 生物活性更强[33]。

如上文所述,携带 *KISS1R* 和 *KISS1* 突变的患者具有特发性 CPP 的典型特征,且利用 GnRH 激动剂的传统治疗效果显著[30,33]。两例分别携带 *KISS1R* 和 *KISS1* 基因激活突变的患者在通过长效 GnRH 激动剂治疗后,不仅青春发育的特征得到稳定或消退,而且血 LH 和 FSH 的释放也减少,使体内性激素达到青春期前的正常水平。此外,当两例患儿于 11 岁之后停止了长效 GnRH 激动剂的治疗,其性腺轴再度活化,表明携带 *KISS1R* 和 *KISS1* 基因激活突变的患者,其临床症状和激素特征与那些特发性或器质性的 CPP 的儿童一样。

KISS1 和 *KISS1R* 是人类 CPP 发病机制中涉及到的第一对基因。虽然这些病例有助于阐明 kisspeptin 通路对调节青春发育生理的基本作用,但此后再无其他 *KISS1R* 或 *KISS1* 激活突变导致的 CPP 病例报告,表明了该基因突变是极其罕见的[37,38]。在 *KISS1* 的编码区、非翻译区以及启动子区中已发现很多单核苷酸多态性(single nucleotide polymorphism,SNP),但是与 CPP 均没有显著的统计学相关性[33,37,39]。其中一个 SNP——p. Pro110Tre——在中国和韩国人群中的等位基因频率相当低。在韩国人中,相对于 CPP 患者,正常人群携带该 SNP 更常见,表明该变异可能对该人群的性早熟发病具有保护作用[37,39]。有趣的是,该 SNP 在非洲和西方人群中没有检测到[33,39,40]。

MKRN3 的失活突变导致家族性 CPP

在 2013 年,经过对数个 CPP 家系进行详细的遗传学研究之后,*MKRN3* 在青春发育启动中的作用被首次发现。在这项极具意义的研究中,Abreu 等[8]对来自不同种族的 15 个 CPP 家系中的 40 名成员进行了调查,应用全外显子测序技术在 5 个家系(33%)中识别出 4 个有害的 *MKRN3* 基因突变。*MKRN3* 基因突变在两性中分布平衡(8 个女孩和 7 个男孩)。

MKRN3 属于印迹基因,该基因位于第 15 号染色体的长臂(15q11.2),也是造成 Prader-Willi 综合征的关键遗传区域,该基因没有内含子。由于该基因存在母系印记现象,即个体中来自于母亲的等位基因会被沉默,故所有患儿携带的 *MKRN3* 突变均遗传于父亲。这种印记遗传模式可引起表型的隔代传递(图 1)。

该基因编码的蛋白质属于 MAKORIN 蛋白家族,其含有 2~4 个可以与 RNA 结合的 C3H 锌指结构,以及一个 C3HC4 环锌指结构,该结构赋予了蛋白质存在 E3 泛素连接酶的作用。MAKORIN 蛋白家族在发育中的大脑——包括弓状核——表达甚丰。考虑到有许多与青春发育相关的基因在弓状核中表达[41],而且 MKRN3 可能参与蛋白质的降解,因此研究者推测 MKRN3 是通过抑制那些刺激青春期 GnRH 脉冲分泌的因子起作用。然而,*MKRN3* 缺陷导致 GnRH 脉冲分泌早期再激活的精确机制仍有待阐明。

根据 Abreu 等在小鼠中进行的基因表达研究[8],他们发现 *Mkrn3* mRNA 在雄性和雌性幼鼠的弓状核中表达较高,并在即将进入青春期时显著减少,这表明在这些动物中 *Mkrn3* mRNA 的表达与抑制青春期启动相关。

Settaset 等在一对希腊兄妹(女孩诊断为 CPP,男孩青春发育早期)中发现了 *MKRN3* 基

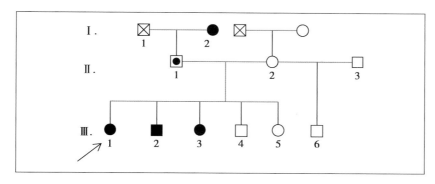

图 1　一个由 MKRN3 基因的失活突变所致典型的 CPP 家系图。该图显示了来自父系等位基因的遗传模式。正方形表示男性家庭成员，圆圈表示女性家庭成员，黑色符号表示临床受影响的家庭成员，具有黑色圆圈的符号表示无症状携带者，具有 X 的符号表示已故家庭成员，箭头表示先证者。该典型家系之前由 Abreu 等发表[8]

因新的杂合错义突变（p. Cys340Gly），进一步扩展了 MKRN3 的突变谱。在这个受累家系中，突变的等位基因依然遵循母系印记的遗传模式。p. Cys340Gly 突变位于 MKRN3 蛋白的 C3HC4 环模序中，并且经过不同的计算机程序预测该突变可破坏蛋白质功能。将天然和突变 MKRN3 蛋白模型的结构进行比对后，研究者预测 p. Cys340Gly 突变可导致 C3HC4 环模序三维构象的显著结构性变化，这个推论支持此错义突变对 MKRN3 蛋白的功能影响[42]。

　　MKRN3 突变原先是在家族性 CPP 患者中发现的，Macedo 等[43]进一步着手在散发性 CPP 患者中寻找失活突变。家族性 CPP 是指家族中一个或一个以上的成员有性早熟病史或在 9 岁之前出现月经来潮。研究人员对来自于 3 个不同大学医疗中心的 215 名散发 CPP 患儿（207 名女孩和 8 名男孩）进行了测序，在 8 个无关系的女孩中发现了 5 个新的杂合突变，其中有 4 个移码突变以及 1 个错义突变（p. Phe417Ile）。该研究中的绝大多数患儿（213 例）没有性早熟家族史。然而，研究者进一步对存在突变的 8 个家庭进行研究，利用父母 DNA 进行了遗传分离分析，最后发现 MKRN3 基因上的所有 5 个突变均由父系遗传。

　　最近，一个德国研究团队对 6 个家系进行检测，发现其中 2 个家系分别携带 2 个 MKRN3 杂合性突变[44]。其中，一个 7.5 岁出现乳房发育的女孩和她姐姐携带了 Ala162Glyfs ∗ 14 突变，该突变与 Abreu 等之前发现的 MKRN3 突变相同[8]。另外，p. Glu111 ∗ 这个新发现的变异在一对兄妹中被发现，妹妹于 6.1 岁开始乳房发育，而哥哥的青春发育进展速度非常快。这两个突变最终都导致终止密码子提前出现，从而使翻译蛋白质序列缩短[44]。

　　由 MKRN3 失活突变所导致的 CPP 患儿均会出现生殖轴的过早激活，伴有典型的临床表现和特征性的激素水平，这些包括青春期早期体征，例如乳房、睾丸和阴毛发育，身高增长加速，骨龄超前，以及 LH 基值和（或）GnRH 刺激后的 LH 峰值水平升高。除了 2 个相关的患者（一对兄妹）存在内斜视[8]以外（内斜视是 Prader-Willi 综合征的一个次要标准），在 MKRN3 缺陷引起的 CPP 其他任一患者中均没有检测到 Prader-Willi 综合征的其他特征。一位患者具有轻度非特异性综合征的特点，如高腭弓、牙齿异常、小指内弯畸形及脊柱前凸过度[43]。

　　在因 MKRN3 缺陷导致的家族性和散发性 CPP 患儿中，女童进入青春期的中位年龄为 6.0 岁（范围：3.0~6.5 岁）[8,42,43]，男童则为 8.5 岁（范围：5.9~9.7 岁）[8,42]。值得注意的是,因女孩的青春启动中位年龄比男孩提前的更加明显,MKRN3 改变似乎对女孩的影响更甚于男孩[42]。

鉴于 *MKRN3* 突变的女孩进入青春期的中位年龄是 6 岁,研究人员推测在正常情况下,青春发育前中枢对 GnRH 分泌发挥着紧张性抑制作用,但在 *MKRN3* 突变的患儿中此抑制作用过早丧失。另一种假设是,*MKRN3* 作为能够抑制易化传入信号(如谷氨酸和 kisspeptin)的一部分基因,只有当青春期启动时,易化信号传入增加,突变所致的抑制作用缺失才会表现出来。这一临床观察表明,在婴儿早期的小青春期后,MKRN3 对抑制 Gn-RH 的分泌并非至关重要,但是其表达下调对于青春期中 GnRH 脉冲分泌的再现起着重要的作用[43]。

携带 *MKRN3* 突变的 CPP 患儿。其 LH 基础值以及 GnRH 刺激后 LH 水平的中位数分别为 1.3U/L(范围:0.1~6.1)和 14U/L(范围:6~7-62.5)[8,42,43]。对于这些 CPP 患儿的治疗,8 个 MKRN3 突变患儿中有 6 个在常规使用长效促性腺激素释放激素激动剂后疗效显著[43]。其余 2 例患儿治疗依从性不佳。对 MKRN3 缺陷患儿的长期随访应着眼于他们一生中发生代谢紊乱和雌激素依赖性肿瘤的风险。

父系等位基因新发突变、母源单亲二倍体以及印迹缺陷这些发病机制在 Prader-Willi 综合征中已被认可,为了研究 CPP 表型是否也由于类似机制引起 *MKRN3* 基因表达丧失而出现,Macedo 等随机选择了 52 例 *MKRN3* 序列正常的家族性或散发性 CPP 患儿,利用甲基化特异性多重连接依赖性探针扩增技术(multiplex ligation-dependent probe amplification, ML-PA)对染色体 15q11 区域进行了检测。结果在该区域并未检测到拷贝数变异和甲基化异常,这提示涉及该染色体区域的表观遗传缺陷在此疾病中相当罕见。

目前,在来自 15 个不同家族的 26 名 CPP 患儿(19 名女孩和 7 名男孩)中已经记载了 *MKRN3* 基因的 11 个不同的失活性突变,包括 6 个移码突变,3 个错义突变和 2 个无义突变(表1)。受累的家庭来自于不同地理区域,表明 *MKRN3* 突变不局限于特定的族群。有趣的是,64% 的 *MKRN3* 突变位于含丰富 poly C 区域编码的蛋白质的氨基末端区域,提示该区域可能是潜在的突变热点。

表1 不同地区家族性 CPP 患者中 MKRN3 突变的特征

cDNA 突变	蛋白质突变	蛋白突变位置	患者数	性别	地区
637delC	Arg213Glyfs*73	N-末端	3,(1 个家族)	2F,1M	美国[8]
1171_1172insA	Tyr391*	C-末端	2,(1 个家族)	2F	巴西[8]
475_476insC	Ala162Glyfs*14	N-末端	6,(3 个家族)	3F,3M	巴西[43]/美国[8]/德国[44]
482delC	Pro161Argfs*10	N-末端	2,(2 个家族)	2F	巴西[43]
482_483insC	Pro161Argfs*16	N-末端	3,(2 个家族)	3F	巴西[43]
675_676insA	Gln226Thrfs*6	N-末端(在 C3H 锌基序)	1	1F	巴西[43]
766_767delA	Glu256Glyfs*36	C-末端(在 C3HC4 锌指基序)	1	1F	巴西[43]

续表

cDNA 突变	蛋白质突变	蛋白突变位置	患者数	性别	地区
1095G>T	Arg365Ser	C-末端（在 C3H 锌基序）	3,（1 个家族）	2F,1M	比利时[8]
1249T>A	Phe417lle	C-末端（在 C3HC4 环锌指基序）	1	1F	巴西[43]
1018T>G	Cys340Gly	C-末端（在 C3H 锌基序）	2,（1 个家族）	1F,1M	希腊[42]
311G>T	Glu111*	N-末端	2,（1 个家族）	1F,1M	德国[44]

F,女性；M,男性

　　在 182 416 名欧洲裔妇女中,应用全基因组和自定义基因型阵列技术发现在 106 个基因组位点中的 123 个信号与月经初潮年龄相关[45]。值得注意的是,这些信号富集在印迹区域,其中包括 *MKRN3* 基因位点。多个研究小组在家族性 CPP 患者中发现了 *MKRN3* 基因突变的事实以及它与月经初潮的年龄相关的证据强化了该基因作为人类青春期启动的明确而强大的遗传角色。

与中枢性性早熟表型相关的染色体异常

　　独特的染色体异常与包含 CPP 在内的复杂综合征表型相关,例如：1p36 缺失[46,47],7q11.23 微缺失（Williams-Beuren 综合征）[48-50],9p 缺失[51],7 号染色体母源单亲二体（Silver-Russell 综合征）、14 号染色体异常（Temple 综合征）[52-54]和 15 号染色体的倒位重复[55],新生的 15 号染色体中间缺失和 15 号染色体母源单亲二体（Prader-Willi 综合征）[52,56,57],以及位于 Xp22 的细胞周期蛋白依赖性激酶样 5（*CDKL5*）编码基因的新发缺失[58]（类似 Rett 综合征）。有趣的是,发生在 7 号和 14 号染色体上的基因组印迹障碍——母源单亲二倍体——也可以造成 Prader-Willi 综合征。这些综合征的主要临床和遗传特征总结在表 2 中。

表 2　与 CPP 相关的染色体改变

位置	关键区域和基因	性早熟病例数	遗传综合征	主要临床特征	参考
1p36	1p36	2	1p36 缺失	智力迟钝,生长延迟,癫痫,先天性心脏缺陷,特殊面部外观和性早熟	Kurosawa 等[47]
9p	300kb（9p24.3-p23）重排,包括 DMTR1	2	9p 缺失	发育和精神运动延迟,三角头畸形,面中部平坦和其他面部异常,性早熟罕见	Cisternino 等[51]
7q11.23	7q11.23 半合子微缺失（弹力蛋白基因和 FZD3 或 FZD9）	93 位中有 17 位相当于 5~6 名女孩就有 1 个(18.3%)	威廉姆斯综合征	特殊面容,心血管畸形,特征性生长模式,早发育	Partsch 等[49]

续表

位置	关键区域和基因	性早熟病例数	遗传综合征	主要临床特征	参考
7q	印记区		7 号染色体母源单亲二倍体（mUPD）或 Silver-Russell 综合征	产前和出生后生长迟缓，前额突起、三角形小脸，生长不对称，指（趾）侧弯，牛奶咖啡斑，偶尔会有性早熟	Butler 等[53]
14q32.2	印记区（DLK1、RTL1、MEG 和 RTL1as）	50 例,性早熟是主要特征（>90%）	14 号染色体母源单亲二倍体（mUPD）或 Temple 综合征	产前和出生后生长迟缓，肌张力减退，关节过伸，精神发育迟缓，喂养困难，向心性肥胖，复发性中耳炎，面部畸形，性早熟，骨龄超前，智力正常，与 15 号染色体 UPD 造成的 Prader-Willi 综合征重叠	Hoffmann 等[52]
15 号染色体	15 号染色体重复及倒位（pter → q12∷q12 → pter）	2	–	精神发育迟缓，癫痫，行为困难，结构畸形	Grosso 等[55]
15 号染色体	印记区（MKRN3、MAGEL2、NDN、SNURF-SNRPN）	–	Prader-Willi 综合征	婴儿期无力和肌张力低下导致喂养困难、生长迟缓，儿童期肥胖，矮小，性腺功能减退，性早熟罕见	Cassidy 等[57]
Xp22	CDKL5 新发突变	1	类似 Rett 综合征（RTT）	婴儿痉挛症，早发性癫痫和严重的精神发育迟缓伴或不伴有 Rett 综合征	Saletti 等[58]

1p（1p36 缺失综合征）的末端缺失是新界定的多发性先天性异常综合征，其特征包括智力迟钝、生长延迟、癫痫、先天性心脏缺陷、特殊面容和性早熟。该综合征的患病率约为 1/5000～1/10 000，为最常见的末端缺失综合征[46,47]。母源性新发缺失比父源缺失更为常见[47]。一项纳入 39 名单纯性 1p36 单体的患者的回顾性研究，其中有 2 例女孩存在早发育[46]。

Williams 综合征是由 7q11.23.1 半合子微缺失造成的遗传疾病，缺失区域涉及了编码弹性蛋白的基因和其他相关基因。其发病率约 1/20 000[48]。临床特征包括：生长迟缓，智力迟钝，特殊面容，过于友好的行为，以及心血管畸形[48-50]。该综合征患者中 CPP 的患病率从 18% 到 50% 不等，主要影响女孩[48-50]。

染色体 9p 缺失综合征是一种已被充分认识的疾病，是由部分不同大小的 9p 片段构成的染色单体引起。约有 180 例此综合征见诸报道[51]。该病最常见的特征包括精神发育和运动延迟、三角头畸形、面中部平坦和其他面部异常。在所报道的 9p 缺失综合征患者中只有 3 例存在性早熟[51]。研究发现，9 号染色体短臂存在涉及胰岛素代谢和性发育的一些基因。

约 10% 的 Silver-Russell 综合征患儿两条第 7 号染色体均来自于母亲，这称之为 7 号染色体母源单亲二体(mUPD7)[52,53]。该综合征具有临床异质性，表现为出生前后的生长迟缓，典型面容包括具有前额突起、三角形小脸、头围正常、生长不对称，尤其是四肢以及先天性指(趾)侧弯。该病患者还经常出现牛奶咖啡斑，偶有尿道下裂、心脏缺陷或者性早熟[53]。

14 号染色体母源单亲二体(mUPD14)是一种罕见综合征，该病的特征性表型包括：出生前后生长迟缓，新生儿肌张力低下，喂养困难，运动迟缓，手足较小，静止性脑积水，轻度至中度智力低下，关节过伸，矮小，CPP 和向心性肥胖[52-54]。宫内生长发育迟缓史且全身肌张力低下的婴儿应考虑进行 mUPD14 的检测[52,53]。

在数个神经发育障碍患者中发现了细胞周期蛋白依赖性激酶样 5 基因(CDKL5)的突变，该基因位于 Xp22[58]。典型的 CDKL5 突变表型包括了早发性癫痫和严重的智力低下，大多数患者还会出现一些类似于 Rett 综合征的临床特征，例如小头畸形、肌张力低下和手部的刻板运动。患 Rett 综合征的女孩在通常情况下，其青春启动的时间正常[58]。然而，在一名 5 岁 4 个月时开始发育的 CPP 女孩中也发现了 CDKL5 的新发突变，提示 CPP 和 CDKL5 突变可能存在相关[58]。

中枢性性早熟候选基因的研究

GnRH 神经元功能受多种抑制性、刺激性和允许因素的调控[59,60]。这些功能性网络间的不平衡可能导致了青春期启动时间的改变。因此这些编码神经肽及其受体的各种基因可能是研究青春期相关疾病遗传机制的天然候选基因，特别是对于家族性病例而言。

γ-氨基丁酸(GABA)是一种主要的抑制性神经递质，其参与了灵长类动物脑电活动和青春期启动的调节[59]。在婴儿期，GnRH 释放被 GABA 紧张性抑制作用所压制。青春期启动的特征在于 GABA 能神经元对 GnRH 分泌的紧张性抑制作用降低[61]。GABA 对 GnRH 神经元的抑制作用主要是通过 GABA-A 受体 α1 亚基介导(GABRA1 基因)[59]。出生后大脑成熟的过程中含有 α2 亚基的 GABA-A 受体逐渐被含有 α1 亚基的 GABA-A 受体取代，并且 α1 亚基的增加是脑成熟的标志，例如出现突触的 GABA 抑制，而 β-亚基一般不随着发育而变化[62]。此外，阻断雌猴个体内 GABA-A 受体活化事实上也会造成其初潮和初次排卵时间的提前。基于这些数据，研究人员在特发性 CPP 的女孩中筛查了 GABRA1 基因，但并未发现功能性的基因突变。此外，GABRA1 的 7 个 SNPs 无一与 CPP 发生有统计学相关性，表明 GABRA1 变异可能并未参与 CPP 的发病机制[63]。

瘦素是一种来自脂肪的激素，其在青春发育，尤其是女性青春期调节中的重要作用已为人熟知[64-66]。瘦素是外周代谢信号，其作为允许因素作用在下丘脑水平，通知大脑外周能量贮存情况并允许青春启动。瘦素对 GnRH 分泌的促进作用似乎部分由 kisspeptin 神经元介导[66-68]。另一方面，瘦素能够减少神经肽 Y(NPY)神经元信号，后者在灵长类动物的青春发育前对 GnRH 脉冲分泌具有抑制作用[69]。NPY 效应至少通过激活 6 种不同受体亚型而介导。NPY-Y1R 亚型是一种抑制性 G 蛋白偶联受体，NPY 常通过该受体对 GnRH 分泌施加影响[70]。有研究在特发性 CPP 女孩中搜寻 NPY-Y1 和 NPY-Y5 两受体基因的失活突变，但并没有发现明显的改变[71,72]。

LIN28B 是秀丽隐杆线虫 lin28 基因在人类同源基因，最初被认定为发育时间的异时性调节因子[73]。lin28 中的有害突变会导致幼虫过早向成虫转变及部分性征提前出现[73]。Lin28 蛋白是 let-7 miRNAs 生物发生的转录后抑制因子，后者是一类时间特异性表达的

miRNAs,能够控制发育的时间[74,75]。2009 年,四个独立的全基因组关联分析发现集中于染色体 6q21 上 LIN28B 基因附近或者内部的变异,与初潮变早有关[76-79]。此后,一项针对全基因组关联分析的扩大的荟萃分析证实 LIN28B 与初潮年龄存在关联[80]。这些大样本研究表明,这些变异可使正常女孩月经初潮的年龄提前约 0.12 岁,且统计学差异明显[80]。有关 Lin28 基因在青春发育中发挥作用更进一步的证据来自于近期的一项利用表达 Lin28a 的转基因小鼠进行的研究,Lin28a 与人类的 LIN28B 具有同源性,通常仅在早期小鼠胚胎发生期间高度表达[81]。转基因小鼠表现出生长速率加快、成年体型增大以及青春发育延迟[81]。考虑到 Lin28b 在月经初潮时的潜在作用,研究人员对 80 名患 CPP 巴西儿童的 LIN28B 编码序列进行了测序[82]。最终仅发现一名 4 岁的散发 CPP 女孩携带了一个新的罕见杂合突变(p. His199Arg),只不过针对该突变的体外研究表明它并未影响到 Lin28B 调节 let-7 表达[82]。

神经激肽 B(NKB)是速激肽家族的成员,隶属于一组兴奋性肽类神经递质[83]。神经肽 NKB 和强啡肽共表达于弓形核中的 Kisspeptin 神经元,形成一种叫做 KNDY 的神经元(kisspeptin-神经激肽 B-强啡肽)[84,85]。几项证据表明 NKB 在调节 kisspeptin 和 GnRH 分泌中起作用,并且可能对 GnRH 的分泌有调节、较准和稳定的作用[86]。这些研究结果证实 NKB 信号是启动青春发育和控制人类生殖的重要组成要素。因此,有理由假设 CPP 患儿中可以发现 TAC3 和 TACR3 基因(分别编码 NKB 和 NKB 受体)存在激活性突变[87]。于是有人在 108 例特发性 CPP 患儿中对 TAC3 和 TACR3 基因进行了测序研究[88],并于一位巴西 CPP 女孩的 TAC3 基因中发现新的杂合变异(p. Ala63Pro)。这个变异既没有在该研究中的 150 个对照受试者中被发现,也没有在先前描述的单纯性低促性腺激素性腺功能减退症(n=345)的队列研究中被发现[89]。然而,分离分析显示她的母亲虽然也携带 p. Ala63Pro 杂合变异,但青春发育完全正常,而她父亲的等位基因是纯合的野生型。迄今为止,人们在 CPP 患者中再没有发现 TAC3/TACR3 系统的其他变异。p. Ala63Pro 变异在 TAC3 翻译和(或)翻译后修饰中的调节作用仍待确定。

已经假定甲状腺转录因子-1(TTF1 也称为 NKX2-1)和 EAP1(enhanced at puberty,也称为 IRF2BPL,干扰素调节因子 2 结合蛋白样)在对下丘脑 GnRH 分泌调节的基因网络中占据中心位置[90]。这两个基因编码的蛋白质都能够直接反式激活 GnRH 基因并调节 GnRH 神经元网络中刺激性和抑制性基因的表达[91]。在灵长类动物和啮齿类动物中,TTF1 和(或)EAP1 功能丧失导致青春期发育延迟,表明这两个基因在神经内分泌控制生殖功能方面起重要作用[91,92]。此外,在即将进入青春期或刚刚开始青春发育的时候,下丘脑中 Ttf1 和 Eap1 的表达量就立刻增加,而这种增加并不依赖于性腺[91]。在 71 例特发性 CPP 患儿中对 TTF1 和 EAP1 进行测序,但是没有发现功能性的种系突变[93]。尽管如此,通过计算机模拟,对基因网络进行分析后提示 TTF1 和 EAP1 仍然是控制初潮的众多基因之一[93]。与青春启动相关的基因网络功能发生改变可能引起 TTF1 和 EAP1 的表达发生变化,最终影响了人类青春期。

自主性性腺激活的遗传原因

LHCGR 基因激活性种系突变

睾酮毒血症或家族性男性性早熟是一种罕见的 GnRH 非依赖性的同性性早熟,只影响男孩[94,95]。它是由位于 2p21 上编码促黄体生成素/绒毛膜促性腺激素受体的基因(*LH-CGR*)的激活突变所引起。该病呈常染色体显性遗传,偶见散发病例[96,97]。这种散发的情况下,突变可能是遗传自携带突变但毫无症状的母亲[98,99]。

垂体分泌的 LH 和胎盘分泌的人绒毛膜促性腺激素两者近乎相同,均能以高亲和力结合于单个受体,即所谓的 LHCG 受体(LHCGR)。LHCGR 是一种 G 蛋白偶联受体,由一个大的氨基末端细胞外结构域,α-螺旋 7 次跨膜区和较短的羧基末端胞内结构域组成[100,101]。*LHCGR* 基因具有 11 个外显子,其中前 10 个外显子编码细胞外结构域,而最后也是最大的一个外显子负责编码一小部胞外结构域,跨膜区以及胞内结构域[101]。

LHCGR 激活突变引起睾酮毒血症是由于该受体突变后会自发激活,即使没有 LH 的刺激也能够使细胞源源不断的产生 cAMP 和睾酮[101]。自从 1993 年第一次描述突变以来[102],在睾酮毒血症的患者中 *LHCGR* 基因的第 11 外显子上发现了单个碱基的替换(总共有 16 个突变)[96,97,102-105]。数量有限的突变强烈地提示只有当该受体特异位点突变的情况下才能激活 cAMP 自主性生成。美国男性患儿中最常见的突变是 p. Asp578Gly,位于第六个跨膜结构域。有趣的是,携带相同突变的家族成员临床表现可以轻重不一,即该疾病的表现有较大的异质性[96,106]。某些特异性突变可表现出更为严重的表型,例如 p. Asp578Tyr 和 p. Leu457Arg[107]。目前所发现的突变中,除了 p. Ala568Val 是由母源单亲二体引起的纯合子以外[108],其余的都是杂合突变。然而,携带该突变纯合子的男孩其临床表现和激素特征并没有比以前报道的更为严重[108]。

患睾酮毒血症的男孩子通常 4 岁以前就出现发展迅速的雄性化、生长加速和骨龄超前等特征[96,109]。激素的特征性变化主要有血清睾酮水平升高、LH 处于青春期前水平和 GnRH 刺激试验后的促性腺激素水平仍然处于抑制水平。在一些病例会出现继发性 CPP[106,110]。有趣的是,女性的 *LHCGR* 激活突变并不导致高雄激素血症,多囊卵巢综合征或生殖方面的异常[98,99]。女性的突变携带者缺乏相应的临床表现说明卵巢的功能需依赖于 LH 受体和 FSH 受体一同激活。

根据病史,应用 DNA 分析,对睾酮毒血症患者在出现临床症状前进行诊断是很有意义的一件事。受累家庭经过早期诊断后可以对患儿进行及时治疗,能够减少男孩因性早熟而造成的后果[111]。

值得注意的是,LHCGR 的单个体细胞突变(p. Asp578His)与 Leydig 细胞的腺瘤和结节性增生特异性相关[112-114]。突变的受体以不同的方式激活信号转导途径,导致磷酸肌醇浓度增高,从而在 Leydig 细胞增殖中发挥作用[114]。而这种突变在睾酮毒血症的患者中从未被报道[114,115]。

GNAS 的体细胞激活突变

McCune-Albright 综合征(McCune-Albright syndrome,MAS)是由 *GNAS* 基因在合子后出现体细胞激活性突变而导致的散发性遗传病,该基因位于 20q13. 32,编码蛋白为鸟嘌呤核苷酸结合蛋白(G 蛋白)。临床上,这种疾病具有经典的三联征,即:皮肤牛奶咖啡斑,多发性骨纤维发育不良和外周性性早熟。临床表现具有异质性,并可能合并其他功能亢进性的内分泌病,如分泌生长激素和/或催乳素的垂体腺瘤、甲状腺功能亢进、库欣综合征和低磷性骨软化症等。首发表现多变的,并且会有许多非典型或部分型的类型发生[116]。

外周性性早熟是 MAS 最常见的内分泌表现[117,118]。这在女孩中比在男孩中更常见。经典的表现为先是阴道出血,其后会出现乳房发育,一般不伴有阴毛的出现。卵巢间歇性自主激活,从而导致血清雌二醇水平升高。所报道的男性性早熟患者中,睾丸和阴茎同时增大并伴随阴毛早现[117]。

GNAS 编码 G 蛋白的 α-亚基(Gsα),这个亚基通过刺激腺苷酸环化酶从而导致 cAMP 产生的。最常见的突变是第 201 位精氨酸被组氨酸、半胱氨酸、丝氨酸、甘氨酸或亮氨酸取代[116,117,119-123]。其他罕见的突变,如第 227 位谷氨酰胺被精氨酸或赖氨酸取代,也见诸报道[117,124]。这些突变于发育过程中早期出现,在受影响的不同组织中产生突变细胞的单克隆株[125]。值得注意的是,MAS 总是散发的,每一例都代表新发生的突变[117]。

GNAS 获得性的功能突变将导致 Gsα 处于激活态。因此,即使在没有激素作用的情况下也会产生过量的 cAMP,从而刺激性腺、甲状腺、肾上腺皮质、特定垂体细胞和成骨细胞的生长和功能亢进[126]。这解释了 MAS 患者过度激活的内分泌腺何以具有自主功能[118,127]。

GNAS 编码 Gsα 以及更大的变体(XLαs)。Gsα 和 XLαs 之间存在高度的同源性。不过,XLαs 为父系表达,但 Gsα 在大多数组织(包括骨)中为双等位基因表达。一小部分组织,例如近端肾小管、垂体、睾丸和甲状腺,由于印迹原因,Gsα 的表达主要来自母源的等位基因。MAS 的患者中的突变是杂合的,而且突变可以发生在母源或父源等位基因中。当父源 *GNAS* 基因发生激活性突变,则影响 XLαs 转录产物。通过对活检样本中 XLαs 转录水平的测量,研究人员发现在父源 *GNAS* 突变的组织中,XLαs 表达高于母源 *GNAS* 突变的组织。事实上,一些 MAS 患者的 *GNAS* 中具有父源等位基因激活突变,同时影响 Gsα 和 XLαs,因此 XLαs 介导的结构性信号传导可能为 MAS 的发病机制[128]。

对克隆骨髓基质细胞进行分离和突变分析,结果表明骨骼纤维发育不良病变是由正常细胞和突变细胞(体细胞镶嵌)共同组成的。将正常的细胞克隆株移植到免疫受损小鼠的皮下组织可形成正常的小骨。相比之下,突变的细胞克隆株移植后,移植细胞总会丧失,并且没有小骨形成。然而,正常和突变细胞的混合物的移植则在小鼠上复制出异常的小骨,重现了人骨纤维发育不良的发生,这为骨纤维发育不良提供了在体的细胞模型[129]。

通过对受累组织进行 Gsα 的激活突变的检测可更好地进行 MAS 的分子诊断[125]。突变数量在未受影响的组织中普遍较低。因此,不能通过基于标准 PCR 的 Sanger 测序来检测外周血白细胞中的突变。需要利用对突变体进行特异性富集的方法,例如肽核酸方法,来检测外周血中的突变。最近,可以使用二代测序方法来检测 MAS 患者外周血的体细胞 *GNAS* 突变,从而使得分子诊断可准确定量并更加敏感[130]。

青春期疾病的临床管理经验

据估计,在引起人类青春发育时间变化的因素中有 50%~80% 是来自于遗传,而 19%~27.5% 的 CPP 患者具有性早熟家族史。CPP 的遗传是可变的,但通常与常染色体显性遗传模式一致,具有不完全外显和性别依赖的特性。通过研究人类 GnRH 分泌失调引发的疾病,例如 CPP,已经发现了控制 GnRH 在发育学和生理学上的途径。迄今为止,编码 kisspeptin 系统的基因激活突变代表了造成 CPP 的极其罕见的原因。而另一方面,*MKRN3* 的缺乏则是家族性 CPP 的常见原因,表明该物质在抑制生殖轴中起着重要作用。因此,*MKRN3* 的遗传分析为家族性 CPP 的诊断提供了额外工具,使得这种相对常见的儿科内分泌疾病能够得到早期的诊断和充分治疗。

（张莉丹　肖园　译,余永国　校）

参考文献

1 Carel JC, Eugster EA, Rogol A, Ghizzoni L, Palmert MR; ESPE-LWPES GnRH Analogs Consensus Conference Group, Antoniazzi F, Berenbaum S, Bourguignon JP, Chrousos GP, Coste J, Deal S, de Vries L, Foster C, Heger S, Holland J, Jahnukainen K, Juul A, Kaplowitz P, Lahlou N, Lee MM, Lee P, Merke DP, Neely EK, Oostdijk W, Phillip M, Rosenfield RL, Shulman D, Styne D, Tauber M, Wit JM: Consensus statement on the use of gonadotropin-releasing hormone analogs in children. Pediatrics 2009;123:e752–e762.

2 Teilmann G, Pedersen CB, Jensen TK, Skakkeback NE, Juul A: Prevalence and incidence of precocious pubertal development in Denmark: an epidemiologic study based on national registries. Pediatrics 2005;116:1323–1328.

3 Carel JC, Léger J: Precocious puberty. N Engl J Med 2008;358:2366–2377.

4 Palmert MR, Boepple PA: Variation in the timing of puberty: clinical spectrum and genetic investigation. J Clin Endocrinol Metab 2001;86:2364–2368.

5 de Vries L, Kauschansky A, Shohat M, Phillip M: Familial central precocious puberty suggests autosomal dominant inheritance. J Clin Endocrinol Metab 2004;89:1794–1800.

6 Teles MG, Bianco SD, Brito VN, Trarbach EB, Kuohung W, Xu S, Seminara SB, Mendonca BB, Kaiser UB, Latronico AC: A GPR54-activating mutation in a patient with central precocious puberty. N Engl J Med 2008;358:709–715.

7 Silveira LG, Noel SD, Silveira-Neto AP, Abreu AP, Brito VN, Santos MG, Bianco SD, Kuohung W, Xu S, Gryngarten M, Escobar ME, Arnhold IJ, Mendonca BB, Kaiser UB, Latronico AC. Mutations of the KISS1 gene in disorders of puberty. J Clin Endocrinol Metab 2010;95:2276–2280.

8 Abreu AP, Dauber A, Macedo DB, Noel SD, Brito VN, Gill JC, Cukier P, Thompson IR, Navarro VM, Gagliardi PC, Rodrigues T, Kochi C, Longui CA, Beckers D, de Zegher F, Montenegro LR, Mendonca BB, Carroll RS, Hirschhorn JN, Latronico AC, Kaiser UB: Central precocious puberty caused by mutations in the imprinted gene MKRN3. N Engl J Med 2013;368:2467–2475.

9 Roa J, Aguilar E, Dieguez C, Pinilla L, Tena-Sempere M. New frontiers in kisspeptin/GPR54 physiology as fundamental gatekeepers of reproductive function. Front Neuroendocrinol 2008;29:48–69.

10 de Roux N, Genin E, Carel JC, Matsuda F, Chaussain JL, Milgrom E: Hypogonadotropic hypogonadism due to loss of function of the KiSS1-derived peptide receptor GPR54. Proc Natl Acad Sci U S A 2003;100:10972–10976.

11 Seminara SB, Messager S, Chatzidaki EE, et al: The GPR54 gene as a regulator of puberty. N Engl J Med 2003;349:1614–1627.

12 Silveira LF, Trarbach EB, Latronico AC: Genetics basis for GnRH-dependent pubertal disorders in humans. Mol Cell Endocrinol 2010;324:30–38.

13 Topaloglu AK, Tello JA, Kotan LD, et al: Inactivating KISS1 mutation and hypogonadotropic hypogonadism. N Engl J Med 2012;366:629–635.

14 Lee DK, Nguyen T, O'Neill GP, et al: Discovery of a receptor related to the galanin receptors. FEBS Lett 1999;446:103–107.

15 West A, Vojta PJ, Welch DR, Weissman BE: Chromosome localization and genomic structure of the KiSS-1 metastasis suppressor gene (KISS1). Genomics 1998;54:145–148.

16 Kotani M, Detheux M, Vandenbogaerde A, et al: The metastasis suppressor gene KiSS-1 encodes kisspeptins, the natural ligands of the orphan G protein-coupled receptor GPR54. J Biol Chem 2001;276:34631–34636.

17 Muir AI, Chamberlain L, Elshourbagy NA, et al: AXOR12, a novel human G protein-coupled receptor, activated by the peptide KiSS-1. J Biol Chem 2001;276:28969–28975.

18 Ohtaki T, Shintani Y, Honda S, et al: Metastasis suppressor gene KiSS-1 encodes peptide ligand of a G-protein-coupled receptor. Nature 2001;411:613–617.

19 Lee JH, Miele ME, Hicks DJ, et al: KiSS-1, a novel human malignant melanoma metastasis-suppressor gene. J Natl Cancer Inst 1996;88:1731–1737.

20 Castano JP, Martinez-Fuentes AJ, Gutierrez-Pascual E, Vaudry H, Tena-Sempere M, Malagon MM: Intracellular signaling pathways activated by kisspeptins through GPR54: do multiple signals underlie function diversity? Peptides 2009;30:10–15.

21 Han SK, Gottsch ML, Lee KJ, et al: Activation of gonadotropin-releasing hormone neurons by kisspeptin as a neuroendocrine switch for the onset of puberty. J Neurosci 2005;25:11349–11356.

22 Navarro VM, Castellano JM, Garcia-Galiano D, Tena-Sempere M: Neuroendocrine factors in the initiation of puberty: the emergent role of kisspeptin. Rev Endocr Metab Disord 2007;8:11–20.

23 Dhillo WS: Kisspeptin: a novel regulator of reproductive function. J Neuroendocrinol 2008;20:963–970.

24 Navarro VM, Castellano JM, Fernandez-Fernandez R, et al: Characterization of the potent luteinizing hormone-releasing activity of KiSS-1 peptide, the

natural ligand of GPR54. Endocrinology 2005;146: 156–163.

25　Dhillo WS, Chaudhri OB, Patterson M, et al: Kisspeptin-54 stimulates the hypothalamic-pituitary gonadal axis in human males. J Clin Endocrinol Metab 2005;90:6609–6615.

26　Messager S, Chatzidaki EE, Ma D, et al: Kisspeptin directly stimulates gonadotropin-releasing hormone release via G protein-coupled receptor 54. Proc Natl Acad Sci U S A 2005;102:1761–1766.

27　Shahab M, Mastronardi C, Seminara SB, Crowley WF, Ojeda SR, Plant TM: Increased hypothalamic GPR54 signaling: a potential mechanism for initiation of puberty in primates. Proc Natl Acad Sci U S A 2005;102:2129–2134.

28　Plant TM, Ramaswamy S, Dipietro MJ: Repetitive activation of hypothalamic G protein-coupled receptor 54 with intravenous pulses of kisspeptin in the juvenile monkey (Macaca mulatta) elicits a sustained train of gonadotropin-releasing hormone discharges. Endocrinology 2006;147:1007–1013.

29　Seminara SB, Dipietro MJ, Ramaswamy S, Crowley WF Jr, Plant TM: Continuous human metastin 45–54 infusion desensitizes G protein-coupled receptor 54-induced gonadotropin-releasing hormone release monitored indirectly in the juvenile male Rhesus monkey (Macaca mulatta): a finding with therapeutic implications. Endocrinology 2006;147: 2122–2126.

30　Teles MG, Bianco SD, Brito VN, et al: A GPR54-activating mutation in a patient with central precocious puberty. N Engl J Med 2008;358:709–715.

31　Jayasena CN, Dhillo WS, Bloom SR: Kisspeptins and the control of gonadotropin secretion in humans. Peptides 2009;30:76–82.

32　Bianco SD, Vandepas L, Correa-Medina M, et al: KISS1R intracellular trafficking and degradation: effect of the Arg386Pro disease-associated mutation. Endocrinology 2011;152:1616–1626.

33　Silveira LG, Noel SD, Silveira-Neto AP, et al: Mutations of the KISS1 gene in disorders of puberty. J Clin Endocrinol Metab 2010;95:2276–2280.

34　Kakarla N, Bradshaw KD: Disorders of pubertal development: precocious puberty. Semin Reprod Med 2003;21:339–351.

35　Brito VN, Latronico AC, Arnhold IJ, Mendonca BB: Update on the etiology, diagnosis and therapeutic management of sexual precocity. Arq Bras Endocrinol Metabol 2008;52:18–31.

36　Partsch CJ, Heger S, Sippell WG: Management and outcome of central precocious puberty. Clin Endocrinol (Oxf) 2002;56:129–148.

37　Ko JM, Lee HS, Hwang JS: KISS1 gene analysis in Korean girls with central precocious puberty: a polymorphism, p.P110T, suggested to exert a protective effect. Endocr J 2010;57:701–709.

38　Tommiska J, Sorensen K, Aksglaede L, et al: LIN28B, LIN28A, KISS1, and KISS1R in idiopathic central precocious puberty. BMC Res Notes 2011;4:363.

39　Luan X, Zhou Y, Wang W, et al: Association study of the polymorphisms in the KISS1 gene with central precocious puberty in Chinese girls. Eur J Endocrinol 2007;157:113–118.

40　Semple RK, Achermann JC, Ellery J, et al: Two novel missense mutations in G protein-coupled receptor 54 in a patient with hypogonadotropic hypogonadism. J Clin Endocrinol Metab 2005;90:1849–1855.

41　Hughes IA: Releasing the brake on puberty. N Engl J Med 2013;368:2513–2515.

42　Settas N, Dacou-Voutetakis C, Karantza M, Kanaka-Gantenbein C, Chrousos GP, Voutetakis A: Central precocious puberty in a girl and early puberty in her brother caused by a novel mutation in the MKRN3 gene. J Clin Endocrinol Metab 2014;99:E647–E651.

43　Macedo DB, Abreu A, Reis AC, Montenegro LR, Dauber A, Beneduzzi D, Cukier P, Silveira LF, Teles MG, Carroll RS, Guerra Junior G, Guaragna Filho G, Gucev Z, Arnhold IJ, de Castro M, Moreira AC, Martinelli CE Jr, Hirschhorn JN, Mendonca BB, Brito VN, Antonini SR, Kaiser UB, Latronico AC: Central precocious puberty that appears to be sporadic caused by paternally inherited mutations in the imprinted gene makorin ring finger 3. J Clin Endocrinol Metab 2014;99:E1097–E1103.

44　Schreiner F, Gohlke B, Hamm M, Korsch E, Woelfle J: MKRN3 mutations in familial central precocious puberty. Horm Res Paediatr 2014;82:122–126.

45　John RB, Perry FD, Elks CE, Sulem P, Thompson DJ, Ferreira T, et al: Parent-of-origin-specific allelic associations among 106 genomic loci for age at menarche. Nature 2014;514:92–97.

46　Slavotineka A, Shaffer LG, Shapira SK: Monosomy 1p36. J Med Genet 1999;36:657–663.

47　Kurosawa K, Kawame H, Okamoto N, Ochiai Y, Akatsuka A, Kobayashi M, Shimohira M, Mizuno S, Wada K, Fukushima Y, Kawawaki H, Yamamoto T, Masuno M, Imaizumi K, Kuroki Y: Epilepsy and neurological findings in 11 individuals with 1p36 deletion syndrome. Brain Dev 2005;27:378–382.

48　Partsch CJ, Dreyer G, Gosch A, et al: Longitudinal evaluation of growth, puberty, and bone maturation in children with Williams syndrome. J Pediatr 1999; 134:82–89.

49　Partsch CJ, Japing I, Siebert R, Gosch A, Wessel A, Sippell WG, Pankau R: Central precocious puberty in girls with Williams syndrome. J Pediatr 2002;141: 441–444.

50　Utine GE, Alikasifoglu A, Alikasifoglu M, Tuncbilek E: Central precocious puberty in a girl with Williams syndrome: the result of treatment with GnRH analogue. Eur J Med Genet 2006;49:79–82.

51　Cisternino M, Della Mina E, Losa L, Madè A, Rossetti G, Bassi LA, Pieri G, Bayindir B, Messa J, Zuffardi O, Ciccone R: Idiopathic central precocious puberty associated with 11mb de novo distal deletion of the chromosome 9 short arm. Case Rep Genet 2013;2013:978087.

52　Hoffmann K, Heller R: Uniparental disomies 7 and 14. Best Pract Res Clin Endocrinol Metab 2011;25: 77–100.

53　Butler MG: Genomic imprinting disorders in humans: a mini-review. J Assist Reprod Genet 2009;26:

477–486.

54 Falk MJ, Curtis CA, Bass NE, Zinn AB, Schwartz S: Maternal uniparental disomy chromosome 14: case report and literature review. Pediatr Neurol 2005;32: 116–120.

55 Grosso S, Balestri P, Anichini C, Bartalini G, Pucci L, Morgese G, Berardi R: Pubertal disorders in inv dup(15) syndrome. Gynecol Endocrinol 2001;15: 165–169.

56 Grosso S, Anichini C, Berardi R, Balestri P, Pucci L, Morgese G: Central precocious puberty and abnormal chromosomal patterns. Endocr Pathol 2000;11: 69–75.

57 Cassidy SB, Schwarz S, Miller JL, Driscoll DJ. Prader-Willi syndrome. Genet Med 2012;14:10–26.

58 Saletti V, Canafolglia L, Cambiaso P, Russo S, Marchi M, Riva D: A CDKL5 mutated child with precocious puberty. Am J Med Genet A 2009;149A:1046–1051.

59 Terasawa E, Fernandez DL: Neurobiological mechanisms of the onset of puberty in primates. Endocr Rev 2001;22:111–151.

60 Grumbach MM: The neuroendocrinology of human puberty revisited. Horm Res 2002;57(suppl 2):2–14.

61 Terasawa E, Kurian J, Guerriero KA, Kenealy BP, Hutz ED, Keen KL: Recent discoveries on the control of gonadotrophin-releasing hormone neurones in nonhuman primates. J Neuroendocrinol 2010;22: 630–638.

62 Terasawa E: Role of GABA in the mechanism of the onset of puberty in non-human primates. Int Rev Neurobiol 2005;71:113–129.

63 Brito VN, Mendonca BB, Guilhoto LM, Freitas KC, Arnhold IJ, Latronico AC: Allelic variants of the gamma-aminobutyric acid-A receptor alpha1-subunit gene (GABRA1) are not associated with idiopathic gonadotropin-dependent precocious puberty in girls with and without electroencephalographic abnormalities. J Clin Endocrinol Metab 2006;91: 2432–2436.

64 de Luca C, Kowalski TJ, Zhang Y, et al: Complete rescue of obesity, diabetes, and infertility in db/db mice by neuron-specific LEPR-B transgenes. J Clin Invest 2005;115:3484–3493.

65 Quennell JH, Mulligan AC, Tups A, et al: Leptin indirectly regulates gonadotropin-releasing hormone neuronal function. Endocrinology 2009;150:2805–2812.

66 Sanchez-Garrido MA, Tena-Sempere M: Metabolic control of puberty: roles of leptin and kisspeptins. Horm Behav 2013;64:187–194.

67 Crown A, Clifton DK, Steiner RA: Neuropeptide signaling in the integration of metabolism and reproduction. Neuroendocrinology 2007;86:175–182.

68 Hill JW, Elmquist JK, Elias CF: Hypothalamic pathways linking energy balance and reproduction. Am J Physiol Endocrinol Metab 2008;294:E827–E832.

69 Plant TM, Barker-Gibb ML: Neurobiological mechanisms of puberty in higher primates. Hum Reprod Update 2004;10:67–77.

70 Shahab M, Balasubramaniam A, Sahu A, Plant TM: Central nervous system receptors involved in mediating the inhibitory action of neuropeptide Y on luteinizing hormone secretion in the male rhesus monkey (Macaca mulatta). J Neuroendocrinol 2003; 15:965–970.

71 Barker-Gibb M, Plant TM, White C, Lee PA, Witchel SF: Genotype analysis of the neuropeptide Y (NPY) Y1 and NPY Y5 receptor genes in gonadotropin-releasing hormone-dependent precocious gonadarche. Fertil Steril 2004;82:491–494.

72 Freitas KC, Ryan G, Brito VN, Tao YX, Costa EM, Mendonca BB, Segaloff D, Latronico AC: Molecular analysis of the neuropeptide Y1 receptor gene in human idiopathic gonadotropin-dependent precocious puberty and isolated hypogonadotropic hypogonadism. Fertil Steril 2007;87:627–634.

73 Ambros V, Horvitz HR: Heterochronic mutants of the nematode Caenorhabditis elegans. Science 1984; 226:409–416.

74 Viswanathan SR, Daley GQ, Gregory RI: Selective blockade of microRNA processing by Lin28. Science 2008;320:97–100.

75 Winter J, Jung S, Keller S, Gregory RI, Diederichs S: Many roads to maturity: microRNA biogenesis pathways and their regulation. Nat Cell Biol 2009;11: 228–234.

76 Sulem P, Gudbjartsson DF, Rafnar T, Holm H, Olafsdottir EJ, Olafsdottir GH, Jonsson T, Alexandersen P, Feenstra B, Boyd HA, Aben KK, Verbeek AL, Roeleveld N, Jonasdottir A, Styrkarsdottir U, Steinthorsdottir V, Karason A, Stacey SN, Gudmundsson J, Jakobsdottir M, Thorleifsson G, Hardarson G, Gulcher J, Kong A, Kiemeney LA, Melbye M, Christiansen C, Tryggvadottir L, Thorsteinsdottir U, Stefansson K: Genome-wide association study identifies sequence variants on 6q21 associated with age at menarche. Nat Genet 2009;41:734–738.

77 He C, Kraft P, Chen C, Buring JE, Paré G, Hankinson SE, Chanock SJ, Ridker PM, Hunter DJ, Chasman DI: Genome-wide association studies identify loci associated with age at menarche and age at natural menopause. Nat Genet 2009;41:724–728.

78 Ong KK, Elks CE, Li S, Zhao JH, Luan J, Andersen LB, Bingham SA, Brage S, Smith GD, Ekelund U, Gillson CJ, Glaser B, Golding J, Hardy R, Khaw KT, Kuh D, Luben R, Marcus M, McGeehin MA, Ness AR, Northstone K, Ring SM, Rubin C, Sims MA, Song K, Strachan DP, Vollenweider P, Waeber G, Waterworth DM, Wong A, Deloukas P, Barroso I, Mooser V, Loos RJ, Wareham NJ: Genetic variation in LIN28B is associated with the timing of puberty. Nat Genet 2009;41:729–733.

79 Perry JR, Stolk L, Franceschini N, Lunetta KL, Zhai G, McArdle PF, Smith AV, Aspelund T, Bandinelli S, Boerwinkle E, Cherkas L, Eiriksdottir G, Estrada K, Ferrucci L, Folsom AR, Garcia M, Gudnason V, Hofman A, Karasik D, Kiel DP, Launer LJ, van Meurs J, Nalls MA, Rivadeneira F, Shuldiner AR, Singleton A, Soranzo N, Tanaka T, Visser JA, Weedon MN, Wilson SG, Zhuang V, Streeten EA, Harris TB, Murray A, Spector TD, Demerath EW, Uitterlinden AG,

Murabito JM: Meta-analysis of genome-wide association data identifies two loci influencing age at menarche. Nat Genet 2009;41:648–650.

80 Elks CE, Perry JR, Sulem P, Chasman DI, Franceschini N, He C, et al: Thirty new loci for age at menarche identified by a meta-analysis of genome-wide association studies. Nat Genet 2010;42:1077–1085.

81 Zhu H, Shah S, Shyh-Chang N, et al: Lin28a transgenic mice manifest size and puberty phenotypes identified in human genetic association studies. Nat Genet 2010;42:626–630.

82 Silveira-Neto AP, Leal LF, Emerman AB, Henderson KD, Piskounova E, Henderson BE, Gregory RI, Silveira LF, Hirschhorn JN, Nguyen TT, Beneduzzi D, Tusset C, Reis AC, Brito VN, Mendonca BB, Palmert MR, Antonini SR, Latronico AC: Absence of functional LIN28B mutations in a large cohort of patients with idiopathic central precocious puberty. Horm Res Paediatr 2012;78:144–150.

83 Rance NE, Krajewski SJ, Smith MA, Cholanian M, Dacks PA: Neurokinin B and the hypothalamic regulation of reproduction. Brain Res 2010;1364:116–128.

84 Hrabovszky E, Ciofi P, Vida B, et al: The kisspeptin system of the human hypothalamus: sexual dimorphism and relationship with gonadotropin-releasing hormone and neurokinin B neurons. Eur J Neurosci 2010;31:1984–1998.

85 Goodman RL, Lehman MN, Smith JT, et al: Kisspeptin neurons in the arcuate nucleus of the ewe express both dynorphin A and neurokinin B. Endocrinology 2007;148:5752–5760.

86 Young J, George JT, Tello JA, et al: Kisspeptin restores pulsatile LH secretion in patients with neurokinin B signaling deficiencies: physiological, pathophysiological and therapeutic implications. Neuroendocrinology 2012;97:193–202.

87 Latronico AC: The neurokinin B pathway in human reproduction. Nat Genet 2009;41:269–270.

88 Tusset C, Noel SD, Trarbach EB, Silveira LF, Jorge AA, Brito VN, Cukier P, Seminara SB, Mendonça BB, Kaiser UB, Latronico AC: Mutational analysis of TAC3 and TACR3 genes in patients with idiopathic central pubertal disorders. Arq Bras Endocrinol Metab 2012;56:646–652.

89 Gianetti E, Tusset C, Noel SD, et al: TAC3/TACR3 mutations reveal preferential activation of gonadotropin-releasing hormone release by neurokinin B in neonatal life followed by reversal in adulthood. J Clin Endocrinol Metab 2010;95:2857–2867.

90 Ojeda SR, Dubay C, Lomniczi A, et al: Gene networks and the neuroendocrine regulation of puberty. Mol Cell Endocrinol 2010;324:3–11.

91 Heger S, Mastronardi C, Dissen GA, et al: Enhanced at puberty 1 (EAP1) is a new transcriptional regulator of the female neuroendocrine reproductive axis. J Clin Invest 2007;117:2145–2154.

92 Mastronardi C, Smiley GG, Raber J, et al: Deletion of the Ttf1 gene in differentiated neurons disrupts female reproduction without impairing basal ganglia function. J Neurosci 2006;26:13167–13179.

93 Cukier P, Wright H, Rulfs T, Silveira LF, Teles MG, Mendonca BB, Arnhold IJ, Heger S, Latronico AC, Ojeda SR, Brito VN: Molecular and gene network analysis of thyroid transcription factor 1 (TTF1) and enhanced at puberty (EAP1) genes in patients with GnRH-dependent pubertal disorders. Horm Res Paediatr 2013;80:257–266.

94 Rosenthal SM, Grumbach MM, Kaplan SL: Gonadotropin-independent familial sexual precocity with premature Leydig and germinal cell maturation (familial testotoxicosis): effects of a potent luteinizing hormone-releasing factor agonist and medroxyprogesterone acetate therapy in four cases. J Clin Endocrinol Metab 1983;57:571–579.

95 Schedewie HK, Reiter E, Beitins IZ, Seyed S, Wooten VD, Jimenez JF, Aiman EJ, DeVane GW, Redman JF, Elders MJ: Testicular Leydig cell hyperplasia as a cause of familial sexual precocity. J Clin Endocrinol Metab 1981;52:271–278.

96 Laue L, Chan WY, Hsueh AJ, Kudo M, Hsu SY, Wu SM, Blomberg L, Cutler GB Jr: Genetic heterogeneity of constitutively activating mutations of the human luteinizing hormone receptor in familial male-limited precocious puberty. Proc Natl Acad Sci U S A 1995;92:1906–1910.

97 Kremer H, Martens JW, van Reen M, et al: A limited repertoire of mutations of the luteinizing hormone (LH) receptor gene in familial and sporadic patients with male LH-independent precocious puberty. J Clin Endocrinol Metab 1999;84:1136–1140.

98 Eunice M, Philibert P, Kulshreshtha B, Audran F, Paris F, Sultan C, Ammini AC: Mother-to-son transmission of a luteinizing hormone receptor activating mutation in a prepubertal child with testotoxicosis. J Pediatr Endocrinol Metab 2009;22:275–279.

99 Rosenthal IM, Refetoff S, Rich B, Barnes RB, Sunthornthepvarakul T, Parma J, Rosenfield RL: Response to challenge with gonadotropin-releasing hormone agonist in a mother and her two sons with a constitutively activating mutation of the luteinizing hormone receptor – a clinical research center study. J Clin Endocrinol Metab 1996;81:3802–3806.

100 Segaloff DL, Ascoli M: The lutropin/choriogonadotropin receptor... 4 years later. Endocr Rev 1993;14:324–347.

101 Themmen APN, Huhtaniemi IT: Mutations of gonadotropins and gonadotropin receptors: elucidating the physiology and pathophysiology of pituitary-gonadal function. Endocr Rev 2000;21:551–583.

102 Shenker A, Laue L, Kosugi S, Merendino JJ Jr, Minegishi T, Cutler GB Jr: A constitutively activating mutation of the luteinizing hormone receptor in familial male precocious puberty. Nature 1993;365:652–654.

103 Latronico AC, Lins TS, Brito VN, Arnhold IJ, Mendonca BB: The effect of distinct activating muta-

tions of the luteinizing hormone receptor gene on the pituitary-gonadal axis in both sexes. Clin Endocrinol (Oxf) 2000;53:609–613.

104 Latronico AC, Abell AN, Arnhold IJ, Liu X, Lins TS, Brito VN, Billerbeck AE, Segaloff DL, Mendonca BB: A unique constitutively activating mutation in third transmembrane helix of luteinizing hormone receptor causes sporadic male gonadotropin-independent precocious puberty. J Clin Endocrinol Metab 1998;83:2435–2440.

105 Latronico AC, Shinozaki H, Guerra G Jr, Pereira MA, Lemos Marini SH, Baptista MT, Arnhold IJ, Fanelli F, Mendonca BB, Segaloff DL: Gonadotropin-independent precocious puberty due to luteinizing hormone receptor mutations in Brazilian boys: a novel constitutively activating mutation in the first transmembrane helix. J Clin Endocrinol Metab 2000;85:4799–4805.

106 Jeha GS, Lowenthal ED, Chan WY, Wu SM, Karaviti LP: Variable presentation of precocious puberty associated with the D564G mutation of the LHCGR gene in children with testotoxicosis. J Pediatr 2006;149:271–274.

107 Latronico AC, Segaloff DL: Insights learned from L457(3.43)R, an activating mutant of the human lutropin receptor. Mol Cell Endocrinol 2007;260–262:287–293.

108 Latronico AC, Billerbeck AE, Pinto EM, Brazil D'Alva C, Arnhold IJ, Mendonca BB: Maternal isodisomy causing homozygosity for a dominant activating mutation of the luteinizing hormone receptor gene in a boy with familial male-limited precocious puberty. Clin Endocrinol (Oxf) 2003;59:533–534.

109 Reiter EO, Brown RS, Longcope C, Beitins IZ: Male-limited familial precocious puberty in three generations – apparent Leydig-cell autonomy and elevated glycoprotein hormone alpha subunit. N Engl J Med 1984;311:515–519.

110 Nagasaki K, Katsumata N, Ogawa Y, Kikuchi T, Uchiyama M: Novel C617Y mutation in the 7th transmembrane segment of luteinizing hormone/choriogonadotropin receptor in a Japanese boy with peripheral precocious puberty. Endocr J 2010;57:1055–1060.

111 Teles M, Brito VN, Arnhold IJ, Mendonca BB, Latronico AC: Preclinical diagnosis of testotoxicosis in a boy with an activating mutation of the luteinizing hormone receptor. J Pediatr Endocrinol Metab 2006;19:541–544.

112 Liu G, Duranteau L, Carel JC, Monroe J, Doyle DA, Shenker A: Leydig-cell tumors caused by an activating mutation of the gene encoding the luteinizing hormone receptor. N Engl J Med 1999;341:1731–1736.

113 d'Alva CB, Brito VN, Palhares HM, Carvalho FM, Arnhold IJ, Mendonca BB, Latronico AC: A single somatic activating Asp578His mutation of the luteinizing hormone receptor causes Leydig cell tu-

mour in boys with gonadotropin-independent precocious puberty. Clin Endocrinol (Oxf) 2006;65:408–410.

114 Boot AM, Lumbroso S, Verhoef-Post M, Richter-Unruh A, Looijenga LH, Funaro A, Beishuizen A, van Marle A, Drop SL, Themmen AP: Mutation analysis of the LH receptor gene in Leydig cell adenoma and hyperplasia and functional and biochemical studies of activating mutations of the LH receptor gene. J Clin Endocrinol Metab 2011;96:E1197–E1205.

115 Martin MM, Wu S, Martin AL, Rennert OM, Chan WY: Testicular seminoma in a patient with a constitutively activating mutation of the luteinizing hormone/chorionic gonadotropin receptor. Eur J Endocrinol 1998;139:101–106.

116 Lumbroso S, Paris F, Sultan C; European Collaborative Study: Activating Gsalpha mutations: analysis of 113 patients with signs of McCune-Albright syndrome – a European Collaborative Study. J Clin Endocrinol Metab 2004;89:2107–2113.

117 Salpea P, Stratakis CA: Carney complex and McCune Albright syndrome: an overview of clinical manifestations and human molecular genetics. Mol Cell Endocrinol 2014;386:85–91.

118 Foster CM, Ross JL, Shawker T, Pescovitz OH, Loriaux DL, Cutler GB Jr, Comite F: Absence of pubertal gonadotropin secretion in girls with McCune-Albright syndrome. J Clin Endocrinol Metab 1984;58:1161–1165.

119 Lania A, Mantovani G, Spada A: G protein mutations in endocrine diseases. Eur J Endocrinol 2001;145:543–559.

120 Lumbroso S, Paris F, Sultan C: McCune-Albright syndrome: molecular genetics. J Pediatr Endocrinol Metab 2002;15:875–882.

121 Candeliere GA, Roughly PJ, Glorieux FH: Polymerase chain reaction-based technique for the selective enrichment and analysis of mosaic arg201 mutations in G alpha s from patients with fibrous dysplasia of bone. Bone 1997;21:201–206.

122 Riminucci M, Fisher LW, Majolagbe A, Corsi A, Lala R, De Sanctis C, Robey PG, Bianco P: A novel GNAS1 mutation, R201G, in McCune-Albright syndrome. J Bone Miner Res 1999;14:1987–1989.

123 Weinstein LS: The stimulatory G protein alpha-subunit gene: mutations and imprinting lead to complex phenotypes. J Clin Endocrinol Metab 2001;86:4622–4626.

124 Idowu BD, Al-Adnani M, O'Donnell P, Yu L, Odell E, Diss T, Gale RE, Flanagan AM: A sensitive mutation-specific screening technique for GNAS1 mutations in cases of fibrous dysplasia: the first report of a codon 227 mutation in bone. Histopathology 2007;50:691–704.

125 Weinstein LS, Shenker A, Gejman PV, Merino MJ, Friedman E, Spiegel AM: Activating mutations of the stimulatory G protein in the McCune-Albright syndrome. N Engl J Med 1991;325:1688–1695.

126　Dumont JE, Jauniaux JC, Roger PP: The cyclic AMP-mediated stimulation of cell proliferation. Trends Biochem Sci 1989;14:67–71.

127　D'Armiento M, Reda G, Camagna A, Tardella L: McCune-Albright syndrome: evidence for autonomous multiendocrine hyperfunction. J Pediatr 1983;102:584–586.

128　Mariot V, Wu JY, Aydin C, Mantovani G, Mahon MJ, Linglart A, Bastepe M: Potent constitutive cyclic AMP-generating activity of XLαs implicates this imprinted GNAS product in the pathogenesis of McCune-Albright syndrome and fibrous dyspla-sia of bone. Bone 2011;48:312–320.

129　Bianco P, Kuznetsov SA, Riminucci M, Fisher LW, Spiegel AM, Robey PG: Reproduction of human fi-brous dysplasia of bone in immunocompromised mice by transplanted mosaics of normal and Gsal-pha-mutated skeletal progenitor cells. J Clin Invest 1998;101:1737–1744.

130　Narumi S, Matsuo K, Ishii T, Tanahashi Y, Hasega-wa T: Quantitative and sensitive detection of GNAS mutations causing McCune-Albright syndrome with next generation sequencing. PLoS One 2013; 8:e60525.

第5章　先天性低促性腺激素性性腺功能减退症：复杂神经发育障碍的共同特征

Nicolas de Roux[a,b] · Jean-Claude Carel[a,c] · Juliane Léger[a,c]

[a]Inserm, U1141, Univ Paris Diderot, DHU PROTECT, Sorbonne Paris Cité, Hôpital Robert Debré,
[b]AP-HP, Laboratoire de Biochimie, and [c]AP-HP, Service d'Endocrinologie Diabétologie Pédiatrique et
Centre de Référence des Maladies Endocriniennes Rares de la Croissance, Hôpital Robert Debré, Paris, France

摘要

　　生殖功能依赖于促性腺轴的活性，该轴由负责调节促性腺激素释放激素(gonadotropin-releasing hormone, GnRH)分泌的下丘脑神经网络控制。出生时此内分泌轴并不成熟，其正常发展必须经历激活-失活几个阶段。自出生后 GnRH 网络的成熟过程始终处于神经发育程序的调控中，这个过程始于胎儿期止于青春期。临床上，先天性低促性腺激素性性腺功能减退症(congenital hypogonadotropic hypogonadism, CHH)和青春期缺失的情况都是这个程序中断所导致。多年来，研究主要集中在孤立性 CHH 的遗传学方面。最近，随着新的基因组学技术的出现，研究发现在一些非常罕见的综合征中，CHH 常常相伴复杂的神经功能障碍出现。在此，我们把和这些综合征相关的 CHH 的基因型和表型做一综述，并主要分析了泛素通路、突触蛋白与 CHH 以及编码核仁蛋白基因中的意外突变之间的紧密联系。

促性腺轴的激活——复杂的神经内分泌过程

　　与大多数神经元网络的发育一样，青春期促性腺轴的完全成熟始自胎儿期，是一个长期神经发育过程的结果。然而，仍有一些原因使得促性腺轴的神经发育在出生前就呈现出独一无二的特性。在胚胎发育早期，GnRH 起源于嗅基板，然后迁移到下丘脑。这种向脑部的迁移在动物生物学中非常罕见，并在 Kallmann 综合征(Kallmann syndrome, KS)患者中和啮齿类动物中被广泛研究[1,2]。下丘脑-垂体对促性腺轴的调控是性腺发育完全及维持两性主要性征所必需的。在人类妊娠末三个月的初期，胎儿垂体(促性腺激素)细胞响应 GnRH 的刺激，并开始合成促黄体生成素(luteinizing hormone, LH)和促卵泡刺激素(follicle-stimulating hormone, FSH)。在孕中期，胎儿血 LH 和 FSH 水平升高，分别接近成年男性和女性更年期水平；而在即将出生时，两性的血 LH 和 FSH 水平均接近零[3]。孕中晚期促性腺轴的这种负调控机制似乎依赖于在下丘脑中表达的 kisspeptin[3]。

出生后促性腺轴的发育也是一个独一无二的过程。在人类,这个过程包含了四个阶段,并且有相应的临床定义。小青春期始于出生后数周内。它对应于一个激活阶段,在该阶段内,垂体响应 GnRH 的刺激,LH 和 FSH 可能出现升高。这个激活的潜在原因和机制尚不明确。小青春期结束后即进入静止阶段,该阶段存在于整个儿童期直至青春期启动(8~13 岁女孩和 9~14 年的男孩)。在此期间,血浆 LH 水平很低,接近于零,而 FSH 水平在女孩中可能稍微升高,不过在男孩则接近于零。在这个阶段,垂体对于 GnRH 处于不应期。第三阶段是促性腺轴的重新激活并导致青春期来临。这个重新激活的现象在临床检测到性类固醇激素水平增加的前两年便开始了。事实上,针对促性腺轴仔细进行分析后发现:在青春发育启动前两年,LH 和 FSH 可在刚刚入夜时达到峰值。随后日间 LH 和 FSH 的浓度逐渐增加,至青春期末达到成人水平[4]。第四阶段是成年期,在青春期结束时女性建立卵巢周期。这种序贯出现激活-失活过程的潜在机制不明;在非人类的灵长类动物中,静止阶段部分取决于 kisspeptin 紧张性减弱[5]。在啮齿动物中,小青春期没有被很好地描述特征。由于青春期通常大约开始于生后 25 天[6],因此它可能对应的是 FSH 水平在小鼠生后 12 天时出现的飙升。目前认为当小鼠的下丘脑特定基因在下丘脑视前区表达量达到一定阈值时,则标志小鼠进入青春期。该过程受到一个包含众多基因和转录因子的网络的调控,而在青春期启动前,这些基因和转录因子在下丘脑的表达量有的增加,有的减少[7]。这个复杂的网络显然受到表观遗传机制的调节[8]。

除了或与这种功能可塑性相关,GnRH 神经元在出生和青春期之间经历了复杂的重塑。事实上,在幼年期,GnRH 神经元的树突结构发生较大的改变,这一现象在小鼠和大鼠均可见到,从复杂的形态变成简单的单极或双极形态[9,10]。在大鼠中,这个重塑过程为非睾酮依赖性的。与此同时,在 GnRH 神经元近端树突上,其树突棘的密度也有所增加[9]。这些树突棘可能参与 GnRH 神经元的相互联系,这对于 GnRH 的同步释放可能起到重要作用[11]。

从以上对青春期启动机制的简单回顾,可以看出,青春期是一系列始于胎儿期的神经发育过程的结果。突触发生或突触连接的成熟,即神经发育的最后阶段,从胎儿时期便开始,并贯穿整个儿童时期。突触发生具有时序阶段性,青春期是进行突触重塑的一个重要时期,这一期间神经元间的突触联系被简化从而使其作用效率最大化。有趣的是,青春期在大脑中也同时对突触活动进行着这种复杂和强烈的调节[12]。通过性激素对大脑组织的影响,这两个事件间的联系基本上已经被研究过了[13]。尽管如此,在青春期,皮质神经元的可塑性也只是部分取决于性激素。GnRH 网络的成熟最初与性激素无关,但是到青春期时,则逐渐受到雌二醇和睾酮的反馈调节。在啮齿动物中已经证实,存在抑制性的 γ-氨基丁酸能和兴奋性的谷氨酰胺能神经冲动向 GnRH 和 kisspeptin 神经元发送。从儿童期到青春期,发生了由抑制性神经冲动向兴奋性冲动的根本性转换。GnRH 网络的结构化至此完成并被及时激活,该过程与其他神经元的可塑性过程有某种程度的相似性。

促性腺激素缺乏也被称为低促性腺激素性性腺功能减退症(hypogonadotropic hypogonadism,HH)。它是由于 LH 和 FSH 水平低下导致的低雌二醇及低睾酮血症。这提示促性腺轴的缺陷位于下丘脑或垂体部位。对孤立性低促性腺激素性性腺功能减退症(isolated hypogonadotropic hypogonadism,IHH)进行的遗传学研究卓有成效,由此认识到了调节这条内分泌轴新的途径的一些特征。到目前为止,发现有超过 20 个基因位点和 IHH 有关。例如,通过对先天性孤立性促性腺激素缺乏症的分析,发现了一些基因突变的特征,包括 *GnRHR* 和 *KiSS1R*[14,15],*KISS1*[16] 和 *GnRH1*[17],以及 *TAC3* 和 *TACR3*[18],后两个基因分别编码神经激肽 B 及其受体。针对 kisspeptin 和神经激肽 B 的神经内分泌功能研究揭示了其在控制 GnRH 分泌过程中的基本作用[7]。此外,在 KS 患者中(这部分患者除了 IHH 还伴有嗅觉丧失)也发现了一些基因缺陷[19]。这些与 KS 相关的基因所编码的蛋白质会影响嗅球的发育[19]。由于嗅球发育不全,GnRH 神经元不能从嗅基板迁移到下丘脑,KS 患者中出现 GnRH 缺乏的原因正在于此。所以,孤立性促性腺激素缺乏症最初认为是一种内分泌紊乱,而如今应被认为是一种由 GnRH 神经元的迁移、功能缺陷或 GnRH 生物活性不足导致的神经发育障碍。

检索文献和 OMIM 数据库后发现,促性腺激素缺乏联合复杂神经发育障碍的疾病只有少数几种(参考文献见表 1)。乍看起来,这些临床综合征似乎没有关联。深入分析临床表型后发现,除了小脑或本体感觉的共济失调之外,这些综合征多合并智力障碍。相反,一些临床特征于某种综合征而言是特异的,如伴有小眼和白内障的 Warburg micro 综合征[20]。青春发育延迟是某些在成年后发生痴呆相关的神经退行性疾病的第一征象[21]。HH 是 4H 综合征的主要特征,此外还伴有由于髓鞘化不足导致的脑白质营养不良和牙齿发育不良[22、23]。然而,就我们所知,这些综合征从未被归为一类。本文中,我们计划以促性腺激素缺乏为指导标准重新回顾这些综合征,从而进行病因和发病机制的探讨。Bardet-Biedl 综合征和 CHARGE 综合征在此未行综述。

表 1　伴 CHH 的综合征

临床表现	名称	OMIM 号	基因	蛋白功能	参考文献
CHH 伴脱发,神经功能紊乱	WSS	241080	*DCAF17*	核仁蛋白	18
	ANE 综合征	612079	*RBM28*		19
CHH 伴外周神经脱髓鞘病变	Warburg Micro 综合征 Martsloff 综合征	600118 212720 614222 615663	*RAB3GAP1* *RAB3GAP2* *RAB18* *TBC1D20*	RAB-GTP 水解蛋白 RAB 辅助因子	20-22
	多发内分泌多发神经病变综合征	616113	*DMXL2*	囊泡蛋白	23
CHH 伴常染色体隐性遗传性小脑共济失调	GHS 和 Boucher-Neuhauser 综合征	215470	*PNPLA6*	含 Patatin 样磷脂酶结构域的蛋白质	24
		615768	*STUB1*	E3 连接酶的共分子伴侣	
	GHS 和共济失调及痴呆	212840	*RNF216* *OTUD4*	E3 泛素连接酶 去泛素化酶	25 26
CHH 伴睫毛过长	Oliver-McFarlane 综合征	275400	*PNPLA6*	含 Patatin 样磷脂酶结构域的蛋白质	27
CHH 伴脑白质营养不良及牙齿发育不良	4H 综合征	607694	*POLR3A* *POLR3B*	转运 RNA 的转录	28,29

常染色体隐性遗传性小脑性共济失调合并促性腺激素缺乏

　　常染色体隐性遗传性小脑性共济失调是一组具有遗传异质性的、罕见的退行性疾病，通常还合并非小脑疾病的症状。早发性常染色体隐性遗传性小脑共济失调合并 HH 被定义为 Gordon Holmes 综合征（GHS，MIM 212840）。当合并视网膜脉络膜萎缩症时，被称为 Boucher-Neuhauser 综合征。直到最近在 RNF216、OTUD4、STUB1 和 PNPLA6 这些基因中发现功能失活性突变，导致这些综合征的遗传学基础才被人们所了解[21,24-26]。最初，由近亲婚配所生的 3 个同胞出现了相似的临床表现，并于其中发现了 RNF216 和 OTUD4 纯合突变[21]。他们在青少年期表为 HH，其他内分泌轴则正常。之后他们出现构音障碍，小脑萎缩伴共济失调，此外还有痴呆，这在 GHS 中是不常见的。3 个同胞均在 50 岁之前死亡。RNF216 编码 E3 泛素连接酶，而 OTUD1 编码去泛素化酶。RNF216 基因中发现的突变被预测可以导致功能丧失，这与 OTUD4 基因中发现的突变类似。三例患者分别于 35 岁、42 岁和 39 岁经检测确定了内分泌表型，即对于 GnRH 实验毫无反应的完全性促性腺轴功能缺乏[27]。这种表型强烈提示垂体功能缺陷。然而，做这些内分泌评估时患者已经卧床不起。

　　已有 3 个家庭 6 例 GHS 患者发生 STUB1 基因突变的报道[25]。STUB1 编码一种名为 CHIP 的蛋白质，发挥分子伴侣和 E3 泛素连接酶的作用。除了可见到童年发病病例，这些患者的神经系统表型和 RNF216 及 OTUD1 突变的患者类似[24]。2 例患者（姐妹）表现为原发性闭经，雌二醇水平低，但血浆 LH 和 FSH 水平正常，提示存在部分性促性腺激素缺乏；1 例患者有青春发育延迟；1 例表现为继发性闭经；2 例青春发育正常。患原发性闭经的两姐妹对于 GnRH 反应正常，提示由 STUB1 突变所导致的原发性缺陷可能位于下丘脑。STUB1 基因敲除小鼠（Chip−/−）表现为运动障碍、感觉以及认知缺陷[25]。同时这些小鼠的生殖功能也受损。FSH 水平降至正常水平的 50%。睾丸重量也低于同窝的野生型小鼠[25]。这种内分泌表现和 GHS 患者表现出的促性腺激素缺乏是一致的。

　　PNPLA6 是最近报告的第 4 个导致 GHS 的基因[26]。该基因编码磷脂酯酶，其将细胞膜的主要组分磷脂酰胆碱转化为其组成脂肪酸和甘油磷酸胆碱。因此，PNPLA6 提供了神经递质——乙酰胆碱——生物合成的前体。由于这些突变最初被认为是导致复杂遗传性痉挛性截瘫的元凶，但并不伴有促性腺激素缺乏，因此 PNPLA6 突变会导致 GHS 是出乎意料的。令人惊讶的是，PNPLA6 突变与 Oliver-McFarlane 综合征[28,29]、Laurence-Moon 综合征[29]以及各种类型的儿童失明症均有瓜葛[28]。Oliver-McFarlane 综合征的特点是先天性睫毛过长，联合垂体激素缺乏症和视网膜变性。Laurence-Moon 综合征表现为先天性垂体机能减退症、视网膜变性、脊髓小脑共济失调和痉挛性截瘫。Oliver-McFarlane 综合征的内分泌表现有 HH，生长激素缺乏症和中枢性甲状腺功能减退症。虽然几乎所有的患者均罹患 HH，但只有大约一半的病人表现有生长激素缺乏症和甲状腺功能减退症。

低促性腺激素性性腺功能减退症合并外周神经脱髓鞘病变

Warburg Micro 综合征

　　Warburg Micro 综合征是一种具有异质性的疾病，其特征是视力损伤伴白内障，以及与进行性视神经萎缩和视觉皮层缺陷有关的小眼球畸形、产后小头畸型、多小脑回畸形伴胼胝体发育不良及进行性周围轴突神经病变导致的下肢痉挛。男性出生时即可见小阴茎和双侧隐睾，与促性腺激素不足有关。Warburg Micro 综合征由 RAB3GAP1、RAB3GAP2 和 RAB18 基因突变导致[20]，最近发现 TBC1D20 基因突变也可导致本病[30]。这四个蛋白有的属于 RAB 蛋白家族（RAB18），有的是 RAB3 的调节因子（RAB3GAP1 和 RAB3GAP2），有的是 RAB1 的调节因子（TBC1D20）[31]。表型严重程度与 RAB3GAP1 和 RAB3GAP2 突变导致的蛋白功能受损程度高度相关。但是，由这些突变所引起的神经和内分泌表型的潜在分子机制仍然未知。除了促性腺激素缺乏，Warburg Micro 综合征通常还伴有严重的宫内发育迟缓以及生后的生长缓慢[20]。这些表型提示特定的 RAB 蛋白质或其调节因子参与了中枢对促性腺轴的调控。

一种新的综合征：表现为先天性低促性腺激素性性腺功能减退症、周围神经病变、葡萄糖代谢缺陷、精神残疾、生长迟缓和中枢性甲状腺功能减退症

最近，我们在由近亲父母所生的三兄弟中报道了一种新的、合并 CHH 的综合征[32]。由于三兄弟有以下表现，故自 2 岁起一直定期随访：①低出生体重和生后生长迟缓；②代谢异常表现为生后头几年出现低血糖症，而 20 多岁后出现严重的 2 型糖尿病；③内分泌表现包括了中枢性性腺功能减退和 TSH 分泌不足；④神经系统表现包括共济失调和外周感觉运动多神经脱髓鞘病；⑤智力低下。尽管复杂的表型可能是由于多基因突变导致，但考虑到血缘关系的背景，这种假设在相同表型的三兄弟上似乎不太可能。此外，同一个患者具有代谢、内分泌和神经缺陷，让我们假设可能在这些功能通路上有某个相同基因参与，这也激发了我们进一步发现该基因的兴趣。事实上，通过家系连锁分析并对候选区域进行二代测序，我们发现 DMXL2 基因出现了 15 个核苷酸缺失的纯合突变，这使得 5 个氨基酸残基缺失而出现移码突变。三兄弟的 DMXL2 表达量低于父母和未患病姐妹[32]，提示 DMXL2 的缺失突变和表达水平降低可能相关。DMXL2 编码的蛋白质为 rab 肌联蛋白-3α（Rbcn-3α）[33]。

这三兄弟的表型和 RAB3GAP1 和 RAB3GAP2 突变导致的 Warburg Micro 综合征（见上述）相似但不完全相同。这一点至关重要，因为 Rbcn-3α 能够在一个包含了 RAB3GEP 和 RAB3GAP 的蛋白质复合体与 Rbcn-3β 相互作用[33]。这两个蛋白分别激活和灭活 RAB3a 的 GTP 酶。RAB3a 参与神经元和内分泌细胞中胞吐囊泡的对接和启动。Rbcn-3α 也与 V-ATP 酶的亚基相互作用来控制 Norch 途径[34]。RAB 蛋白质在膜泡交换方面的作用已被广泛研究。它们控制分子的分选和排序，并沿着胞吐途径将分子囊泡从内质网运到高尔基体，朝向质膜运输，整个过程以囊泡和细胞膜的对接和融合为结束。RAB 蛋白也控制着内体的运输，包括膜再循环或激活受体的内吞。RAB 蛋白的活化周期很复杂，涉及多种蛋白质。膜泡交换失调会导致各种病理结果。RAB 蛋白与单基因或多基因遗传病均相关，有些疾病还有内分泌功能缺陷[35]。RAB 蛋白也与肥胖、糖尿病之类的代谢性疾病有关。有趣的是，Rab27 突变小鼠表现为外周组织胰岛素抵抗或胰腺 β-细胞释放包含胰岛素的囊泡缺陷[36]。全基因组关联研究发现空腹血糖水平与 RAB3GEP 水平有关。

Rbcn-3α 表达在下丘脑正中隆起的神经元胞吐囊泡上[32]。在这些神经元，Rbcn-3α 定位于含有神经肽的大致密核心囊泡及小透明囊泡。共聚焦分析显示，正中隆起部位的

GnRH 神经元轴突末端存在 Rbcn-3α。此外,Rbcn-3α 在脑室膜细胞-下丘脑神经胶质细胞表达,这些细胞体部位于第三脑室并向位于正中隆起外层的内皮细胞扩展。这些细胞在维持内分泌功能稳态方面发挥作用,也参与控制 GnRH 神经元末端通往血管周围间隙和内皮细胞的过程[37]。

在巢蛋白启动子控制下,将 *Dmxl2^{lox/lox}* 小鼠与表达 cre 重组酶的小鼠进行杂交从而可以产生出脑部 *Dmxl2* 基因被敲除的小鼠,该小鼠可存在促性腺激素缺乏,并同人类一样的出现青春发育延迟和不育。这种表型也见于杂合子小鼠(Nest-cre;Dmxl2^{wt/-})。在胰岛素表达细胞上(INS-1E),*Dmxl2* 敲除后可见胰岛素分泌的调节障碍进而导致胰岛素缺乏[32]。

这些结果的有趣之处在于直接将 Rbcn-3α 对于能量平衡和生殖功能的影响连接起来。特别是这些结果表明这个分子的完整性不仅对于青春期的出现时机、成年期的生殖功能、而且对于非胰岛素依赖的糖代谢及胰岛素分泌/发挥作用过程都是必要的。这种蛋白可能参与调节神经肽、胰岛素以及神经递质的分泌途径,这表明人类 *DMXL2* 突变和 *Dmxl2* 敲除小鼠的临床表现是由于调节分泌功能缺陷所致。

促性腺激素缺乏伴有脑白质营养不良和牙齿发育不全

脑白质营养不良是一组具有异质性的中枢神经系统疾病,其特征为中枢神经系统白质异常。髓鞘化不足是脑白质病变的一种类型,由于大脑缺乏髓磷脂所致。这可能是由于髓磷脂产生缺陷所导致,也有可能是由于神经元、少突胶质细胞或星形细胞功能缺陷所致的髓鞘形成障碍而引起。4H 综合征是指和髓鞘化不足相关的脑白质病变,牙齿发育不全和 HH。这种疾病的特点是早发性共济失调、构音障碍以及与之相伴的进行性小脑萎缩、出牙延迟或乳牙持久、轻度智力低下、身材矮小以及青少年的 HH。

4H 综合征是由 *POLR3A* 和 *POLR3B* 突变引起的,分别编码 RNA 聚合酶Ⅲ(POL Ⅲ)的两个亚基。患者为纯合突变或复合杂合突变。POL Ⅲ 转录包括 tRNA 在内的非编码 RNAs,tRNA 是 mRNA 和蛋白质氨基酸序列之间的连接分子。因此这个分子是核糖体这个蛋白质翻译机器的基础。这两个亚基突变导致的结果尚未可知,但推测可能导致增殖细胞的蛋白质合成缺陷,而通常增殖细胞的蛋白质合成强度是很高的。有些基因突变导致移码突变从而产生了截短的蛋白质。*POLR3* 和 *POLR3B* 的生化功能可能被 POL Ⅲ 其他亚基代偿。

最近在对患者表型进行回顾后发现,*POLR3A* 和 *POLR3B* 突变的患者中,约半数在 1~2 岁之间发病。神经系统受累的严重程度和认知缺陷表现多样。绝大多数患者可出现牙齿发育异常。在已经报道的 *POLR3A* 或 *POLR3B* 突变病例中,大多数的成年患者有青春发育延迟或原发性闭经。只有一小部分病例进行了详细的内分泌功能评价。在青春发育延迟的男性患者中,发现性激素水平减低的同时伴有 LH 和 FSH 水平低下,这证实了促性腺激素缺乏症的存在[38]。在 GnRH 刺激实验后,LH 和 FSH 水平并未升高。这种缺乏垂体反应的表现几乎见于所有进行了内分泌功能评估的患者。除了在一些病人中可见到生长激素缺乏症,通常其他内分泌轴的功能是正常的。垂体的形态也是正常的。因此怀疑 HH 是由于垂体缺陷所致。有趣的是,4H 综合征是唯一与促性腺激素缺乏有关的脑白质营养不良性疾病,表明 4H 综合征的促性腺激素缺乏不是由于脑白质障碍所致,而是 *POLR3A* 或 *POLR3B* 功能障碍所致。

促性腺激素缺乏伴脱发和神经紊乱

在一个家系中，因近亲婚配所生的 5 名男性存在 CHH，同时还伴有脱发，神经紊乱和内分泌病（ANE 综合征，即 Alopecia、Neurological Disorder 和 Endocrinopathy 的首字母缩写）[39]。病人表现出不同程度的脱发。神经系统受累表现为由中度到重度智障和进行性上下肢活动障碍。内分泌病表现为联合垂体激素缺乏，随着时间的推移出现促性腺激素缺乏、生长激素缺乏、促肾上腺皮质激素缺乏以及代偿性中枢性甲状腺功能减退。患者有垂体发育不全和垂体后叶异位的表现。通过家系连锁分析和候选位点的基因测序证实这种综合征是由 RBM28 错义突变导致。利用来自于一名完全缺乏 RBM28 合成的患者的皮肤成纤维细胞，证实了突变和表型之间的关系[39]。RBM28 编码一种核仁蛋白，是哺乳动物剪接体核糖核蛋白复合物的一部分[40]。

DCAF17（原名 C2orf37）突变最近被证实可导致性腺功能减退，脱发、糖尿病、智力低下和锥体外系综合征，这也被称为 Woodhouse-Sakati 综合征（WSS）[41]。移码突变最初见于一个近亲婚配的沙特阿拉伯家庭，之后有来自利比亚或卡塔尔的家系报道[42-44]。在八个家系已有另外 8 个突变的报告。突变的蛋白质被推测为丧失了功能。所有 DCAF17 突变患者均有脱发和性腺功能减退。最近，Agopiantz 等将 24 例 WSS 病例的内分泌表现进行了综述分析[45]。他们指出，男性表现为 HH，而女性则表现为高促性腺激素性性腺功能减退。男性睾丸大小正常，支持细胞数量正常，睾丸间质细胞的数量减少[45]。已有一个无精症的病例报道。当同时有中枢性和原发性性腺发育不良时，男性应当疑诊 WSS，而在女性，由于下丘脑-垂体的反应良好，性腺发育不良是原发性的卵巢发育缺陷。成年后低 IGF1 以及糖尿病的发生时有报道。神经系统表型是多种多样的。DCAF17 编码的核仁蛋白质功能尚不明确。

低促性腺激素性性腺功能减退症：新的分子机制

对这些伴发 HH 的综合征的遗传学进行综述总结，我们可以发现，将这些综合征通过主要的临床特征进行归类，实际上相当于假定它们背后有着相似的致病机制。

参与泛素化途径的三个蛋白质的编码基因发生了失活突变，强烈支持 GHS 是由这个通路缺陷引起的。蛋白质泛素化是蛋白质转化中非常重要的一个过程，以维持体内蛋白质的平衡，也被称为"蛋白质稳态"。它在大脑发育、突触后的功能和可塑性方面发挥作用[46]。正如上面提到的，神经元的可塑性参与青春期的启动。例如，在年幼的啮齿动物中，谷氨酸能突触向 kisspeptin 和 GnRH 神经元发放冲动，被认为是出生后 GnRH 网络成熟过程所必需的。最近报道 RNF216 可使 Arc 蛋白泛素化并促进其蛋白酶体降解[47]。Arc 蛋白是一种细胞内蛋白质，参与了 AMPA-型谷氨酸能受体的内化。海马神经元一旦缺少 RNF216，会引起细胞内 Arc 蛋白堆积，最终导致内化的 AMPA 受体增加，同时细胞表面的该受体减少[47]。在啮齿动物幼年期结束时，谷氨酸重新激活促性腺轴的作用已然为人们所熟知。向 GnRH 神经元发放谷氨酸能神经冲动的缺陷可能是 RNF216 突变导致患者性腺功能减退的原因。通过芯片发现的基因突变可导致泛素连接酶活性降低[25]，表明由 RNF216 和 STUB1 突变所造成的致病机制可能是类似的。因此需要更多的研究来确认 STUB1 功能缺失也能够导致谷氨酸能信号通路缺陷。于某些 GHS 成年患者而言,孤立性促性腺激素缺乏可能是神经退行性病变在其年轻时的首发临床症状,这种神经退行性病变是致命的,患者通常于 50 多岁死亡[27]。促性腺激素不足可能是神经退行性变过程中的第一事件。

令人出乎意料,PNPLA6 突变也可引起 GHS。乙酰胆碱是神经系统中一个关键的神经递质,而 PNPLA6 可以提供该神经递质进行生物合成前体。PNPLA6 突变患者的血清磷脂水平是升高的[28]。乙酰胆碱由 GnRH 神经元分泌,不仅可作用于 GnRH 神经元末端以调节 GnRH 爆发式的分泌,也可以作用与垂体细胞控制其释放 LH 和 FSH[48]。在 PNPLA6 突变患者中,乙酰胆碱释放缺陷究竟是发生于下丘脑还是垂体,或两者兼而有之,从而引起促性腺激素缺乏,这需要进一步的研究进行阐明。

在另一组患者中,CHH 常伴发周围神经病变。突变的基因编码一组参与囊泡运输和胞吞作用的蛋白质(RAB3GAP1、RAB3GAP2、RAB18、TBC1D20 和 DMXL2)。人们推测这一组疾病的发病机制是神经递质和神经肽的释放出现了问题。从分子的角度来看,与在 RNF216 突变患者中所发现的突触后缺陷相反,这些患者表现为突触前缺陷。这也许可以解释两组之间神经系统表型的差异。对 DMXL2 突变患者和 DMXL2 敲除小鼠进行内分泌评估的结果提示其促性腺激素轴的缺陷主要位于下丘脑。向 kisspeptin 神经元或 GnRH 神经元发放的低谷氨酸能神经冲动减少将导致生后 GnRH 网络成熟异常,这可能是青春期缺席的原因。其他原因还包括神经肽(如 GnRH 或 kisspeptin)的释放缺陷。

RNA 聚合酶Ⅲ的 2 个亚基功能缺失会导致 HH,并伴有髓鞘化不良和牙齿发育不良,这是完全出乎意料的。对 POLR3A 或 POLR3B 突变患者进行内分泌功能评价,提示缺陷可能在垂体,但并不能排除下丘脑病变导致促性腺激素缺乏的可能性。其他类型的脑白质营养不良均不伴发 HH,表明 4H 综合征者促性腺激素不足和脑白质营养不良无关。RNA 聚合酶Ⅲ是一个由 17 个亚基组成的复杂酶。有些亚基是 RNA 聚合酶Ⅰ、Ⅱ和Ⅲ的共同亚基,而另一些为 RNA 聚合酶Ⅰ和Ⅲ的共同亚基。有 5 个亚基为 RNA 聚合酶Ⅲ的特定亚基。POLR3A 和 POLR3B 与编码 RNA 聚合酶Ⅰ、Ⅱ亚基的一些基因同源。POLR3A 和 POLR3B 突变只干扰 RNA 聚合酶Ⅲ的活性。POLR3A 和 POLR3B 基因突变导致的表型具有异质性提示存在修饰基因可以干预表型的外显。至少在 POLR3B 突变的患者中,RNA 聚合酶Ⅲ的活性降低可能具有组织特异性。这种异质性可能有助于功能代偿。如果进一步的研究能够证实 4H 综合征中的 HH 主要由于垂体缺陷所致,并阐明分子缺陷是如何只影响促性腺激素,而不累及其他垂体内分泌细胞,这将会是一个十分吸引人的结果。

第四类患者是由 2 个编码核仁蛋白质的基因——DCAF17 和 RBM28 发生突变所导致的疾病所组成。相似的临床表型和蛋白质都定位于核仁,提示它们之间可能具有共同的发病机制。WSS 患者的性腺功能减退似乎男女有别,在男性为下丘脑垂体功能不足所致,而在女性则为原发性的卵巢缺陷。这种两性截然不同的表现非常奇怪,表明 WSS 是一种发育性疾病。神经系统表型是高度多样的。家系中不同的表型提示修饰基因扮演一个重要的角色。目前除了已知 DCAF17 在核仁表达,关于其生化机制尚不清楚。同样,关于 RBM28 基因的功能也不明确。通过对 RBM28 突变的患者进行内分泌功能评估,研究者认为其造成的促性腺激素缺乏是垂体缺陷引起的[49]。联合垂体激素缺乏,垂体体积小,这些表现均提示 RBM28 功能缺失会影响垂体发育。RBM28 编码一种核仁蛋白,与一种被称作 U6 的小核 RNA 相互作用[40]。这样的小 RNA,连同核糖核蛋白,形成小核核糖核蛋白颗粒(small nuclear ribonucleoprotein particles,snRNP),共同参与基因的剪切并从原始转录本中去除内含子

［50］。酵母中与 RBM28 同源的蛋白 Nop4p 已被证实是核糖体组装所必需的。这个功能，与在 RBM28 突变患者的成纤维细胞中观察到核糖体结构异常的表现是相一致［39］。就在最近，在非近亲结婚父母所生的三姐妹发现了另外一种基因的双等位位点突变，该基因编码剪接体蛋白（RNPC3）［51］。表型为生长激素缺乏症，其中一名患者伴有小垂体和小头畸形。这些突变导致含有 U12-型内含子的基因 mRNA 处理过程异常，如生长激素基因。因此，RBM28 突变致病机制之一可能是与垂体发育有关的一种基因剪接缺陷。

青春期疾病的临床管理经验

总而言之，促性腺轴的激活是一个复杂过程，并对不同类型的分子缺陷高度敏感。有关孤立 CHH 的遗传学研究揭示了两种神经肽——kisspeptin 和神经激肽 B——的基本作用：调控促性腺轴的中枢。在出现 HH 合并复杂神经系统表现的综合征中进行遗传学研究，其结果有利于我们增加神经元控制促性腺轴的相关知识。联合这些方法也有助于我们更好的理解青春启动并开发出生殖及神经方面的治疗新方法。

（刘子勤 译，肖园 校）

参考文献

1　Wierman ME, Kiseljak-Vassiliades K, Tobet S: Gonadotropin-releasing hormone (GnRH) neuron migration: initiation, maintenance and cessation as critical steps to ensure normal reproductive function. Front Neuroendocrinol 2011;32:43–52.

2　Mitchell AL, Dwyer A, Pitteloud N, Quinton R: Genetic basis and variable phenotypic expression of Kallmann syndrome: towards a unifying theory. Trends Endocrinol Metab 2011;22:249–258.

3　Guimiot F, Chevrier L, Dreux S, Chevenne D, Caraty A, Delezoide AL, de Roux N: Negative fetal FSH/LH regulation in late pregnancy is associated with declined kisspeptin/KISS1R expression in the tuberal hypothalamus. J Clin Endocrinol Metab 2012;97: E2221–E2229.

4　Mitamura R, Yano K, Suzuki N, Ito Y, Makita Y, Okuno A: Diurnal rhythms of luteinizing hormone, follicle-stimulating hormone, and testosterone secretion before the onset of male puberty. J Clin Endocrinol Metab 1999;84:29–37.

5　Ramaswamy S, Dwarki K, Ali B, Gibbs RB, Plant TM: The decline in pulsatile GnRH release, as reflected by circulating LH concentrations, during the infant-juvenile transition in the agonadal male rhesus monkey (Macaca mulatta) is associated with a reduction in kisspeptin content of KNDy neurons of the arcuate nucleus in the hypothalamus. Endocrinology 2013;154:1845–1853.

6　Prevot V: Puberty in mice and rats; in Plant TM, Zeleznik AJ (eds): Knobil and Neill's Physiology of Reproduction. New York, Elsevier, 2015, pp 1395–1439.

7　Lomniczi A, Wright H, Castellano JM, Sonmez K, Ojeda SR: A system biology approach to identify regulatory pathways underlying the neuroendocrine control of female puberty in rats and nonhuman primates. Horm Behav 2013;64:175–186.

8　Lomniczi A, Loche A, Castellano JM, Ronnekleiv OK, Bosch M, Kaidar G, Knoll JG, Wright H, Pfeifer GP, Ojeda SR: Epigenetic control of female puberty. Nat Neurosci 2013;16:281–289.

9　Cottrell EC, Campbell RE, Han SK, Herbison AE: Postnatal remodeling of dendritic structure and spine density in gonadotropin-releasing hormone neurons. Endocrinology 2006;147:3652–3661.

10　Ybarra N, Hemond PJ, O'Boyle MP, Suter KJ: Spatially selective, testosterone-independent remodeling of dendrites in gonadotropin-releasing hormone (GnRH) neurons prepubertally in male rats. Endocrinology 2011;152:2011–2019.

11　Campbell RE, Gaidamaka G, Han SK, Herbison AE: Dendro-dendritic bundling and shared synapses between gonadotropin-releasing hormone neurons. Proc Natl Acad Sci U S A 2009;106:10835–10840.

12　Sisk CL, Foster DL: The neural basis of puberty and adolescence. Nat Neurosci 2004;7:1040–1047.

13　Ahmed EI, Zehr JL, Schulz KM, Lorenz BH, DonCarlos LL, Sisk CL: Pubertal hormones modulate the addition of new cells to sexually dimorphic brain regions. Nat Neurosci 2008;11:995–997.

14　de Roux N, Genin E, Carel JC, Matsuda F, Chaussain JL, Milgrom E: Hypogonadotropic hypogonadism due to loss of function of the KiSS1-derived peptide receptor GPR54. Proc Natl Acad Sci U S A 2003;100: 10972–10976.

15　de Roux N, Young J, Misrahi M, Schaison G, Milgrom

E: Loss of function mutations of the GnRH receptor: a new cause of hypogonadotropic hypogonadism. J Pediatr Endocrinol Metab 1999;12(suppl 1):267–275.

16　Topaloglu AK, Tello JA, Kotan LD, Ozbek MN, Yilmaz MB, Erdogan S, Gurbuz F, Temiz F, Millar RP, Yuksel B: Inactivating KISS1 mutation and hypogonadotropic hypogonadism. N Engl J Med 2012; 366:629–635.

17　Bouligand J, Ghervan C, Tello JA, Brailly-Tabard S, Salenave S, Chanson P, Lombes M, Millar RP, Guiochon-Mantel A, Young J: Isolated familial hypogonadotropic hypogonadism and a GNRH1 mutation. N Engl J Med 2009;360:2742–2748.

18　Topaloglu AK, Reimann F, Guclu M, Yalin AS, Kotan LD, Porter KM, Serin A, Mungan NO, Cook JR, Ozbek MN, Imamoglu S, Akalin NS, Yuksel B, O'Rahilly S, Semple RK: TAC3 and TACR3 mutations in familial hypogonadotropic hypogonadism reveal a key role for Neurokinin B in the central control of reproduction. Nat Genet 2009;41:354–358.

19　Pitteloud N, Durrani S, Raivio T, Sykiotis GP: Complex genetics in idiopathic hypogonadotropic hypogonadism. Front Horm Res 2010;39:142–153.

20　Handley MT, Morris-Rosendahl DJ, Brown S, Macdonald F, Hardy C, Bem D, Carpanini SM, Borck G, Martorell L, Izzi C, Faravelli F, Accorsi P, Pinelli L, Basel-Vanagaite L, Peretz G, Abdel-Salam GM, Zaki MS, Jansen A, Mowat D, Glass I, Stewart H, Mancini G, Lederer D, Roscioli T, Giuliano F, Plomp AS, Rolfs A, Graham JM, Seemanova E, Poo P, Garcia-Cazorla A, Edery P, Jackson IJ, Maher ER, Aligianis IA: Mutation spectrum in RAB3GAP1, RAB3GAP2, and RAB18 and genotype-phenotype correlations in Warburg micro syndrome and Martsolf syndrome. Hum Mutat 2013;34:686–696.

21　Margolin DH, Kousi M, Chan YM, Lim ET, Schmahmann JD, Hadjivassiliou M, Hall JE, Adam I, Dwyer A, Plummer L, Aldrin SV, O'Rourke J, Kirby A, Lage K, Milunsky A, Milunsky JM, Chan J, Hedley-Whyte ET, Daly MJ, Katsanis N, Seminara SB: Ataxia, dementia, and hypogonadotropism caused by disordered ubiquitination. N Engl J Med 2013;368:1992–2003.

22　Bernard G, Chouery E, Putorti ML, Tetreault M, Takanohashi A, Carosso G, Clement I, Boespflug-Tanguy O, Rodriguez D, Delague V, Abou Ghoch J, Jalkh N, Dorboz I, Fribourg S, Teichmann M, Megarbane A, Schiffmann R, Vanderver A, Brais B: Mutations of POLR3A encoding a catalytic subunit of RNA polymerase Pol III cause a recessive hypomyelinating leukodystrophy. Am J Hum Genet 2011;89:415–423.

23　Tetreault M, Choquet K, Orcesi S, Tonduti D, Balottin U, Teichmann M, Fribourg S, Schiffmann R, Brais B, Vanderver A, Bernard G: Recessive mutations in POLR3B, encoding the second largest subunit of Pol III, cause a rare hypomyelinating leukodystrophy. Am J Hum Genet 2011;89:652–655.

24　Heimdal K, Sanchez-Guixe M, Aukrust I, Bollerslev J, Bruland O, Jablonski GE, Erichsen AK, Gude E, Koht JA, Erdal S, Fiskerstrand T, Haukanes BI, Boman H, Bjorkhaug L, Tallaksen CM, Knappskog PM, Johansson S: STUB1 mutations in autosomal recessive ataxias – evidence for mutation-specific clinical heterogeneity. Orphanet J Rare Dis 2014;9:146.

25　Shi CH, Schisler JC, Rubel CE, Tan S, Song B, McDonough H, Xu L, Portbury AL, Mao CY, True C, Wang RH, Wang QZ, Sun SL, Seminara SB, Patterson C, Xu YM: Ataxia and hypogonadism caused by the loss of ubiquitin ligase activity of the U box protein CHIP. Hum Mol Genet 2014;23:1013–1024.

26　Synofzik M, Gonzalez MA, Lourenco CM, Coutelier M, Haack TB, Rebelo A, Hannequin D, Strom TM, Prokisch H, Kernstock C, Durr A, Schols L, Lima-Martinez MM, Farooq A, Schule R, Stevanin G, Marques W Jr, Zuchner S: PNPLA6 mutations cause Boucher-Neuhauser and Gordon Holmes syndromes as part of a broad neurodegenerative spectrum. Brain 2014;137:69–77.

27　Seminara SB, Acierno JS Jr, Abdulwahid NA, Crowley WF Jr, Margolin DH: Hypogonadotropic hypogonadism and cerebellar ataxia: detailed phenotypic characterization of a large, extended kindred. J Clin Endocrinol Metab 2002;87:1607–1612.

28　Kmoch S, Majewski J, Ramamurthy V, Cao S, Fahiminiya S, Ren H, MacDonald IM, Lopez I, Sun V, Keser V, Khan A, Stranecky V, Hartmannova H, Pristoupilova A, Hodanova K, Piherova L, Kuchar L, Baxova A, Chen R, Barsottini OG, Pyle A, Griffin H, Splitt M, Sallum J, Tolmie JL, Sampson JR, Chinnery P; Care4Rare Canada, Banin E, Sharon D, Dutta S, Grebler R, Helfrich-Foerster C, Pedroso JL, Kretzschmar D, Cayouette M, Koenekoop RK: Mutations in PNPLA6 are linked to photoreceptor degeneration and various forms of childhood blindness. Nat Commun 2015;6:5614.

29　Sheng X, Zhang S, Peter Boergen K, Li H, Liu Y: Oliver-McFarlane syndrome in a Chinese boy: retinitis pigmentosa, trichomegaly, hair anomalies and mental retardation. Ophthalmic Genet 2015;36:70–74.

30　Liegel RP, Handley MT, Ronchetti A, Brown S, Langemeyer L, Linford A, Chang B, Morris-Rosendahl DJ, Carpanini S, Posmyk R, Harthill V, Sheridan E, Abdel-Salam GM, Terhal PA, Faravelli F, Accorsi P, Giordano L, Pinelli L, Hartmann B, Ebert AD, Barr FA, Aligianis IA, Sidjanin DJ: Loss-of-function mutations in TBC1D20 cause cataracts and male infertility in blind sterile mice and Warburg micro syndrome in humans. Am J Hum Genet 2013;93:1001–1014.

31　Hutagalung AH, Novick PJ: Role of Rab GTPases in membrane traffic and cell physiology. Physiol Rev 2011;91:119–149.

32　Tata B, Huijbregts L, Jacquier S, Csaba Z, Genin E, Meyer V, Leka S, Dupont J, Charles P, Chevenne D, Carel JC, Leger J, de Roux N: Haploinsufficiency of Dmxl2, encoding a synaptic protein, causes infertility associated with a loss of GnRH neurons in mouse. PLoS Biol 2014;12:e1001952.

33　Nagano F, Kawabe H, Nakanishi H, Shinohara M, Deguchi-Tawarada M, Takeuchi M, Sasaki T, Takai Y: Rabconnectin-3, a novel protein that binds both

GDP/GTP exchange protein and GTPase-activating protein for Rab3 small G protein family. J Biol Chem 2002;277:9629–9632.

34 Sethi N, Yan Y, Quek D, Schupbach T, Kang Y: Rab-connectin-3 is a functional regulator of mammalian Notch signaling. J Biol Chem 2010;285:34757–34764.

35 Mitra S, Cheng KW, Mills GB: Rab GTPases implicated in inherited and acquired disorders. Semin Cell Dev Biol 2011;22:57–68.

36 Kasai K, Ohara-Imaizumi M, Takahashi N, Mizutani S, Zhao S, Kikuta T, Kasai H, Nagamatsu S, Gomi H, Izumi T: Rab27a mediates the tight docking of insulin granules onto the plasma membrane during glucose stimulation. J Clin Invest 2005;115:388–396.

37 Prevot V, Dehouck B, Poulain P, Beauvillain JC, Buee-Scherrer V, Bouret S: Neuronal-glial-endothelial interactions and cell plasticity in the postnatal hypothalamus: implications for the neuroendocrine control of reproduction. Psychoneuroendocrinology 2007;32(suppl 1):S46–S51.

38 Wolf NI, Vanderver A, van Spaendonk RM, Schiffmann R, Brais B, Bugiani M, Sistermans E, Catsman-Berrevoets C, Kros JM, Pinto PS, Pohl D, Tirupathi S, Stromme P, de Grauw T, Fribourg S, Demos M, Pizzino A, Naidu S, Guerrero K, van der Knaap MS, Bernard G, 4H Research Group: Clinical spectrum of 4H leukodystrophy caused by POLR3A and POLR3B mutations. Neurology 2014;83:1898–1905.

39 Nousbeck J, Spiegel R, Ishida-Yamamoto A, Indelman M, Shani-Adir A, Adir N, Lipkin E, Bercovici S, Geiger D, van Steensel MA, Steijlen PM, Bergman R, Bindereif A, Choder M, Shalev S, Sprecher E: Alopecia, neurological defects, and endocrinopathy syndrome caused by decreased expression of RBM28, a nucleolar protein associated with ribosome biogenesis. Am J Hum Genet 2008;82:1114–1121.

40 Damianov A, Kann M, Lane WS, Bindereif A: Human RBM28 protein is a specific nucleolar component of the spliceosomal snRNPs. Biol Chem 2006;387:1455–1460.

41 Alazami AM, Al-Saif A, Al-Semari A, Bohlega S, Zlitni S, Alzahrani F, Bavi P, Kaya N, Colak D, Khalak H, Baltus A, Peterlin B, Danda S, Bhatia KP, Schneider SA, Sakati N, Walsh CA, Al-Mohanna F, Meyer B, Alkuraya FS: Mutations in C2orf37, encoding a nucleolar protein, cause hypogonadism, alopecia, diabetes mellitus, mental retardation, and extra-

pyramidal syndrome. Am J Hum Genet 2008;83:684–691.

42 Ben-Omran T, Ali R, Almureikhi M, Alameer S, Al-Saffar M, Walsh CA, Felie JM, Teebi A: Phenotypic heterogeneity in Woodhouse-Sakati syndrome: two new families with a mutation in the C2orf37 gene. Am J Med Genet A 2011;155A:2647–2653.

43 Nanda A, Pasternack SM, Mahmoudi H, Ishorst N, Grimalt R, Betz RC: Alopecia and hypotrichosis as characteristic findings in Woodhouse-Sakati syndrome: report of a family with mutation in the C2orf37 gene. Pediatr Dermatol 2014;31:83–87.

44 Rachmiel M, Bistritzer T, Hershkoviz E, Khahil A, Epstein O, Parvari R: Woodhouse-Sakati syndrome in an Israeli-Arab family presenting with youth-onset diabetes mellitus and delayed puberty. Horm Res Paediatr 2011;75:362–366.

45 Agopiantz M, Corbonnois P, Sorlin A, Bonnet C, Klein M, Hubert N, Pascal-Vigneron V, Jonveaux P, Cuny T, Leheup B, Weryha G: Endocrine disorders in Woodhouse-Sakati syndrome: a systematic review of the literature. J Endocrinol Invest 2014;37:1–7.

46 Mabb AM, Ehlers MD: Ubiquitination in postsynaptic function and plasticity. Annu Rev Cell Dev Biol 2010;26:179–210.

47 Mabb AM, Je HS, Wall MJ, Robinson CG, Larsen RS, Qiang Y, Correa SA, Ehlers MD: Triad3A regulates synaptic strength by ubiquitination of Arc. Neuron 2014;82:1299–1316.

48 Fiorindo RP, Martini L: Evidence for a cholinergic component in the neuroendocrine control of luteinizing hormone (LH) secretion. Neuroendocrinology 1975;18:322–332.

49 Spiegel R, Shalev SA, Adawi A, Sprecher E, Tenenbaum-Rakover Y: ANE syndrome caused by mutated RBM28 gene: a novel etiology of combined pituitary hormone deficiency. Eur J Endocrinol 2010;162:1021–1025.

50 Patel SB, Bellini M: The assembly of a spliceosomal small nuclear ribonucleoprotein particle. Nucleic Acids Res 2008;36:6482–6493.

51 Argente J, Flores R, Gutierrez-Arumi A, Verma B, Martos-Moreno GA, Cusco I, Oghabian A, Chowen JA, Frilander MJ, Perez-Jurado LA: Defective minor spliceosome mRNA processing results in isolated familial growth hormone deficiency. EMBO Mol Med 2014;6:299–306.

第二篇　环境篇

第 6 章　青春期发育成熟的早期程序和干扰青春期的动物模型

Juan M. Castellano · Manuel Tena-Sempere

Department of Cell Biology, Physiology and Immunology, University of Córdoba, CIBER Fisiopatología de la Obesidad y Nutrición, Instituto de Salud Carlos III, and Instituto Maimónides de Investigación Biomédica de Córdoba (IMIBIC)/Hospital Universitario Reina Sofia, Córdoba, Spain

摘要

青春期是一个令人着迷的发育转变过程,是生物体的生殖能力关口,也是躯体发育和性成熟的顶峰。青春期是一个从子宫内开始的长期持续发展的连续体的顶点,而不是局限的表象。除重要的遗传因素外,青春期的发育速度受许多内源性和外源性的因素影响,沿着上述的发育连续体,作用于下丘脑-垂体-性腺轴(hypothalamic-pituitary-gonadal,HPG)的不同水平,从而影响青春期的启动。关于青春期各种修饰因子,在本章节我们主要聚焦于两个主要的信号群,即性类固醇激素和营养诱因,同时它们又是如何与 HPG 轴的中心元素相互作用的,尤其是和促性腺激素释放激素神经元及它们关键的上游传入神经,Kiss1 神经元的相互作用,对青春期时间的影响。我们将特别强调从相关的临床前(主要是啮齿动物)动物模型中总结出的信息,及这些信息在转化医学方面是怎样的,因为它可能有助于更好地理解并最终管理全球范围内不断上升的青春期发育异常。

© 2016 S. Karger AG, Basel

下丘脑-垂体-性腺轴的成熟与青春期:一个发展的连续体

青春期是一个迷人的发育期,在这个过程中实现性成熟和体成熟,并获得生育能力[1]。事实上,青春期可以被看作一个从子宫内开始,贯穿出生后早期、婴儿期和青少年期的成熟连续体的顶点,而不是在生后发育的一个特殊的时间点[2]。

这个发育过程的成功依赖于所谓的下丘脑-垂体-性腺轴(HPG)或促性腺轴适当的功能性的组织,其负责完成性腺的发育和性表型的成熟。这个神经激素系统的功能需要三组主要信号的动态相互作用,来源于:①下丘脑,在此一子集神经元合成及释放十肽促性腺激素释放激素(GnRH);②腺垂体,在此促性腺细胞分泌促性腺激素、黄体生成素(LH)及卵泡刺激素;③性腺,除了从青春期开始产生可受精的配子之外,还负责释放性类固醇激素(例如雌激素和睾酮)和多肽[3]。这些 HPG 轴的主要成分通过正反馈和负反馈相互联系,从而达到自我平衡的调节。在这个系统中,GnRH 神经元细胞被认为具有重要的分级作用并操控着不同调控信号的最终输出通路,包括中枢神经肽、神经递质和外周激素[4]。

在哺乳动物中,青春期启动需要 GnRH 神经元神经内分泌活动的持续增加[5,6]。这一增加是由跨突触和神经胶质细胞输入到 GnRH 神经网络的协调变化所决定的,包括刺激信号的增加和抑制作用的丧失[5,6]。青春期兴奋性控制的一个相关环节是由神经元合成谷氨酸[7,8]、kisspeptins[9,10](更多细节,参照"青春期中断的收敛机制:中央 Kiss1 系统的假定角色")和神经激肽 B(NKB)[11]来作为神经递质提供的。值得注意的是,kisspeptins(Kiss1 基因编码的多肽物质)和 NKB(TAC3/Tac2 基因编码的速激肽)都是在特殊脑组织即弓状核(arcuate nucleusARC)的相同细胞类型中共同表达;这个细胞群被称为 KNDy 神经元[12,13]。显然,来自于 KNDy 神经元 NKB 的释放可以激活同一细胞类型 kisspeptin 的分泌,最终调节 GnRH 神经分泌活性[13-15]。控制青春期的抑制电路主要依赖于产生 GABA、内源性阿片类物质以及 RFamide 相关多肽类的神经元[16,17]。γ-氨基丁酸能神经元可以通过间接作用于连接到 GnRH 神经网络的神经元调节 GnRH 释放[5,18],或由 GABA$_A$ 受体激活的调节直接作用在 GnRH 神经元[19,20]。Opiatergic 神经元通过不同多肽作用于不同受体来抑制 GnRH 释放[21]。它们可以直接作用于 GnRH 神经元[22],或间接作用于涉及 GnRH 神经网络的刺激控制,例如 KNDy 神经元[23]。RFRP 神经元会产生一种或两种多肽,RFRP1 和 RFRP3,作用于在 GnRH 神经元表达的一个单独受体 NPFFR1,来直接抑制它的神经内分泌活动[24,25]。除了神经元输入,胶质细胞,例如星型胶质细胞,通过以下两种机制参与 GnRH 神经元和青春期的调节:生长因子和其他生物活性分子的释放,以及在胶质到 GnRH 神经元接触和黏附的可塑性改变[6]。

上述下丘脑网络的发育,取决于基因和环境之间的动态相互作用,这不仅对于青春期的发生至关重要,对于它的发生的时间也很重要。有趣的是,虽然遗传决定在这个进程中起到了重大作用[26],但是在相同的人群中青春期启动年龄显著变化的发现[1],表明环境因素是决定青春期发育速度的决定性因素。从这个意义上说,最近流行病学研究记录了女孩青春期提前开始的一种趋势,是通过乳房发育开始评估[27,28];男孩则是从生殖器和阴毛发育开始评估的[29]。这一现象似乎与儿童期肥胖症的普遍流行和(或)与干扰内分泌的物质(EDCs)接触增多有关[27,30,31]。然而,这些环境因素与青春期发育紊乱的因果关系仍有待证实。值得注意的是,最近越来越多证据表明青春期发育时间的改变可能源于不适当地暴露于营养因素和(或)有性激素活性的化合物对下丘脑 Kiss1 系统的发育和(或)功能的影响(更多内容详见:《青春期中断的收敛机制:中央 Kiss1 系统的假定角色》)。

在本章中,我们将:①回顾早期性类固醇激素和营养因素对青春期发育的影响;②描述通过早期暴露于有性类固醇激素活性的化合物和早期营养操控诱导的青春期中断的不同的实验和预临床模型;③讨论有说服力的证据表明下丘脑 Kiss1 系统可能是由于不适当的暴露于营养因素和(或)有性类固醇激素活性的化合物而引起的青春期中断的潜在目标。

青春期发育成熟的早期影响：性类固醇激素和营养的作用

早期生活事件会影响不同生理系统的功能，并可能导致永久性改变，在以后生活中持续存在或后期表现出来[32]。这些争论奠定了发育程序假说的基础，假说提出发育中的组织/器官在发育的关键或敏感阶段暴露于不利的刺激或伤害，可永久性地重新规划正常的生理反应，导致日后的激素紊乱[33]。值得注意的是，这些环境因素的暴露时间和严重性将决定产生的表型。因此，在早期发育中所面对的环境被认为对决定任何机体的生物命运至关重要。

有趣的是，并不是所有的器官/组织都对环境因素有同样的敏感性，例如，中枢神经系统被证实比外生殖器更容易受到环境的影响，至少在胎儿早期是这样[34]。这一事实强调了早期事件在所有大脑结构和他们各自生理功能的正常发育中的重要性。其中，下丘脑作为大脑的一个结构，以及生殖作为一项生理功能，都是典型的例子：前者是因为它在通过确保对环境需求产生适度的生理反应来维持机体内稳态方面是必不可少的[35,36]；后者是因为它对物种延续是不可或缺的。

众所周知，青春期的生育能力的形成和成年期的维持都依赖于中枢（下丘脑）电路发育的早期阶段的正常功能组织，该组织负责控制 GnRH 的脉冲分泌[3,4,37]。下丘脑网络发育的主要事件之一可能就是大脑性别分化的过程，这与其他性别决定现象密切相关，如性腺和生殖器的分化[37]。尽管性染色体（和体细胞）基因起着关键作用[38]，性类固醇激素似乎是造成这一现象发生的主要原因[39,40]。1959 年，Phoenix 等[41]的一项开拓性研究，首次提出了以下观点：成年期男性和女性的性行为表现可以通过改变孕期睾酮的水平来使其男性化和失去女性特征。这一开创性的观察提出围产期的睾酮而不是卵巢激素驱动神经系统的性别二态性的过程，这一观点近年来受到了挑战和修改。因此最新的证据支持卵巢激素在大脑的男性化和女性化方面都起着至关重要的作用，这一现象不仅仅局限于围产期阶段，也包括了青春期[42]。

来自啮齿动物的数据已经明确表明，大脑男性化主要由雌二醇决定，在睾丸中通过睾酮芳香化过程产生[37,43,44]，而大脑女性化则需要低雌激素输入（归因于静止卵巢）和高水平循环的 α-甲胎蛋白[37]。重要的是，这种早期分化现象转化为相关的性别两态化特征，比如青春期发育时间[5,45]，以及日后的不同的行为和神经内分泌模式[37,44]。这种神经激素的性二态性的一个标志是 GnRH/促性腺激素系统的周期性分泌活动，它是基于雌激素的水平，在女性中有选择性地从青春期开始诱导排卵前期促性腺激素的急剧增加[37,46]。

正如前面所提到的，最近的证据也表明，除了早期（围产期）外，性类固醇的输入可能会在青春期期间引起不同的神经激素轴的永久性功能改变[47]。事实上，最近的研究结果表明小鼠青春（前）期成熟阶段，雌激素对控制青春期启动的下丘脑关键网络的发育有重要的影响[2,48]。除了这些潜在的组织效应之外，众所周知的青春期转变是以生殖下丘脑网络对于性激素调节效应的敏感性和反应性的大量的急性变化为特征[49]。重要的是这些变化连同输入到 GnRH 神经元的中枢兴奋性和抑制性的独立性腺的变化[5,6]，一起促进决定青春期发育的时间（更多内容详见"早期性激素处理的动物模型及其对青春期的影响"）。

生殖功能正常发育的另一个关键因素是营养环境。从这个意义上讲，众所周知代谢条件和身体燃料储备的重要性在青春期的调节中起着关键的作用[50,51]。这种现象使得只有在适当的燃料储存和代谢条件得到满足的情况下才能获得繁殖能力[50,51]。代谢信号对青春期和生育能力的影响不仅在女性显而易见,在男性也一样,而且其对生殖的能量需求在进化上具有重要性,例如对领地和对伴侣的选择[52]。此外,不仅有能量不足的情况,如厌食或者剧烈运动,也有持续能量过剩的情况,如病态肥胖,都与青春期的改变有关[53-55]。这些变化是否来自早期发育过程中营养状况的严重变化,而且这些变化是否会影响控制能量平衡和繁殖的下丘脑回路,需要进一步的研究。值得注意的是,来自不同物种的数据表明这些营养改变影响了控制能量平衡的下丘脑通路的组织[35,36],这种现象可能会影响促性腺轴的发育,最终可能会危害到青春期生育能力的获得。引人注目的(不过仍然是不完全的)证据表明,事实确实如此。因此,人类的研究已经证明了在儿童时期发展成肥胖症的低出生体重女孩,其青春期往往会提前[56,57]。在啮齿动物中,对妊娠期和产后喂养的一些处理已被证明对青春期的开始有不同的影响[58]。然而,这种变化的性质和程度取决于营养挑战的类型和时机(更多内容详见"动物早期营养行为的模型及其对青春期的影响")。

作为这一章后面部分的澄清说明,需要注意的是,本文所回顾的许多研究都使用了阴道张开(VO)作为啮齿动物青春期开始的标志。虽然这种标志按照惯例被认为是啮齿动物青春期的一个外在标志,但必须强调它与雌性大鼠促性腺轴的完全激活及第一次发情(第一次排卵的迹象)相关,雌性小鼠则不一定[59]。此外,早期VO与经常过度暴露于高雌激素活性的化合物有关,可能不是(中枢的)促性腺轴激活的标志,而是终末器官(如阴道)水平雌激素高循环水平影响的直接结果。当解释一些研究时应该考虑到这种潜在的警告,这些研究主要是探讨在调控青春期启动的神经内分泌机制中阐明性类固醇激素操纵的影响。在青春期启动的神经内分泌调控方面,环境因素影响的更多细节,读者也可以参考该领域如Parent等[60]以前的综述。

早期性类固醇激素处理的动物模型及其对青春期的影响

考虑到在性发育早期HPG轴的建立已证实对内源性性类固醇激素影响具有敏感性,似乎与类性类固醇激素活性有关的外源性激素,如EDCs,可能会在中枢和(或)外周水平干扰正常的性分化和(或)对随后生殖轴的成熟产生影响[2,31,37,61]。然而,尽管这一领域最近取得了进展,这种生殖神经内分泌系统潜在的中断机制和靶点仍然不完全明确。

值得注意的是,在内分泌干扰的潜在生殖端点当中,EDCs对性腺发育和生殖器的直接不利影响被反复核查,主要是因为包括精子生成减少、患性腺癌几率的增加与生殖器畸形的临床表现[62-64]。然而最近,更多实验证据开始表明在人类和其他物种的一些涉嫌内分泌干扰的形式,如在青春期的节奏变化和一些形式的不孕,可能不是来自于性腺/性生殖器的原发性缺陷,而可能来自控制生殖轴系统的中枢(下丘脑)系统的发展和(或)功能缺陷[2,31,37,61]。在这种情况下,使用实验动物模型,模拟过早暴露于性类固醇激素活性的化合物提供了有价值的信息[65],并可能有助于进一步剖析特定的EDCs作用的中心效应和机制。事实上,这些模型可能是对体内和体外试验方法的一个良好补充,这些模型通常用于评价单个EDC对生殖大脑关键部分的影响,如GnRH神经元本身[31,37]。

为了说明这一点,在本节中,我们将回顾通过适当的临床前动物(主要是啮齿动物)模型获得的实验数据,它已被用于评估不同性类固醇激素活性的EDCs对青春期启动时间的影响及其与关键神经内分泌参数严重改变的潜在联系。这些都是根据所测试的EDC暴露试验的类型和家族进行分组的。

暴露于植物雌激素的动物模型

植物雌激素是植物衍生出的外源性雌激素,它不是由内分泌系统产生的,但和人造 EDCs 具有一些相同的细胞和分子靶点[66]。这些化合物的暴露主要通过饮食,由于其化学结构与内源性雌二醇之间的相似性,他们在生物体内可能具有轻微的雌激素或抗雌激素作用。事实上,植物雌激素能够结合雌激素受体(ERα 和 ERβ)从而启动依赖于 ER 转录[67,68],尽管它们的结合亲和力低于内源性雌二醇[69]。

早期暴露于植物雌激素已被证明可影响青春期启动,女性一般比男性更敏感[66]。因此,实验证明每天摄入 2 或 40mg/kg 的植物性雌激素染料木素(GEN)或玉米烯酮,可以使雌性小鼠青春期发育提前[70],这是根据 VO(被认为是青春期启动的外部指标)的年龄估计。同样,给新生雌性大鼠单次注射植物雌激素香豆雌酚也能提前其 VO 年龄[71]。相反,植物雌激素黄豆苷元[72,73]或白藜芦醇[70]的进行性暴露并不改变大鼠青春期的时间。值得注意的是,当在产前和产后早期均使用白藜芦醇时,青春期启动时间就被延迟[74,75]。而对于白藜芦醇,染料木素暴露的时间决定其对大鼠青春期启动时间的影响。因此,染料木素在妊娠期的暴露会延迟雌性大鼠的青春期启动时间[76],而产后暴露则其青春期启动提前[71,72]。这些结果表明,植物雌激素对青春期时间的影响取决于许多因素,包括植物雌激素的类型(成分),剂量,时间,和暴露时间等。虽然这些青春期变化的潜在机制尚不明确,但最近的研究显示下丘脑 KISS1 系统作为潜在的内分泌干扰靶点而被植物雌激素介导(详情见"青春期中断的收敛机制:中枢 KISS1 系统假定角色)。

暴露于氯化苯的动物模型

多氯联苯(polychlorinated biphenyls,PCBs)是工业中广泛使用的一种芳香烃类化合物,用途广泛,从塑料树脂到无碳纸[77]。它们的雌激素作用是基于它们模仿内源性雌二醇酚类和 ERs 之间相互作用的能力[66]。体外研究表明,多氯联苯的羟化代谢物能够延长内源性雌二醇的生物利用度[78]。更多的,取决于它们的结构,单个的多氯联苯可能会产生雌激素,抗雌激素,或抗雄性激素的作用[66]。

个体的 PCBs 对青春期时间的影响可能是特定于性别和物种的。因此,当妊娠期暴露在 PCB126 下,最有效的二噁英类 PCB 诱导雌性大鼠进入青春期的时间延迟,雄性大鼠青春期的启动没有受到 PCB126 的影响[79-81]。此外,产前和产后暴露在 PCB126 中并没有影响母羊青春期的发育时间[82]。PCB 混合物对青春期启动的影响已被报道过,而且对个别 PCBs 来说,似乎是性依赖的。例如,在产前和产后早期暴露于 PCB 混合物 A1254 延迟了雌性大鼠的青春期启动[83,84],在产后早期暴露于 PCB 不会影响雄性大鼠的青春期发育时间[66]。值得注意的是,产前暴露于 A1254 能够导致雄性大鼠青春期发育的延迟[66]。

有趣的是,据报道 PCBs 在青春期过渡期间影响了关键的神经内分泌参数。例如,妊娠期暴露于 PCB153 可以降低青春期前血清 LH 水平并可以延迟雌性山羊的青春期启动[82]。研究发现,在产前发育过程中,雄性山羊暴露于 PCB126 和 PCB153 后也有类似的结果。在这种情况下,青春前期检测的 LH 水平的降低持续到青春期后[85]。值得注意的是,在雌性大鼠身上也发现了 PCBs 对血清激素的影响,即妊娠期暴露于 PCB126 会引起血清雌二醇和黄体酮的水平在青春晚期或成年早期下降[81]。

暴露于农药下的动物模型

根据粮食和农业组织(Food and Agriculture Organization,FAO),农药可以被定义为任何一种物质或混合物,以防止、消灭或控制任何害虫。大多数有机氯农药,如二氯二苯三氯乙烷(DDT)和甲氧氯都是弱雌激素,尽管也有一些被发现具有抗雌激素和(或)抗雄性激素活性[66]。

来自不同研究数据有力地表明,发育期接触农药可能会以一种性别依赖的方式扰乱青春期的启动。因此,当母亲暴露于甲氧氯杀虫剂的时候,就可以促进女性进入青春期[86,87],而男性的青春期出现延迟[88]。此外,发育期接触DDT已被证明能促进雌性大鼠的青春期[89],这种现象在女孩身上也被发现,DDT与早初潮有关联(约3~4年)[90]。然而,男孩们在青春期启动时并没有出现明显的变化[91]。

最近,DDT诱导的女性青春期提前的潜在机制已经研究。因此,Bourguignon和他的同事们[92]发现,在产后早期雌性大鼠体内接触DDT通过体外下丘脑移植体诱导下丘脑Gn-RH分泌的变化及诱导婴儿期大鼠/青少年大鼠对GnRH的LH应答。虽然很有趣,但从这项研究中得出的结论需要其他实验模型的进一步验证。

暴露于双酚A的动物模型

双酚A(4,4′-异丙基苯二酚,BPA)是一种最初用于制药工业用合成雌激素的有机化合物,现在用作聚碳酸酯塑料的基本构件[66]。尽管自1936年以来,它的雌激素活性已经广为人知[93],但它对不同生殖过程的影响直到十年前才被揭开[94]。事实上,大量的数据表明,在出生前和产后暴露于BPA会对青春期的时间、生殖循环和生殖衰老产生有害影响[95-97]。重要的是,BPA已经被证明破坏了大脑的性别分化,改变了下丘脑和垂体中性类固醇激素受体的表达,并影响了实验动物的促性腺激素分泌[66]。

在雌性啮齿动物中,据报道,在围产期对双酚A的暴露会促进青春期的启动[70,98-100]。然而,一些研究未发现这些变化[101,102]。造成这种差异的原因可能与暴露于BPA的时间、剂量和路径有关。例如,皮下注射低剂量的双酚A(200μg/kg,合计5mg)能够促进雌性大鼠VO年龄的提前[98,99],而更高剂量(合计200mg/kg)则没有这个作用[66]。此外,母体暴露于广泛的双酚a中,并没有导致雌性后代进入青春期的时间发生任何改变[101,102]。值得注意的是,动物的应激和对激素变化的敏感性似乎也与暴露于BPA对青春期时间的影响有关。例如,Long-Evans大鼠在生殖结果方面对雌性激素的敏感性似乎低于其他品系大鼠[102]。

BPA暴露可能会改变青春期时间的机制尚不清楚,很多数据表明,通过调节促性腺激素的分泌,双酚A可以在脑垂体水平起作用。因此围产期的双酚A的暴露已被证明可以减少雌性小鼠LH的分泌和改变发情周期[103]。同样的,产前暴露于双酚A也能降低雌性羔羊的LH高峰[101];然而,这项研究中没有发现青春期时间的变化[101]。此外,BPA还被提出在下丘脑水平活动。有趣的是,在我们实验室进行的一项研究表明,双酚A可能会通过干扰kisspeptin信号,从而改变青春期的时间[104]。(关于进一步的细节,请参阅"青春期中断的聚合机制:中央Kiss1系统的假定角色")

暴露于邻苯二甲酸盐的动物模型

　　邻苯二甲酸盐是一种工业化学品,苯二甲酸酯,广泛用于各种产品的增塑剂,从黏合剂到洗涤剂[66]。与以上所述的其他 EDCs 不同,邻苯二甲酸盐主要是通过抗雄激素的作用来充当内分泌干扰物[66]。

　　邻苯二甲酸盐对青春期时间的影响少有研究。不同的研究表明,在 Sprague-Dawley 和 Long-Evans 雄性大鼠中,产前和青春期暴露于邻苯二甲酸二异辛酯(DEHP)会延迟青春期启动[105,106]。这种效应似乎与暴露剂量有关,因为低剂量的 DEHP 能够使 Long-Evans 雄性大鼠的青春期发育时间提前[107]。此外,大鼠的种类可能是确定 DEHP 对雄性青春期时间的影响的一个相关因素。因此,产前和产后暴露于大剂量的 DEHP 并不会影响 Wistar 雄性大鼠青春期的启动[108]。有趣的是,有几项研究表明,邻苯二甲酸盐的暴露与女孩的性早熟有密切联系[109-111]。青春期前暴露于 DEHP 可以使青春期启动提前并提高血清 LH 和雌二醇的水平,已达成共识[112]。同样的,最近的证据表明,新生儿和青春期前暴露于 DBP 会诱发雌性 Sprague-Dawley 大鼠青春期时间的提前[113]。有趣的是,下丘脑 Kiss1 系统的改变被提议为这种青春期中断的机制[111](更多的内容参照"中央 Kiss1 系统的收敛作用")。这种现象是否与雄性大鼠所观察到的青春期变化有关,需要进一步的研究。

暴露于其他雌性激素样物质的动物模型

　　在啮齿动物的新生儿暴露于雌激素样物质的研究方案中,如暴露于苯甲酸雌二醇(EB)和己烯雌酚(DES),不论正常情况还是性腺切除后均证实下丘脑的性分化中断与青春期启动的变化和促性腺激素分泌的干扰有关[65,114]。同样的,产后早期暴露于雌二醇的雌性大鼠的研究方案显示在下丘脑外植体里 GnRH 下丘脑分泌的改变及婴儿期/青少年大鼠对 GnRH 的 LH 应答[92]。

　　这些研究,以及其他一些研究[31,37,61,66],为 EDCs 对控制生育的下丘脑系统的影响和和作用方式提供了理论依据[31,37,66]。

早期营养调控的动物模型及其对青春期的影响

　　正如前面的章节中提到的,新近的确凿证据已经表明,营养状况的早期改变不仅影响生命周期内的能量稳态,而且影响与此密切相关的其他生理进程(如生殖轴的成熟)。

　　人类的历史报告表明,在一般情况下,儿童期营养不良或导致青春期推迟;儿童期营养状况改善,通常会引起青春期提前[115]。从这个意义上来说,营养摄入不足导致早期严重的营养不良,具体表现为消瘦、严重消耗和生长迟缓,导致女孩青春期发育延迟[116]。同样,另有研究表明,儿童期至青春期的慢性营养不良导致女孩(约 2 年)和男孩(约 3 年)的青春期发育延迟[117-118]。另一方面,持续的能量过剩可能导致青春期发育提前。事实上,考虑到儿童肥胖的日益流行,早期过度营养与青春期发育时间之间的潜在联系正受到密切关注。与之关联的来自 Cooper 等[119]的一项研究首次表明,在 7 岁时体重较重的女孩在较早的年龄就有了月经初潮(作为生育能力成就的明确标志)。随后一些研究已经证实了这一现象[56]。例如,瑞典研究人员开展的一项流行病学研究表明,2 岁和 8 岁之间的 BMI

的过度增加导致青春期提前,女孩提前 0.7 岁;男孩提前 0.6 岁[120]。同样,在美国女孩中,BMI 在 3 岁开始升高以及在 3~6 岁进一步升高,同青春期的提前显著相关[121]。此外,另外一项研究结果表明,预期出生体重降低和儿童时期较高 BMI 之间的结合,可以预测澳大利亚女孩初潮的年龄[122]。

总之,上述数据强调了早期营养环境在青春期启动时间的重要性。然而,这种现象背后的机制仍不清楚。值得注意的是,大多数关于这些机制的研究都集中在与卵巢功能相关的内分泌指标上[58,123,124]。然而,早期营养事件对生殖的代谢控制关键的神经内分泌网络发展的潜在作用还没有得到充分的解决。在这种情况下,使用模拟早期生活中营养状况严重改变的实验模型,为代谢程序化对青春期启动控制方面的中心作用提供了的宝贵信息。

为了举例说明上述现象,在本节,我们将回顾从不同临床前动物(主要是啮齿动物)模型获得的实验数据,用于评估早期营养处理 (从营养不良到营养过剩)对青春期启动的调控的影响及其与其他关键神经内分泌指标重要变化的潜在关联。为便于描述,数据会根据营养处理的种类(即营养不足或营养过剩)进行分组。

早期营养不良动物模型

一些动物模型已经证明,出生前和(或)生后营养限制对青春期时间有显著影响,同时改变了生殖激素的中枢和局部调节[125]。营养挑战的时间和类型似乎是决定这种操控最终生殖结果的关键因素。

在啮齿类动物中,早期营养限制的不同模式已证明可以显著影响青春期启动,具体的表现如下:①妊娠第 17 天行子宫动脉结扎术导致胎儿宫内生长迟缓(IUGR)[126-128];②在怀孕和(或)哺乳期,限制母亲食物摄入[129,130];③在哺乳期,限制母亲蛋白质的摄入[131,132];④通过大窝饲养(每窝 20 只幼崽)进行生后饮食限制[53-55,133]。值得注意的是,已有研究人员提出使用生后早期营养控制大鼠模型来模拟在人类妊娠后期代谢紊乱状况[134]。事实上,作为神经内分泌成熟的重要组成部分,灵长类动物是孕晚期发生,而在啮齿类动物则是生后早期[134,135]。因此,营养控制大鼠模型非常适合用于分析产后各阶段神经激素水平对于青春期进程紊乱的影响[134]。

宫内生长迟缓(IUGR)可以导致雌性大鼠 VO 年龄的延迟及雄性大鼠龟头包皮分离时间延迟,这两个因素都被认为是青春期成熟的外部指标[127]。有趣的是,青春期启动时在 IUGR 雄性大鼠体重与对照组比较未发现不同,而在 IUGR 雌性大鼠体重则明显降低[127]。上述现象不仅突显营养状态对青春期体重存在性别差异性影响,而且提示该模型中控制能量稳态和生殖功能机制的潜在特异性的性别改变。值得注意的是,在雌性大鼠中,第一个发情周期推迟,而且成年期卵泡数量下降[126,128],以上实验结果提示宫内营养不良对卵巢发育存在永久性影响。同样可见雄性大鼠睾丸功能受损[126]。有趣的是,最近的一项研究表明下丘脑 Kisspeptin 信号受损可能参与青春期变化的调控[136](详见"青春期中断的收敛机制-中央 Kiss1 系统的假定角色")。

有研究表明,在哺乳期和妊娠后期进行食物限制(50%)已被证明能够延迟雄性和雌性大鼠的青春期启动[130]。这些改变与睾丸生长的严重发育迟缓和雄性幼鼠体内的促卵泡激素水平有关,而不影响 LH 和睾酮的浓度[130]。然而,对雌性动物,除了卵巢生长的显著延迟外,还发现了血清促卵泡激素水平的增加[130]。这种现象提示营养处理对调控促性腺激素分泌的机制存在性别差异的影响。值得注意的是,母亲食物限制后雄性和雌性大鼠断奶后血清瘦素水平急剧下降[130]。同样,哺乳期间母亲予蛋白和能量限制的饮食也被证明会延缓雌性后代的青春期启动[131,137],这种青春期的改变与较低的卵巢和子宫的重量有关[131]。此外,母亲蛋白能量限制的雌性后代存在促性腺激素受体、雄性激素和雌性激素受体在卵巢表达的改变,并破坏了卵泡的形成[132]。有趣的是,最近的一项研究表明,在哺乳期限制母亲 50% 卡路里,其后代 VO 年龄会有轻微的提前(与之前描述的实验模型相似)[129];另外,在这些动物模型中还发现了青春期后某种程度卵巢功能衰竭的间接证据[129]。营养处理对青春期的发育程序的影响不仅取决于能量限制的大小和时间,还取决于这种挑战的类型/特征(例如饮食类型),这可能与不同的共同变量有关[134]。

一般来说,通过把每窝产仔数扩大到 20 只(LL)导致的产后营养不良,可延缓雄性[55,127]和雌性大鼠[53,133]的青春期发育,但没有导致 VO 的显著延迟的研究证据[127,128]。正如前面提到的,这些看似矛盾的结果可能与每种营养控制的具体特征以及相关的共同变量有关[134]。无论如何,在大多数大鼠的研究中,LL 雌性小鼠青春期时间显著延迟[54]。有趣的是,这种改变可能是由于下丘脑弓状核(ARC)到视前区(POA)轴突反射发育缺陷所致,且持续到成人[54]。此外,在这些动物的 POA,发现 Kisspeptin 免疫反应性纤维(Kisspeptin immunoreactive fibers)密度降低[54](详见"青春期中断的聚合机制:中央 Kiss1 系统的假定角色"内容)。后者与先前青春期延迟的 LL 大鼠的数据很好的吻合,提示在下丘脑 Kiss1 的 mRNA 水平和在 ARC 的 Kisspeptin 的免疫反应性的显著下降[53]。有趣的是,这些数据与血清中瘦素水平和卵巢、子宫及身体的重量密切相关[53]。需要注意的是,类似的 LL 雌性大鼠研究在下丘脑核团、ARC 和 POA 部位,Kiss1 的 mRNA 表达水平无显著性变化[133]。然而,在这个研究中青春期启动及表达式分析的时间点未受影响,即 VO 的年龄和青春期后 7 天[133],这与我们的研究不同[53];我们的目标是选择的时间点是出生后 36 天,即对照组超过 50% 雌性出现 VO 的时间。

早期营养过剩动物模型

近年来,儿童肥胖症患病率的增加强调了建立合适的动物模型的必要性,以模拟早期过度喂养对青春期发育程序的影响。啮齿动物已建立了三个不同的早期过度喂养模型来显示对青春期时间的影响:①妊娠期或哺乳期产妇的高脂饮食(HFD);②通过小窝饲育,产后过度喂养(每窝 4 只幼崽,SL);③青春期前 HFD。

在孕期和哺乳期,对雌性大鼠进行高脂饮食干预,能够导致其子代 VO 年龄提前[129,138]。另外,这种提前与脂肪量增加和瘦素水平有关,并改变发情周期性[138],还可能是与卵巢老化提前相关的一个现象[138]。

在啮齿类动物中,不同的研究报告表明,生后早期过度喂养对青春期时间的影响不同。在我们的实验室里进行了第一项研究,报告早期生后营养过剩影响青春期启动的变化[53]。在这项研究中,SL 雌性大鼠的青春期启动时间与正常窝饲育对照相比提前[53]。有趣的是,这一现象与体重增加和瘦素和下丘脑 Kiss1 mRNA 的高水平有关,这表明 Kisspeptin 信号的改变可能导致青春期进程紊乱。(详见"青春期中断的聚合机制:中央 Kiss1 系统的假定角色"内容)。然而,最近的两项研究(其中有一项是我们实验室开展的研究)结果表明,产后早期过度喂养可能对青春期启动有不同的影响。Smith 和 Spencer[133]等的研究结果表明,SL 雌性大鼠 VO 年龄提前,而 SL 雄性大鼠青春期时间没有变化[133],我们的最新研究表明,SL 雄性大鼠青春期启动时间提前,而对 SL 雌性大鼠青春期时间有适度影响[55]。这种不一致的原因还有待全面解决;然而,值得注意的是 Smith 和 Spencer 的研究中雄性对照组龟头包皮分离的年龄(约 39 天)比我们雄性对照组(约 42 天)的早,相反,我们雌性对照组 VO 的年龄(约 32 天)比他们雌性对照组(约 35 天)及我们先前研究资料 (约 35 天)的早[53]。至少在我们自己的两项研究中,这种差异的另一种可能解释为饮食成分。事实上,因为所用的实验设计方法,在我们的第二项研究中对照组的饮食具有 3 倍高的脂肪含量(包括 HFD 组及其特殊饮食对照组)[55]。对照组饮食中较高的脂肪含量(在我们最初的实验中,10% vs 3%)可能已经部分地减弱了其自身由早期过度喂养(SL)引起的差异。值得注意的是,最近的一项研究,在 SL 雌性小鼠未发现青春期时间的变化[54];但却观察到这些动物青春期后严重的生殖改变,如发情周期中断及生育指数减低[54]。有趣的是,这些实验动物还表现出从 ARC 到 POA 的神经突起数量显著减少,提示早期过度喂养的雌性小鼠 Kisspeptin 信号也受影响[54](详见"青春期中断的聚合机制:中央 Kiss1 系统的假定角色"内容)。

青春期前给予 HFD,Sprague-Dawley 雌性大鼠的青春期启动显著提前[139]。这一现象与较早发生的 LH 脉冲频率增高有关,并增加了 Kiss1 和 NKB 的下丘脑表达[139],提示 Kisspeptin 信号在青春期前进程的变化可能参与这种现象(详见"青春期中断的聚合机制:中央 Kiss1 系统的假定角色"内容)。另两项最近研究表明,Wistar 雌性大鼠青春期前 HFD 对青春期时间可变的影响。因此,Lie 等[140]在这些动物中未发现 VO 年龄的变化,而在我们的实验室研究中则表明 HFD 可导致青春期提前启动,这与 Sprague-Dawley 雌性大鼠 HFD 的资料一致[139]。值得注意的是,Lie 等[140]的研究未发现这些动物下丘脑 Kiss1 表达有变化。这一事实可能与这些动物正常青春期的表型有关。在我们的动物模型试验中,下丘脑 Kisspeptin 信号变化是否参与青春期提前尚待阐明。然而,给予 HFD 的 Sprague-Dawley 雌性大鼠的前期研究表明可能是这种情况[139]。断奶后给予 HFD 对青春期时间的影响不仅仅限于啮齿类动物。因此,以高热量饮食喂养的幼年雌性猕猴的身体生长速度加快,BMI 升高,早初潮[141]。这些改变与瘦素和 IGF-I 水平的上调有关[141]。

最后,值得强调的是,分析两性之间对上述孤立或混合代谢性损害的不同反应是很重要并需进一步研究的问题。从这个意义上来说,我们最新的研究分析在妊娠期、生后早期及青春期前雌雄大鼠营养状况的改变,结果表明青春期过渡期间,早期的营养处理后的雄性相比雌性似乎更容易表现出青春期的变化(妊娠期和生后早期),相反,在营养处理后(过度或不足)雌性似乎比雄性更容易表现出青春期时间的变化[55]。

青春期中断的聚合机制:中央 Kiss1 系统的假定角色

正如前面提到的,过去十年的研究 Kiss1 系统已经成为生殖中枢的一个重要组成部分。通常情况下 Kisspeptins 是生殖功能的基本调控器,尤其在青春期,由于对 Kisspeptins 主要特征的详尽概括超出了本章的范围,我们建议读者最近对 Kisspeptins 生理学的关键方面进行回顾[142,143,9]。这里只做简单介绍,值得一提的是 Kisspeptins,由 *Kiss1* 基因编码,是一个结构相关的多肽家族,具有激活 G 蛋白偶联受体,GPR54 或 Kiss1R 的能力[142,144,145]。在不同的哺乳动物和非哺乳类动物中,有 Kiss1 神经元的特定种群。在哺乳动物中表现得很好,特别是在啮齿动物中,这些种群的神经解剖学在下丘脑的 ARC 和前腹室(AVPV)区域发现了两个主要的 Kiss1 神经元群[142,146]。众所周知,Kiss1 神经元主要是通过直接作用,也可能通过间接调控途径来强有力地刺激 GnRH 神经元分泌活动。在生殖功能方面,Kisspeptins 的重要性首次是通过 GPR54 基因和 KISS1 基因失活突变的人类及小鼠性腺功能减退的表型(即低促性腺素性功能减退症)来说明的。与之相吻合的是,在过去的十余年时间内,大量的解剖学、电生理学、药理学以及激素数据方面的研究清晰地表明,所谓的 Kiss1 系统参与控制生殖成熟和功能的所有方面,包括大脑性别分化和青春期启动。

正如人类基因研究最初所示(GPR54 和 Kiss1 基因失活突变的患者缺乏青春期成熟),关于青春期的调控,有确凿的证据表明,Kisspeptins 在负责青春期成熟的复杂激活程序中发挥着重要作用,这和动物模型(主要是啮齿类动物)的表达和功能分析一样,尤其是雌性动物[147,148]。Kisspeptins 对青春期启动的调节作用是多方面的,在青春期过渡期间参与内源性 Kisspeptin 表达水平和敏感性上调,及 Kiss1 神经元的数量变化和对 GnRH 神经元的预测。与其一致的是,在青少年时期,不管是对青少年时期 Kiss1 神经元的基因切除还是青春期过渡时期 Kisspeptin 信号的药理封锁均导致啮齿类动物的青春期缺乏或严重延迟[149,150]。

值得注意的是,下丘脑 Kiss1 系统被提议作为一个对 GnRH 神经元大量的内源性和外源性线索调节作用的传输管道[142,143],因为后者显示缺乏许多关键调节器的功能受体,如瘦素和性类固醇激素(如 ERα)。在本章中,重点强调下丘脑 Kiss1 系统已被证明对性类固醇激素和营养因素的调节作用敏感,在早期发育阶段和青春期前发挥作用[48,142,151]。因此,这些信号可能会影响青春期的时间,至少在一定程度上是通过 Kiss1 神经元操控的。这种可能性在很多动物模型中提到,其中部分在下面概述。

性类固醇激素和 Kiss1 系统的调控

Steiner 实验室和其他从事相关研究的实验室(包括我们研究团队)开创性工作一致达成了以下认识-在成年期,雌激素和雄激素是下丘脑 Kiss1 系统表达的两个关键调节因子,对 Kiss1 神经元两个主要种群,发挥着不同的调控作用。因此,性类固醇激素被 ARC 的 Kiss1 表达抑制时,雌激素则上调 AVPV 区 Kiss1 的 mRNA 水平[152,153]。有趣的是,性类固醇激素的这种调节作用,在发育早期阶段也可以检测到。因此,在发育早期阶段,对新生的雌性大鼠进行雄激素化处理,导致 Kiss1 神经元 AVPV 细胞群永久雄性化,而在正常情况下是两性差异及雌性更多些[154]。相反,早期雄激素阻断使雄性动物雌性化[155]。此外,青春期过渡期间的性类固醇激素环境的变化对 Kiss1 神经元也有影响;例如,婴幼儿时期对实验动物行性腺切除处理,显著降低实验动物青春期 AVPV 的 Kiss1 神经元细胞群数量的增加[156]。总之,这些结果较为详尽的表明了性类固醇激素的组织和激活效果的敏感性并为机械分析设置场景,以下丘脑 KISS1 系统为目标探寻具有性类固醇激素活性的环境 EDCs 是否会干扰正常青春期发育。

基于以上的生理知识,近些年下丘脑 KISS1 系统的发育和功能受具有类性类固醇激素活性的外源性化合物(天然或合成)影响的可能性被积极的评估,是青春期和生育能力变化的一个潜在基础,并与 EDCs 暴露有关。来自临床前(啮齿动物)模型的证据支持这种可能性,详见表1。为简洁起见,在本节中,我们将把注意力集中在探讨早期暴露对 Kiss1 系统发育影响方面的研究,这些影响可能会改变青春期的启动。不管怎样,读者可以参考了最近的文献资料,记录了 EDC 对 HPG 轴神经内分泌功能不同方面的影响,例如最近研究证明,给成年雌性小鼠口服低剂量 BPA 增加 AVPV 中 Kiss1 的 mRNA 和 Kisspeptin 多肽含量,但在 ARC 中则没有[157]。

表1　早期暴露于不同类型的 EDCs 对下丘脑 Kiss1 系统及其青春期和生殖相关结局影响的总结

EDC 类型	处理类型（剂量/暴露时间）	大鼠种类和性别	对下丘脑 Kiss1 系统的影响	生殖结局
EB	新生儿 EB 注射（1mg/kg BW，PND 0~3）	Long-Evans 雌性大鼠	AVPV 和 ARC 上 kiss1 纤维数目减少[161]	VO 提前和不规则发情周期[160,161]
	新生儿 EB 注射（1、10 和 100μg/大鼠；PND 0）	Wistar 雌性大鼠	在青春期前下丘脑 kiss1 的 mRNA 的水平剂量依赖性的减少[104]	
	新生儿 EB 注射（10、100 和 500μg/大鼠；PND 0）	Wistar 雄性大鼠		
	新生儿 EB 注射（10μg；PND 0~2）	Long-Evans 雌性大鼠	在 ARC 上 Kiss1 表达降低[160]	
	新生儿 EB 注射（50μg；PND 0）	Long-Evans 雌性大鼠	AVPV 和 ARC 上 kisspeptins 的纤维密度降低[159]	
	通过怀孕的母亲产前 EB 注射（50μg/kg；E16 和 E18）	Sprague-Dawley 雄性大鼠	在 POA 上 kisspeptins 的受体表达降低[164]	
BPA	新生儿 BPA 注射（100 或 500μg；PND 1 和 5）	Wistar 雌性大鼠	整个下丘脑 kiss1 的 mRNA 水平降低[104]	VO 提前[99] 类固醇正反馈的男性女性化[162]
		Wistar 雄性大鼠		
	新生儿 BPA 注射（50mg/kg BW；PND 0~3）	Long-Evans 雌性大鼠	ARC 上 kiss1 纤维数量降低而在 AVPV 没有改变[97]	
		Long-Evans 雄性大鼠	在 AVPV 或 ARC 上 kiss1 纤维数量没有改变[97]	
	新生儿 BPA 注射（50μg/kg BPA 或 50mg/kg；PND 0~2）	Long-Evans 雌性大鼠	PND 10 天在 RP3V 上 kiss1 表达降低而在 ARC 没有改变[160]	
		Long-Evans 雄性大鼠	PND 10 天在 RP3V 上 Kiss1 表达增加而在 ARC 没有改变[160]	
	生前/生后，通过怀孕和哺乳期的母亲注射 BPA（2μg BPA/kg×天）从胎龄 D10 天至授乳 D7 天	Sprague-Dawley 雄性大鼠	在 PND 30、50 和 90 天 AVPV 上 kiss1 神经元数目增加[162]	
GEN	新生儿 GEN 注射（10mg/kg BW；PND 0~3）	Long-Evans 雌性大鼠	在 AVPV 和 ARC 上 Kiss1 纤维数目降低[161]	VO 提前和不规则发情周期[159,161]
		Long-Evans 雄性大鼠	在下丘脑的 Kiss1 系统没有改变[97]	
		Long-Evans 雌性大鼠	在 ARC 上 kisspeptins 纤维密度降低[159]	

EDC 类型	处理类型 （剂量/暴露时间）	大鼠种类和性别	对下丘脑 Kiss1 系统的影响	生殖结局
PCB	生前通过怀孕母亲注射 PCB（1mg/kg 多氯联苯 1221：雌激素 PCB 混合或重组 PCB 混合：PCB138，PCB153，PCB180；E16 和 E18）	Sprague-Dawley 雄性大鼠	在 POA 上 kisspeptins 受体表达减少[164]	男性青春期延迟[164]，VO 提前和不规则发情周期[165]
		Sprague-Dawley 雌性大鼠	成年期在 AVPV 上 kisspeptins 纤维密度降低[165]	
DBP	新生儿 DBP 注射（0.5、5、50mg/kg；PND 1~5）	Sprague-Dawley 雌性大鼠	在 ARC 上 kisspeptins 的 mRNA 水平和免疫反应性水平及 GPRS4 表达下调[113]	VO 提前和不规则发情周期[113]
	青春期前 DBP 注射（0.5、5、50mg/kg；PND 26~30）	Sprague-Dawley 雌性大鼠	在 ARC 上 kisspeptin 的 mRNA 和免疫反应性水平趋于降低[113]	

BW，体重；PND，生后天数

　　探讨合成雌激素对下丘脑 Kiss1 系统组织影响的第一个研究，集中分析了在大脑性别分化的关键时期高剂量 EB 管理的影响。因此，我们研究团队的初步研究表明，新生儿接触到一系列剂量 EB 的雄性和雌性大鼠，青春期前其 Kiss1 的 mRNA 在下丘脑的总体水平呈剂量依赖性减少[158,104]。然而这些最初的研究缺乏解剖学的支持（即他们没有区别 ARC 和 AVPV 之间的效应），事实上，观察到的 Kiss1 表达的减少同样发生在两性之间，暗示在 ARC 有影响。这些研究后来通过大鼠所进行的解剖学分析被更详细的完善，表明新生雌性大鼠暴露于 EB，其在成年期可检测到的 AVPV 和 ARC 区 Kisspeptin 纤维密度持续性降低[159]。同样，据报道，新生儿接触 EB 可诱导婴儿期 ARC 区 Kiss1 表达减少[160]，从而引起青春过渡期间雌性大鼠 AVPV 和 ARC 的 Kisspeptin 免疫反应性纤维发育减少[161]。值得注意的是，上述研究当中 EB 暴露也可以诱导 VO 平均年龄提前及后来的发情周期紊乱，从而表明 Kiss1/Kisspeptin 表达及青春期和生育的变化之间的上述改变存在某种病理生理学方面的关联。

　　对下丘脑 Kiss1 系统存在潜在影响的 EDCs 中，双酚 A 受到的关注更多。如前几节所总结的，认为 BPA 作为青春期的一个潜在调节因子，是通过参与中央（Kiss1）效应机制实现的。关于这点，来自我们团队的初步研究结果表明，新生儿高剂量的 BPA 暴露引起青春期前雄性和雌性大鼠下丘脑 Kiss1 的 mRNA 总体水平的显著抑制[104]。

　　迄今为止，研究人员开展了大量关于双酚 A 对下丘脑 Kiss1 系统的研究。相关的研究结果表明，双酚 A 可能是生物有机体青春期生物反应调节剂，这一调节过程可能是通过作用于 Kiss1 系统实现的。在这样的背景下，我们研究组开展的一项初步研究表明，新生儿期暴露于高剂量的 BPA，能够引起青春期雌雄大鼠下丘脑 *Kiss1* 基因 mRNA 表达水平的显著下调[104]。后续的研究扩展并完善了最初的观察结果。例如，Patisaul 等[97]进行的一项研究结果表明，新生儿期暴露于低剂量（50μg/kg）和高剂量（50mg/kg）BPA 后，成年期雄性大鼠 ARC 中 Kisspeptin 免疫反应性未发现变化；而新生儿期暴露于高剂量 BPA 后，成年期雌性大鼠 ARC 中 Kisspeptin 含量显著下降。值得注意的是,先前表现出青春期启动提前和发情周期破坏的成年雌性大鼠,后来卵巢切除后进行分析研究。这些结果表明,Kiss1 系统对 BPA 暴露的敏感性可能受激素状态和发育阶段的影响。有趣的是,过早暴露于双酚 A 对 AVPV 上 Kiss1 神经元的影响的报道显示依赖于发育阶段和程序/剂量管理的改变。例如,新生儿给予双酚 A 使婴儿期雌性大鼠 AVPV 上 Kiss1 表达降低,反之,妊娠期哺乳期 BPA 暴露可使青春过渡时期和成人期 AVPV 上 Kiss1 神经元数量的增加[162]。同样,我们尚未发表的研究资料表明,妊娠期暴露于低剂量的双酚 A 的青春期前期雌性大鼠 AVPV 区 Kiss1 的 mRNA 表达水平上调,而 ARC 上 Kiss1 的 mRNA 表达水平下调[Miceli 等正在准备]。与之相似,在怀孕组予口服剂量给予妊娠期暴露双酚 A 导致成人期雌性大鼠 AVPV 上 Kisspeptin 细胞数的增加,但在 Kiss1 和 GnRH 神经元之间未发现数目变化[163]。有趣的是,双酚 A 对下丘脑 Kiss1 系统的部分效应和 EB 诱导的不同[160],表明 BPA 不只是简单地充当一个雌激素来模拟其对 Kiss1 系统和青春期的破坏作用。

其他动物研究也提出,某些假定的 EDCs 对下丘脑 Kiss1 系统和青春期启动的影响。例如,新生儿期暴露于染料木素后雌性大鼠青春期启动的提前,可能与青春期前发育过程中 ARC 和 AVPV 上 Kisspeptin 纤维密度减少有关[161]。有趣的是,成人期这种 Kisspeptin 纤维低密度在 AVPV 一直持续,而在 ARC 则不是,可能参与这些动物发情周期的破坏[97]。然而,必须指出,研究新生儿期暴露于染料木素后雄性大鼠下丘脑 Kisspeptin 的免疫反应性未发现变化[97];提示染料木素的作用是有性别差异的。此外,妊娠期暴露于 PCBs 混合物,可延迟雄性的青春期启动,导致产后雄性视前区 Gpr54 的 mRNA 表达减少[164],成年雌性 AVPV 上 Kisspeptin 纤维密度降低[165]。最后,新生儿期服用邻苯二甲酸盐,如 DBP,能够导致雌性 VO 提前以及卵巢周期的紊乱,这些生理现象的改变可能与 ARC 上 Kiss1 的 mRNA 和多肽含量上调以及 Gpr54 表达下调有关[113]。有趣的是,在相同的研究中,青春期前 DBP 暴露能够引起 ARC 上 Kiss1 的 mRNA 和蛋白表达水平的下调,这一发现强调了在下丘脑 Kiss1 系统变化方面 EDC 功能输出与其暴露窗口的相关性。此外,新生儿期 DES 暴露对雌性大鼠青春期时间有不同影响,并影响 Kiss1 在下丘脑的表达[166]。因此,低剂量[1μg/(kg·d)]DES 延迟 VO 年龄,高剂量[10μg/(kg·d)]DES 则提前[166]。有趣的是,在产后 15 天这两个剂量均导致下丘脑 Kiss1 的 mRNA 表达水平显著降低,新生动物注射低剂量 DES,其产后 25 天则部分相反[166]。

最后,值得注意的是,上述大多数研究表明,早期 EDCs 暴露诱导的 VO 提前经常与减少有关,而不是增加 Kiss1 在下丘脑表达水平,这一现象可能是违反直觉的,也可能与已提出的 Kiss1 在青春期启动的刺激作用相矛盾。下面的几个因素可以解释这一明显矛盾的联系:

(1) 用 VO 作为青春期标志。正如先前提到的,VO 其自身不能作为青春期神经内分泌激活作用的一个可靠指标,尤其是在小鼠。

(2) 对下丘脑 *Kiss1* 基因表达的分析时间。在一些研究中,VO 提前与婴儿期(新生儿期双酚 A 暴露[160])或成年期(如产前 PCB 暴露[165])检测到 Kiss1 的 mRNA 水平降低有关,但在青春期前期或青春期则不是。

(3) 下丘脑 Kiss1 表达变化的部位。一些关于 Kiss1 表达下降的观察研究缺乏相应的神经解剖学层面的证据支持(如新生儿期 EB 暴露[104]),或结果表明 AVPV 上 Kiss1 的 mRNA/Kisspeptin 水平的变化,而不是在 ARC(如新生儿期 BPA 暴露[157,160])或反之(如新生儿期 GEN［159］暴露或新生儿期双酚 A［97］）。

（4）Kisspeptin 含量变化的实际意义。Kisspeptin 阳性神经纤维的减少并不一定与 Kiss1 的 mRNA 表达或细胞数的减少相关［161］。

（5）EDCs 对青春期其他神经内分泌调节因子的影响。新生儿期 EDCs 暴露可能影响青春期其他中央调节因子（如强啡肽或 NKB），从而影响 GnRH 的调节和最后的青春期时间。最后，值得注意的是，好几位作者假设新生儿期 EDCs、染料木素及 DBP 暴露后的青春期前大鼠的 ARC 上可检测到 Kiss1 水平降低，削弱性类固醇激素对推动 GnRH 神经元负反馈的能力，从而导致青春期时间提前及发情周期紊乱［113,161］。

营养/代谢信号和 Kiss1 系统的调控

如先前对性类固醇激素的描述，强有力的证据表明，下丘脑 Kiss1 系统对新陈代谢信号、营养信号以及机体的能量状态很敏感。据报道，在营养不良（如禁食）和摄入过量的食物（例如持续肥胖）的条件下，下丘脑 Kiss1/Kisspeptin 表达水平的改变和 HPG 轴的抑制相关［143,167,168］。虽然对 Kiss1 系统代谢控制机制的详尽概括已经超出了本文的讨论范围，不过值得一提的是，关键的代谢激素，如瘦素，影响下丘脑中 Kiss1 表达［168］；然而，不可否认的是，这一效应可能主要是间接的，通过迄今未知自然的传入媒介调节［169,170］。

基于以上的生理知识，最近一直在评估早期营养或代谢挑战可能是通过影响下丘脑 Kiss1 系统的成熟和（或）功能改变青春期时间。支持这种可能性的临床前（啮齿动物）模型证据见表 2。

表 2　早期营养管理对下丘脑 Kiss1 系统及其青春期和生殖相关结局影响的总结

营养干预类型	啮齿动物种类和性别	对下丘脑 Kisspeptin 系统的影响	生殖结局
营养不良			
孕期母亲限制 50% 的食物摄入（从 E14 至分娩）	Sprague-Dawley 雌性大鼠	在 PND 15 天下丘脑的 Kiss1 的 mRNA 水平降低［136］	青春期延迟［136］
通过扩大产仔至每窝 20 只幼崽导致生后饮食限制	Wistar 雌性大鼠	在 PND 36 天下丘脑 kiss1 的 mRNA 水平和在 ARC 上 Kisspeptin 神经元数目的降低［53］	卵巢和子宫重量降低和青春期延迟［53］
	Wistar 雌性大鼠	在 VO 年龄下丘脑 kiss1 的 mRNA 表达没有改变［133］	青春期时间无改变［133］
	Wistar 雄性大鼠	在龟头包皮分离年龄下丘脑的 Kiss1 的 mRNA 表达没有改变［133］	血浆睾酮水平降低，17β-雌二醇的浓度上升和青春期延迟［133］
	FVB 雌性小鼠	ARC 至 POA 上轴突发育缺陷及 Kisspeptin 纤维密度降低［54］	青春期延迟［54］

营养干预类型	啮齿动物种类和性别	对下丘脑 Kisspeptin 系统的影响	生殖结局
营养过剩			
通过减少产仔到每窝 4 只幼崽导致生后过度喂养	Wistar 雌性大鼠	PND 36 天下丘脑的 kiss1 的 mRNA 水平上升及侧脑室旁 Kisspeptin 纤维增加的趋势[53]	VO 提前[53]
	Wistar 雌性大鼠	在 VO 年龄下丘脑 kiss1 的 mRNA 表达没有改变[133]	VO 提前[133]
	Wistar 雄性大鼠	在龟头包皮分离年龄下丘脑的 Kiss1 的 mRNA 表达没有改变[133]	青春期时间无改变[133]
	FVB 雌性小鼠	从 ARC 至 POA 神经数目减少,提示下丘脑 Kisspeptin 信号的变化[54]	发情周期破坏和生育指数下降,但是对青春期时间无改变[54]
在断奶前/后期高脂饮食暴露(PND 分别为 1~16 和(21~34)	Sprague-Dawley 雌性大鼠	在生后 34 天下丘脑 Kiss1 的 mRNA 表达没有改变[140]	发情周期破坏,但青春期时间没有改变[140]
在断奶后高脂饮食暴露(PND 21~36)	Sprague-Dawley 雌性大鼠	纵贯青春期前过度期间,POA 和 ARC 内侧 Kiss 的 mRNA 表达增加[139]	早期出现的较高 LH 脉冲频率和 VO 提前[139]

关于早期营养不良的动物模型,Iwasa 等[136]研究表明,孕期给予 50% 食物限制组出生的雌性大鼠的 VO 年龄延迟可能与青少年期下丘脑 Kiss1 的 mRNA 水平显著降低有关。另外,在青春前期通过 Kisspeptin 长期注射这些大鼠的 VO 时间正常化[136]。同样,雌性啮齿动物产后营养不良引起青春期时间延迟,通过在 LLs 饲养(每窝 20 只幼崽),导致下丘脑 Kiss1 的 mRNA 水平相伴随的降低及青春期(产后 36 天)雌性大鼠 ARC 上 Kiss1 神经元数量减少[53],和雌性小鼠 Kisspeptin 纤维密度降低[54]。然而,不可否认的是,研究来自于大窝的处于龟头包皮分离或 VO 年龄的雄性和雌性大鼠,Kiss1 mRNA 表达未有明显改变[133]。后者的研究在产后营养不良雌性动物也未发现青春期时间的变化。

关于早期营养过剩的模型,通过在 SLs(每窝 4 只幼崽)饲养的产后过量喂食发现 VO 年龄提前与下丘脑 Kiss1 系统的变化相关,取决于性别和分析的时间。因此,Castellano 等[53]报道其 RNA 水平升高,以及 36 日龄的产后过度喂养的雌性大鼠的脑室周围区域 Kisspeptin 纤维有增加的趋势。相反,Smith 和 Spencer 在产后过度喂养的 VO 年龄的大鼠未发现下丘脑 Kiss1 表达的变化[133]。在 SLs 饲养的雌性小鼠导致其从 ARC 到视前区 Kisspeptin 预测数量的减少,从而表明下丘脑 Kiss1 系统的变化[54]。

然而,在后者的研究中,虽然在后续观察发现发情周期的紊乱和生育能力降低[54],但是通过 VO 年龄评估的青春期时间未发现变化。最后,一些研究表明,在断奶前和(或)断奶后期间 HFD 喂养对下丘脑 Kiss1 系统的影响;但是取决于 HFD 暴露时间研究报道的结果不一致。因此,在断奶前期(哺乳期组喂养)HFD 暴露未明显改变青春期前雌性大鼠的青春期时间和下丘脑 Kiss1 的 mRNA 表达[140]。反之,在产后 21~36 天,断奶 HFD 管理引起青春期启动提前及脉冲 LH 分泌频率增加,与青春过渡时期雌性大鼠视前内侧核区及 ARC Kiss1 表达水平增高有关[139]。但是,不可否认的是,涉及在产后 21 天到 34 天之间 HFD 管理的一项研究未发现青春期雌性大鼠 VO 时间及下丘脑 Kiss1 表达的显著改变[140]。

开放的问题和未来的发展方向

　　复习前面章节的实验证据表明在青春期成熟方面性类固醇激素环境和(或)营养状况早期变化的显著影响,及参与青春期启动相关的关键神经内分泌机制,如下丘脑 Kiss1 系统。虽然近些年这些相关的调节因子和青春期发育之间的关系更清晰了,但是,我们对这迷人的关系方面的认识还相当不完整,且相关问题仍未解决。在下面的一节中,沿着这些线路我们会提供例证。

发育早期性类固醇激素环境因素营养状况之间的相互作用及其对青春期时间的潜在效应

　　虽然我们关于性类固醇激素或营养状况对青春期时间的孤立影响方面的认识有据可查,但在这一背景下,两个调节因子的联合影响却鲜为人知。有趣的是,EDCs 被提议作为体重的潜在调节因子,而且内分泌干扰被认为是导致人类肥胖和代谢综合征发病率增加的潜在因素[61]。根据上述情况,分析发育早期对具有性类固醇激素活性的不同化合物暴露的特定营养处理的敏感性,及其对青春期时间的影响和管理它的神经内分泌机制将是非常有趣的。同样,在神经内分泌干扰方面,非常值得注意的是在发育早期确定对两种调节因子暴露的敏感窗口,及其在两种性别的两性分化和青春期发育过程中的潜在影响。

研究通过性类固醇激素和营养因素早期变化诱导的青春期中断的新实验方法

　　迄今为止,GnRH 的神经元和最近下丘脑 KISS1 系统已被确定为青春期神经内分泌干扰的相关作用靶点[2,31,37,61]。然而,青春期的神经内分泌调控不仅依赖于这两个相关因素,还涉及许多其他因素,这些因素好像被安排到功能互联的网络中并以分层的方式组织起来[17,45]。这一事实强调了采用系统生物学方法的必要性,来识别和分析早期暴露于不适当的性类固醇激素和(或)营养环境的潜在的下丘脑通路的改变。此外,这种整体法应该伴随着分子水平的机制研究。从这个意义上讲,值得注意的是,早期营养处理及暴露于具有性类固醇激素活性的不同化合物大概是通过改变表观遗传调节机制干扰内分泌和神经内分泌发育[171-173]。事实上,最近的数据揭示了在控制青春期启动的中枢网络中表观遗传调节机制的相关作用,包括微小 RNAs[174,175]。其实,雌性大鼠早暴露于合成雄激素和雌激素可干扰特定 miRNA 在下丘脑表达模式,如 let-7 家族成员及 RNA 结合相关蛋白,Lin28B [175],研究表明其是通过大型的全基因组关联研究参与人类青春期的[176]。同样,成人期营养处理影响不同 miRNAs 的下丘脑表达,包括 let-7 和 mir-200 家族成员[177],虽然早期营养挑战引发的改变显示是适度的[175]。然而,我们还有许多的工作要做,来得到受这些调节因子影响的分子(表观遗传的)过程及这些作用对青春期发育影响的结论性描述。此外,性类固醇激素和营养环境对继代表观遗传及其对后代青春期发育影响的贡献,是一个令人兴奋的需要关注的调查课题。

用于评估早期内分泌干扰化合物暴露对青春期时间影响的实验模型的更新和改进

因为很多不同的化合物正在成为新的内分泌干扰物,如神经活性药物(如氟西汀)、非持久性化合物和非生物累积性化学品、含氟有机物和溴化阻燃剂等等[178],它们潜在的类性类固醇激素活性应当采用合适的实验模型来分析,最后考虑直接评估它们对青春期时间的影响及操控它的神经内分泌机制。另外,除了目前监管机构和政策制定者认为可以接受的较高浓度之外,这些研究需要仔细设计一个较宽泛的浓度范围,是评估有关环境方面的相关低标准[179]。同样,需要特别关注的是混合物及非单一(即那些由低剂量诱导而不是高剂量诱导的)效应影响的表征。

流行病学研究的新方法

流行病学研究应精心设计,旨在尽可能捕获母亲、父亲或父母双方暴露于环境因素(即营养因素、化学因素或混合因素)的时间和剂量,跨越发育的敏感和临界窗口期,以识别干扰性别发育的潜在因素。同样,这些研究还应纳入有关青春期启动和进展的相关变量,如跨越发育临界窗口期的代谢参数(即 BMI、身体肥胖指数、血脂水平)和生活方式及行为(体育锻炼、饮食类型)。此外,有趣的是,为了评估青春期发育的这种现象和差异之间潜在关联,流行病学研究扩展到越来越工业化的发展中国家。不可否认,事实证明这些研究需要通过用继代方式和以发育难以见到的阶段为目标在人类人群中进行是有明显局限性的,但是这也是一个巨大的进步。然而,针对总结上述获得的信息认为,为了获得早期处理对人类青春期启动具有一定程度潜在影响确定性的关键,已超出迄今为止所获证据的描述性或关联/间接水平。

以通过性类固醇激素和营养因素早期改变诱发的青春期中断为相关目标的下丘脑 KISS1 系统作用的扩展

由于下丘脑 KISS1 系统生理特点(详情见"青春期中断的收敛机制:中央 KISS1 系统的假定角色"),使之成为通过不适当的营养和性类固醇激素暴露诱发的内分泌干扰的理想目标,需要进一步研究的是了解在性别发育和青春期成熟方面该系统在这种干扰条件下病理生理学意义。这些实验研究还应评估其他问题:①营养状况和性类固醇激素环境两者早期变化对下丘脑 KISS1 系统和青春期启动时间的综合影响;②这些变化对 KISS1 神经元共传递和共调节的潜在影响,在青春期调控方面具有假定作用,如强啡肽和 NKB;③在这种条件下,参与下丘脑 KISS1 系统变化的分子机制(即分析表观遗传或转录机制,这是最近在青春发育条件下提出的[109,16]);④青春期中断的新实验模型的影响,是在环境相关水平的新兴内分泌干扰物基础上设计的,是在性别分化和青春期成熟过程中下丘脑 Kiss1 系统发育方面的;⑤不同的 EDC 混合物对下丘脑 Kiss1 系统及青春期启动时间的潜在添加剂或协同效应。

青春期疾病的临床管理经验

正如前面章节所介绍的,早发育期间在营养状况和(或)不适当性类固醇激素活性化合物暴露方面的严重改变,在两性间能够影响性发育的程序,诱导青春期中断及其他生殖相关的异常。可能是潜在与那些扰动相关的青春期变化中,性早熟(通过与其相关的条件定义,早期乳房发育和(或)早初潮)和青春期延迟是其中最常见的。值得注意的是,虽然这些条件的临床限制一般都是很明确的(详见下文),而且这些异常的患病率很低,但是最近的研究在不同的人群中发现青春期平均年龄差异方面有着令人担忧的趋势(即使没有明显的性早熟或青春期延迟)[27-29]。这些趋势认为是内源性基因/激素组成和不同的环境因素之间无序的相互作用的一种迹象,在人类青春期年龄方面引起(明显地)相当快的变化。关于这一点,正如前面章节所述,来自动物模型的资料,对确定青春期骚动情况的病理生理学基础和对其管理新目标的识别是非常有价值的。

从临床角度看,性早熟是指女孩在 8 岁之前,男孩在 9 岁之前第二性征发育启动。这种青春期异常可归因于:①来自性腺、肾上腺或外源性性类固醇激素的过度分泌,即所谓的促性腺激素非依赖性性早熟;或②HPG 轴早熟,被称为促性腺激素依赖性性早熟[32]。有趣的是,研究表明,从发展中国家向西方国家移民(如比利时)的女性群体,发生性早熟的几率更高[180]。正如比利时报道[180],从发展中国家移民到西方国家的女孩性早熟发生率更高。因为在性早熟的女孩中,血清 DDE 浓度,一种有机氯杀虫剂 DDT 的代谢物,明显升高,DDT 破坏作用是这种青春期异常的潜在原因[180]。除部分性性早熟外,乳房早发育被定义为乳房组织发育的起始年龄(TannerB2 期的标志),初潮被定义为第一次月经,据报道其年龄也受早期性类固醇激素和营养环境的影响。例如,早初潮与儿童肥胖患病率增高[119,122]和早期暴露于高浓度多溴联苯环境[181],DDT[173]及 PCBs 的不同类型[179,182]有关。同样,体内高水平的邻苯二甲酸酯的波多黎各女孩[109]和生活在温室区附近的丹麦儿童发现乳房早发育;这一现象与早期接触农药相关[172]。

青春期延迟被定义为第二性征缺失或不完全发育,在这个年龄段,95%的儿童已经开始性成熟[112];通常相当于女孩 13 岁和男孩 14 岁。这种生殖障碍是由于性腺类固醇激素分泌不足造成的。这种现象通常是由垂体促性腺激素分泌不良引起的,反之,其经常与下丘脑 GnRH 分泌缺陷有关[112]。青春期延迟与男孩早期暴露于 PCBs,多氯联苯或杀虫剂硫丹有关[171],与已度过青春期男孩和女孩的童年时期的慢性营养不良有关[117,118]。

虽然 GnRH 和性类固醇激素类似物广泛应用于青春期异常的管理,但是下丘脑 Kiss1 系统最新发现提出了一个新的用于治疗那些和其他与生殖有关的疾病的治疗方法。正如前面章节所介绍的,近年来,Kiss1 系统已经成为控制生殖轴的一个基本参与者,不但具有生殖大脑的早期分化和青春期激活的至关重要的作用,而且具有调节排卵和生育代谢控制的关键功能。这些特点与由早期性类固醇激素和营养处理诱导的下丘脑 Kiss1 系统异常和青春期紊乱之间的潜在关联的新兴的证据一起(见"早期性类固醇激素处理的动物模型及其对青春期的影响"和"早期营养调控的动物模型及其对青春期的影响"),让我们很容易预测,对这个系统的操控可能有助于成功治疗特定的青春期失调。

最近,新的 kisspeptin 的神经内分泌激动剂和拮抗剂的发现可能成为将来青春期改变和其他与生殖相关疾病临床管理的潜在的治疗工具[178]。例如,通过特异性拮抗剂抑制 kisspeptin 的刺激作用将会在处理如多囊卵巢综合征或性早熟上非常有价值,那里需要减少而不是完全抑制脉冲性 GnRH 分泌。从这个意义上来说,大鼠和猴子的研究表明 kisspeptin 拮抗剂 p234 在青春期前阶段抑制促性腺轴的有效性[150,183],是需要进一步临床研究来确认的现象。相反,通过适当的激动剂提高 kisspeptin 的刺激强度可能具有对低促性腺激素分泌疾病的治疗潜力,如下丘脑性闭经,男性性腺功能减退症及青春期延迟。事实上,研究表明外源性 kisspeptin 能刺激患有糖尿病的性腺功能低下男性和患有下丘脑闭经女性的 LH 脉冲[184,185]。是否要在人类用相似的方法恢复青春期延迟需要临床验证,然而适当的青春期延迟的临床前模型表明可能是这样的[168]。值得注意的是,一项最近的临床试验正在探索用 kisspeptin 作为一种诊断手段预测青春期延迟是自我解决还是永久不变(https://clinicaltrials. gov/ct2/show/NCT01438034? term = kisspeptin&rank = 4)。这个例子和努力开发新的和改进 kisspeptin 类似物一起清晰地阐明了探索 kisspeptins 可能会给转化研究领域带来新的途径。然而,必须强调的是目前还没有 kisspeptin 类似物在青春期或生殖障碍管理方面的特殊治疗方法,需要进一步的基础和转化研究为将来 kisspeptin 的临床使用打下基础。

最后一点,我们想强调的是,目前我们对关于不恰当的暴露于营养因素和(或)具有性类固醇激素活性的化合物对青春期时间影响方面的认识仍然非常有限。因此,需要更多的研究来了解这一现象背后的神经内分泌机制,并开发新的治疗工具来对抗来自这种环境条件下的青春期异常。同时,我们强调采取适当措施的必要性,目的在于预防 EDCs 和营养环境对正常健康的危害,尤其是对生殖功能和青春期启动的危害。

这些措施可能针对:①尽可能的消除或减少可能的接触;②促进营养平衡;③避免儿童、怀孕和哺乳期的妇女接触可疑 EDCs。涉及内分泌干扰物对人类 EDCs 健康风险方面相关的基本观点的评论可以在其他文献中找到[186]。

致谢

感谢科尔多瓦大学生理学系研究团队的所有成员,他们积极参与了本文所讨论的实验数据的生成。这篇文章来自作者实验室总结的工作,由 BFU 2008-00984 和 BFU2011-25021 项目支持(经济和竞争部,西班牙;由 EU-FEDER 基金资助),项目 P08-CVI-03788 和 P12-FQM-01943 (西班牙安达鲁西亚委员会),项目来自于卡洛斯 III 健康研究所(中心网络 RCMN C03/08 和项目 PI042082;西班牙卫生部)和欧盟科研合同 DEER FP7-ENV-2007-1。CIBER 是卡洛斯 III 健康研究所的首创 (西班牙卫生部)。

公开声明

作者没有公开任何与这项工作有关的内容。

(常波 译,刘子勤 校)

参考文献

1 Parent AS, et al: The timing of normal puberty and the age limits of sexual precocity: variations around the world, secular trends, and changes after migration. Endocr Rev 2003;24:668–693.

2 Tena-Sempere M: Kisspeptin/GPR54 system as potential target for endocrine disruption of reproductive development and function. Int J Androl 2010;33:360–368.

3 Tena-Sempere M, Huhtaniemi I: Gonadotropins and gonadotropin receptors; in Fauser BCJM (ed): Reproductive Medicine – Molecular, Cellular and Genetic Fundamentals. New York, Parthenon Publishing, 2003, pp 225–244.

4 Fink G: Neuroendocrine regulation of pituitary function: general principles; in Conn PM, Freeman ME (eds): Neuroendocrinology in Physiology and Medicine. Totowa, Humana Press, 2000, pp 107–134.

5 Ojeda SR, et al: Minireview: the neuroendocrine regulation of puberty: is the time ripe for a systems biology approach? Endocrinology 2006;147:1166–1174.

6 Ojeda SR, Lomniczi A, Sandau U: Contribution of glial-neuronal interactions to the neuroendocrine control of female puberty. Eur J Neurosci 2010;32: 2003–2010.

7 Brann DW: Glutamate: a major excitatory transmitter in neuroendocrine regulation. Neuroendocrinology 1995;61:213–225.

8 Parent AS, Matagne V, Bourguignon JP: Control of puberty by excitatory amino acid neurotransmitters and its clinical implications. Endocrine 2005;28: 281–286.

9 Terasawa E, Guerriero KA, Plant TM: Kisspeptin and puberty in mammals. Adv Exp Med Biol 2013; 784:253–273.

10 Tena-Sempere M: Keeping puberty on time: novel signals and mechanisms involved. Curr Top Dev Biol 2013;105:299–329.

11 Topaloglu AK: Neurokinin B signaling in puberty: human and animal studies. Mol Cell Endocrinol 2010;324:64–69.

12 Lehman MN, Coolen LM, Goodman RL: Minireview: kisspeptin/neurokinin B/dynorphin (KNDy) cells of the arcuate nucleus: a central node in the control of gonadotropin-releasing hormone secretion. Endocrinology 2010;151:3479–3489.

13 Navarro VM, et al: Regulation of NKB pathways and their roles in the control of Kiss1 neurons in the arcuate nucleus of the male mouse. Endocrinology 2011;152:4265–4275.

14 Ramaswamy S, et al: Neurokinin B stimulates GnRH release in the male monkey (*Macaca mulatta*) and is colocalized with kisspeptin in the arcuate nucleus. Endocrinology 2010;151:4494–4503.

15 Wakabayashi Y, Yamamura T, Sakamoto K, Mori Y, Okamura H: Electrophysiological and morphological evidence for synchronized GnRH pulse generator activity among kisspeptin/neurokinin B/dynorphin A (KNDy) neurons in goats. J Reprod Dev 2013;59: 40–48.

16 Ojeda SR, et al: The transcriptional control of female puberty. Brain Res 2010;1364:164–174.

17 Lomniczi A, Wright H, Castellano JM, Sonmez K, Ojeda SR: A system biology approach to identify regulatory pathways underlying the neuroendocrine control of female puberty in rats and nonhuman primates. Horm Behav 2013;64:175–186.

18 Terasawa E, Fernandez DL: Neurobiological mechanisms of the onset of puberty in primates. Endocr Rev 2001;22:111–151.

19 DeFazio RA, Heger S, Ojeda SR, Moenter SM: Activation of A-type gamma-aminobutyric acid receptors excites gonadotropin-releasing hormone neurons. Mol Endocrinol 2002;16:2872–2891.

20 Moenter SM, DeFazio RA: Endogenous gamma-aminobutyric acid can excite gonadotropin-releasing hormone neurons. Endocrinology 2005;146:5374–5379.

21 Fabbri A, et al: Neuroendocrine control of male reproductive function. The opioid system as a model of control at multiple sites. J Steroid Biochem 1989;32: 145–150.

22 Dudas B, Merchenthaler I: Three-dimensional representation of the neurotransmitter systems of the human hypothalamus: inputs of the gonadotrophin hormone-releasing hormone neuronal system. J Neuroendocrinol 2006;18:79–95.

23 Navarro VM, et al: Regulation of gonadotropin-releasing hormone secretion by kisspeptin/dynorphin/ neurokinin B neurons in the arcuate nucleus of the mouse. J Neurosci 2009;29:11859–11866.

24 Ducret E, Anderson GM, Herbison AE: RFamide-related peptide-3, a mammalian gonadotropin-inhibitory hormone ortholog, regulates gonadotropin-releasing hormone neuron firing in the mouse. Endocrinology 2009;150:2799–2804.

25 Tsutsui K, et al: Gonadotropin-inhibitory hormone (GnIH) and its control of central and peripheral reproductive function. Front Neuroendocrinol 2010; 31:284–295.

26 Gajdos ZK, Henderson KD, Hirschhorn JN, Palmert MR: Genetic determinants of pubertal timing in the general population. Mol Cell Endocrinol 2010;324: 21–29.

27 Aksglaede L, Juul A, Olsen LW, Sorensen TI: Age at puberty and the emerging obesity epidemic. PLoS One 2009;4:e8450.

28 Aksglaede L, Sorensen K, Petersen JH, Skakkebaek NE, Juul A: Recent decline in age at breast development: the Copenhagen Puberty Study. Pediatrics 2009;123:e932–e939.

29 Herman-Giddens ME, et al: Secondary sexual characteristics in boys: data from the Pediatric Research in Office Settings Network. Pediatrics 2012;130: e1058–e1068.

30 Buck Louis GM, et al: Environmental factors and puberty timing: expert panel research needs. Pediatrics 2008;121(suppl 3):S192–S207.

31 Bourguignon JP, et al: Neuroendocrine disruption of pubertal timing and interactions between homeostasis of reproduction and energy balance. Mol Cell Endocrinol 2010;324:110–120.

32 Saenger P: Treatment of precocious puberty. UpToDate. 2015. http://www.uptodate.com/home/ index.html.

33 Barker DJ: The developmental origins of adult disease. Eur J Epidemiol 2003;18:733–736.

34 Selevan SG, Kimmel CA, Mendola P: Identifying critical windows of exposure for children's health. Environ Health Perspect 2000;108(suppl 3):451–455.

35 Remmers F, Delemarre-van de Waal HA: Developmental programming of energy balance and its hypothalamic regulation. Endocr Rev 2011;32:272–311.

36 Bouret SG: Organizational actions of metabolic hormones. Front Neuroendocrinol 2013;34:18–26.

37 Gore AC: Developmental programming and endocrine disruptor effects on reproductive neuroendocrine systems. Front Neuroendocrinol 2008;29:358–

374.

38 Arnold AP, Chen X: What does the 'four core geno-types' mouse model tell us about sex differences in the brain and other tissues? Front Neuroendocrinol 2009;30:1–9.

39 Simerly RB: Wired for reproduction: organization and development of sexually dimorphic circuits in the mammalian forebrain. Annu Rev Neurosci 2002; 25:507–536.

40 McCarthy MM, Arnold AP, Ball GF, Blaustein JD, De Vries GJ: Sex differences in the brain: the not so inconvenient truth. J Neurosci 2012;32:2241–2247.

41 Phoenix CH, Goy RW, Gerall AA, Young WC: Organizing action of prenatally administered testosterone propionate on the tissues mediating mating behavior in the female guinea pig. Endocrinology 1959; 65:369–382.

42 Juraska JM, Sisk CL, DonCarlos LL: Sexual differentiation of the adolescent rodent brain: hormonal influences and developmental mechanisms. Horm Behav 2013;64:203–210.

43 MacLusky NJ, Naftolin F: Sexual differentiation of the central nervous system. Science 1981;211:1294–1302.

44 Morris JA, Jordan CL, Breedlove SM: Sexual differentiation of the vertebrate nervous system. Nat Neurosci 2004;7:1034–1039.

45 Ojeda SR, et al: Gene networks and the neuroendocrine regulation of puberty. Mol Cell Endocrinol 2010;324:3–11.

46 Christian CA, Moenter SM: The neurobiology of preovulatory and estradiol-induced gonadotropin-releasing hormone surges. Endocr Rev 2010;31:544–577.

47 Evuarherhe O, et al: Organizational role for pubertal androgens on adult hypothalamic-pituitary-adrenal sensitivity to testosterone in the male rat. J Physiol 2009;587:2977–2985.

48 Garcia-Galiano D, Pinilla L, Tena-Sempere M: Sex steroids and the control of the Kiss1 system: developmental roles and major regulatory actions. J Neuroendocrinol 2012;24:22–33.

49 Ebling FJ: The neuroendocrine timing of puberty. Reproduction 2005;129:675–683.

50 Fernandez-Fernandez R, et al: Novel signals for the integration of energy balance and reproduction. Mol Cell Endocrinol 2006;254–255:127–132.

51 Martos-Moreno GA, Chowen JA, Argente J: Metabolic signals in human puberty: effects of over and undernutrition. Mol Cell Endocrinol 2010;324:70–81.

52 Castellano JM, et al: KiSS-1/kisspeptins and the metabolic control of reproduction: physiologic roles and putative physiopathological implications. Peptides 2009;30:139–145.

53 Castellano JM, et al: Early metabolic programming of puberty onset: impact of changes in postnatal feeding and rearing conditions on the timing of puberty and development of the hypothalamic kiss-peptin system. Endocrinology 2011;152:3396–3408.

54 Caron E, Ciofi P, Prevot V, Bouret SG: Alteration in neonatal nutrition causes perturbations in hypothalamic neural circuits controlling reproductive function. J Neurosci 2012;32:11486–11494.

55 Sanchez-Garrido MA, et al: Metabolic programming of puberty: sexually dimorphic responses to early nutritional challenges. Endocrinology 2013;154:3387–3400.

56 Ibanez L, de Zegher F: Puberty and prenatal growth. Mol Cell Endocrinol 2006;254–255:22–25.

57 Ibanez L, de Zegher F, Potau N: Anovulation after precocious pubarche: early markers and time course in adolescence. J Clin Endocrinol Metab 1999;84: 2691–2695.

58 Sloboda DM, Hickey M, Hart R: Reproduction in females: the role of the early life environment. Hum Reprod Update 2011;17:210–227.

59 Prevot V: Puberty in mice and rats; in Plant TM, Zeleznik AJ (eds): Knobil and Neill's Physiology of Reproduction, ed 4. Amsterdam, Elsevier, 2015, pp 1395–1434.

60 Parent AS, Franssen D, Fudvoye J, Gerard A, Bourguignon JP: Developmental variations in environmental influences including endocrine disruptors on pubertal timing and neuroendocrine control: revision of human observations and mechanistic insight from rodents. Front Neuroendocrinol 2015;38:12–36.

61 Diamanti-Kandarakis E, et al: Endocrine-disrupting chemicals: an Endocrine Society scientific statement. Endocr Rev 2009;30:293–342.

62 Guillette LJ Jr: Endocrine disrupting contaminants – beyond the dogma. Environ Health Perspect 2006; 114(suppl 1):9–12.

63 Norgil Damgaard I, Main KM, Toppari J, Skakkebaek NE: Impact of exposure to endocrine disrupters in utero and in childhood on adult reproduction. Best Pract Res Clin Endocrinol Metab 1002;16:289–309.

64 Skakkebaek NE, et al: Is human fecundity declining? Int J Androl 2006;29:2–11.

65 Tena-Sempere MP, et al: Reproductive disruption by exposure to exogenous estrogenic compounds during sex differentiation: lessons from the neonatally estrogenized male rat. Curr Top Steroid Res 2000;3: 23–27.

66 Gore AC: Reproductive neuroendocrine targets of developmental exposure to endocrine disruptors; in: Endocrine Disruptors and Puberty. New York, Springer Science+Business Media, 2012, pp 49–117.

67 Cos P, et al: Phytoestrogens: recent developments. Planta Med 2003;69:589–599.

68 Barkhem T, et al: Differential response of estrogen receptor alpha and estrogen receptor beta to partial estrogen agonists/antagonists. Mol Pharmacol 1998; 54:105–112.

69 Kuiper GG, et al: Interaction of estrogenic chemicals and phytoestrogens with estrogen receptor beta. Endocrinology 1998;139:4252–4263.

70 Nikaido Y, et al: Effects of maternal xenoestrogen exposure on development of the reproductive tract and mammary gland in female CD-1 mouse offspring.

Reprod Toxicol 2004;18:803–811.

71　Kouki T, Okamoto M, Wada S, Kishitake M, Yama-
nouchi K: Suppressive effect of neonatal treatment
with a phytoestrogen, coumestrol, on lordosis and
estrous cycle in female rats. Brain Res Bull 2005;64:
449–454.

72　Lewis RW, et al: The effects of the phytoestrogen ge-
nistein on the postnatal development of the rat. Tox-
icol Sci 2003;71:74–83.

73　Casanova M, et al: Developmental effects of dietary
phytoestrogens in Sprague-Dawley rats and interac-
tions of genistein and daidzein with rat estrogen re-
ceptors alpha and beta in vitro. Toxicol Sci 1999;51:
236–244.

74　Henry LA, Witt, DM: Effects of neonatal resveratrol
exposure on adult male and female reproductive
physiology and behavior. Dev Neurosci 2006;28:
186–195.

75　Kubo K, et al: Low dose effects of bisphenol A on
sexual differentiation of the brain and behavior in
rats. Neurosci Res 2003;45:345–356.

76　Levy JR, Faber KA, Ayyash L, Hughes CL Jr: The ef-
fect of prenatal exposure to the phytoestrogen genis-
tein on sexual differentiation in rats. Proc Soc Exp
Biol Med 1995;208:60–66.

77　Safe SH: Endocrine disruptors and human health – is
there a problem? An update. Environ Health Per-
spect 2000;108:487–493.

78　Kester MH, et al: Potent inhibition of estrogen sulfo-
transferase by hydroxylated PCB metabolites: a nov-
el pathway explaining the estrogenic activity of
PCBs. Endocrinology 2000;141:1897–1900.

79　Shirota M, et al: Effects of vertically transferred
3,3′,4,4′,5-pentachlorobiphenyl (PCB-126) on the
reproductive development of female rats. J Reprod
Dev 2006;52:751–761.

80　Faqi AS, Dalsenter PR, Mathar W, Heinrich-Hirsch
B, Chahoud I: Reproductive toxicity and tissue con-
centrations of 3,3′,4,4′-tetrachlorobiphenyl (PCB
77) in male adult rats. Hum Exp Toxicol 1998;17:
151–156.

81　Muto T, et al: Estrous cyclicity and ovarian follicles
in female rats after prenatal exposure to
3,3′,4,4′,5-pentachlorobiphenyl. Toxicol Lett 2003;
143:271–277.

82　Lyche J, et al: Effects of perinatal exposure to low
doses of PCB 153 and PCB 126 on lymphocyte pro-
liferation and hematology in goat kids. J Toxicol En-
viron Health A 2004;67:889–904.

83　Lilienthal H, Hack A, Roth-Harer A, Grande SW,
Talsness CE: Effects of developmental exposure to
2,2,4,4,5-pentabromodiphenyl ether (PBDE-99) on
sex steroids, sexual development, and sexually di-
morphic behavior in rats. Environ Health Perspect
2006;114:194–201.

84　Sager DB, Girard, DM: Long-term effects on repro-
ductive parameters in female rats after translacta-
tional exposure to PCBs. Environ Res 1994;66:52–76.

85　Oskam IC, et al: Effects of long-term maternal expo-
sure to low doses of PCB126 and PCB153 on the re-
productive system and related hormones of young

male goats. Reproduction 2005;130:731–742.

86　Yoshida M, Yuri K, Kizaki Z, Sawada T, Kawata M:
The distributions of apoptotic cells in the medial pre-
optic areas of male and female neonatal rats. Neuro-
sci Res 2000;36:1–7.

87　Amstislavsky SY, Kizilova EA, Golubitsa AN, Vasilk-
ova AA, Eroschenko VP: Preimplantation exposures
of murine embryos to estradiol or methoxychlor
change postnatal development. Reprod Toxicol
2004;18:103–108.

88　Masutomi N, et al: Impact of dietary exposure to me-
thoxychlor, genistein, or diisononyl phthalate dur-
ing the perinatal period on the development of the
rat endocrine/reproductive systems in later life. Tox-
icology 1003;192:149–170.

89　Heinrichs WL, Gellert RJ, Bakke JL, Lawrence NL:
DDT administered to neonatal rats induces persis-
tent estrus syndrome. Science 1971;173:642–643.

90　Vasiliu O, Muttineni J, Karmaus W: In utero expo-
sure to organochlorines and age at menarche. Hum
Reprod 2004;19:1506–1512.

91　Gladen BC, Ragan NB, Rogan WJ: Pubertal growth
and development and prenatal and lactational expo-
sure to polychlorinated biphenyls and dichlorodi-
phenyl dichloroethene. J Pediatr 2000;136:490–496.

92　Rasier G, Parent AS, Gerard A, Lebrethon MC,
Bourguignon JP: Early maturation of gonadotropin-
releasing hormone secretion and sexual precocity af-
ter exposure of infant female rats to estradiol or di-
chlorodiphenyltrichloroethane. Biol Reprod 2007;
77:734–742.

93　Dodds EC, Lawson W: Synthetic oestrogenic agents
without the phenanthrene nucleus. Nature 1936;137:
996.

94　Hunt PA, et al: Bisphenol A exposure causes meiotic
aneuploidy in the female mouse. Curr Biol 2003;13:
546–553.

95　Rubin BS, Murray MK, Damassa DA, King JC, Soto
AM: Perinatal exposure to low doses of bisphenol
A affects body weight, patterns of estrous cyclicity,
and plasma LH levels. Environ Health Perspect
2001;109:675–680.

96　Welshons WV, Nagel SC, vom Saal FS: Large effects
from small exposures. III. Endocrine mechanisms
mediating effects of bisphenol A at levels of human
exposure. Endocrinology 2006;147:S56–S69.

97　Patisaul HB, Todd KL, Mickens JA, Adewale HB:
Impact of neonatal exposure to the ERalpha agonist
PPT, bisphenol-A or phytoestrogens on hypotha-
lamic kisspeptin fiber density in male and female
rats. Neurotoxicology 2009;30:350–357.

98　Fernandez M, Bianchi M, Lux-Lantos V, Libertun
C: Neonatal exposure to bisphenol A alters repro-
ductive parameters and gonadotropin releasing
hormone signaling in female rats. Environ Health
Perspect 2009;117:757–762.

99　Adewale HB, Jefferson WN, Newbold RR, Patisaul
HB: Neonatal bisphenol-A exposure alters rat re-
productive development and ovarian morphology
without impairing activation of gonadotropin-re-

leasing hormone neurons. Biol Reprod 2009;81: 690–699.

100 Honma S, et al: Low dose effect of in utero exposure to bisphenol A and diethylstilbestrol on female mouse reproduction. Reprod Toxicol 2002;16:117–122.

101 Savabieasfahani M, Kannan K, Astapova O, Evans NP, Padmanabhan V: Developmental programming: differential effects of prenatal exposure to bisphenol-A or methoxychlor on reproductive function. Endocrinology 2006;147:5956–5966.

102 Ryan BC, Hotchkiss AK, Crofton KM, Gray LE Jr: In utero and lactational exposure to bisphenol A, in contrast to ethinyl estradiol, does not alter sexually dimorphic behavior, puberty, fertility, and anatomy of female LE rats. Toxicol Sci 2010;114:133–148.

103 Rubin BS, et al: Evidence of altered brain sexual differentiation in mice exposed perinatally to low, environmentally relevant levels of bisphenol A. Endocrinology 2006;147:3681–3691.

104 Navarro VM, et al: Persistent impairment of hypothalamic KiSS-1 system after exposures to estrogenic compounds at critical periods of brain sex differentiation. Endocrinology 2009;150:2359–2367.

105 Saillenfait AM, Sabate JP, Gallissot F: Diisobutyl phthalate impairs the androgen-dependent reproductive development of the male rat. Reprod Toxicol 2008;26:107–115.

106 Noriega NC, et al: Pubertal administration of DEHP delays puberty, suppresses testosterone production, and inhibits reproductive tract development in male Sprague-Dawley and Long-Evans rats. Toxicol Sci 2009;111:163–178.

107 Ge RS, et al: Biphasic effects of postnatal exposure to diethylhexylphthalate on the timing of puberty in male rats. J Androl 2007;28:513–520.

108 Dalsenter PR, Santana GM, Grande SW, Andrade AJ, Araujo SL: Phthalate affect the reproductive function and sexual behavior of male Wistar rats. Hum Exp Toxicol 2006;25:297–303.

109 Colon I, Caro D, Bourdony CJ, Rosario O: Identification of phthalate esters in the serum of young Puerto Rican girls with premature breast development. Environ Health Perspect 2000;108:895–900.

110 Chou YY, Huang PC, Lee CC, Wu MH, Lin SJ: Phthalate exposure in girls during early puberty. J Pediatr Endocrinol Metab 2009;22:69–77.

111 Chen CY, et al: Phthalates may promote female puberty by increasing kisspeptin activity. Hum Reprod 2013;28:2765–2773.

112 Crowley WF Jr, Pitteloud N: Diagnosis and treatment of delayed puberty. 2015. http://www.uptodate.com/home/index.html.

113 Hu J, et al: Short-term neonatal/prepubertal exposure of dibutyl phthalate (DBP) advanced pubertal timing and affected hypothalamic kisspeptin/GPR54 expression differently in female rats. Toxicology 2013;314:65–75.

114 Pinilla L, Tena-Sempere M, Gonzalez D, Aguilar E:

115 Garn SM: The secular trend in size and maturational timing and its implications for nutritional assessment. J Nutr 1987;117:817–823.

116 Galler JR, Ramsey FC, Salt P, Archer E: Long-term effects of early kwashiorkor compared with marasmus. I. Physical growth and sexual maturation. J Pediatr Gastroenterol Nutr 1987;6:841–846.

117 Kulin HE, Bwibo N, Mutie D, Santner SJ: The effect of chronic childhood malnutrition on pubertal growth and development. Am J Clin Nutr 1982;36:527–536.

118 Euling SY, et al: Examination of US puberty-timing data from 1940 to 1994 for secular trends: panel findings. Pediatrics 2008;121(suppl 3):S172–S191.

119 Cooper C, Kuh D, Egger P, Wadsworth M, Barker D: Childhood growth and age at menarche. Br J Obstet Gynaecol 1996;103:814–817.

120 He Q, Karlberg J: BMI in childhood and its association with height gain, timing of puberty, and final height. Pediatr Res 2001;49:244–251.

121 Lee JM, et al: Weight status in young girls and the onset of puberty. Pediatrics 2007;119:e624–e630.

122 Sloboda DM, Hart R, Doherty DA, Pennell CE, Hickey M: Age at menarche: influences of prenatal and postnatal growth. J Clin Endocrinol Metab 2007;92:46–50.

123 Ibanez L, Potau N, Enriquez G, de Zegher F: Reduced uterine and ovarian size in adolescent girls born small for gestational age. Pediatr Res 2000;47:575–577.

124 Sir-Petermann T, et al: Gonadal function in low birth weight infants: a pilot study. J Pediatr Endocrinol Metab 2007;20:405–414.

125 Chan KA, Tsoulis MW, Sloboda DM: Early life nutritional impacts on the female reproductive system. J Endocrinol 2015;224:R45–R62.

126 van Weissenbruch MM, Engelbregt MJ, Veening MA, Delemarre-van de Waal HA: Fetal nutrition and timing of puberty. Endocr Dev 2005;8:15–33.

127 Engelbregt MJ, Houdijk ME, Popp-Snijders C, Delemarre-van de Waal HA: The effects of intrauterine growth retardation and postnatal undernutrition on onset of puberty in male and female rats. Pediatr Res 2000;48:803–807.

128 Engelbregt MJ, van Weissenbruch MM, Popp-Snijders C, Delemarre-van de Waal HA: Delayed first cycle in intrauterine growth-retarded and postnatally undernourished female rats: follicular growth and ovulation after stimulation with pregnant mare serum gonadotropin at first cycle. J Endocrinol 2002;173:297–304.

129 Sloboda DM, Howie GJ, Pleasants A, Gluckman PD, Vickers MH: Pre- and postnatal nutritional histories influence reproductive maturation and ovarian function in the rat. PLoS One 2009;4:e6744.

130 Leonhardt M, et al: Effects of perinatal maternal

food restriction on pituitary-gonadal axis and plasma leptin level in rat pup at birth and weaning and on timing of puberty. Biol Reprod 2003;68:390–400.

131 da Silva Faria T, da Fonte Ramos C, Sampaio FJ: Puberty onset in the female offspring of rats submitted to protein or energy restricted diet during lactation. J Nutr Biochem 2004;15:123–127.

132 Faria Tda S, Brasil Fde B, Sampaio FJ, Ramos Cda F: Maternal malnutrition during lactation alters the folliculogenesis and gonadotropins and estrogen isoforms ovarian receptors in the offspring at puberty. J Endocrinol 2008;198:625–634.

133 Smith JT, Spencer SJ: Preweaning over- and underfeeding alters onset of puberty in the rat without affecting kisspeptin. Biol Reprod 2012;86:145, 1–8.

134 Boullu-Ciocca S, et al: Postnatal diet-induced obesity in rats upregulates systemic and adipose tissue glucocorticoid metabolism during development and in adulthood: its relationship with the metabolic syndrome. Diabetes 2005;54:197–203.

135 Matthews SG: Early programming of the hypothalamo-pituitary-adrenal axis. Trends Endocrinol Metab 2002;13:373–380.

136 Iwasa T, et al: Effects of intrauterine undernutrition on hypothalamic Kiss1 expression and the timing of puberty in female rats. J Physiol 2010;588:821–829.

137 Guzman C, et al: Protein restriction during fetal and neonatal development in the rat alters reproductive function and accelerates reproductive ageing in female progeny. J Physiol 2006;572:97–108.

138 Connor KL, Vickers MH, Beltrand J, Meaney MJ, Sloboda DM: Nature, nurture or nutrition? Impact of maternal nutrition on maternal care, offspring development and reproductive function. J Physiol 2012;590:2167–2180.

139 Li XF, Lin YS, Kinsey-Jones JS, O'Byrne KT: High-fat diet increases LH pulse frequency and kisspeptin-neurokinin B expression in puberty-advanced female rats. Endocrinology 2012;153:4422–4431.

140 Lie ME, Overgaard A, Mikkelsen JD: Effect of a postnatal high-fat diet exposure on puberty onset, estrous cycle regularity, and kisspeptin expression in female rats. Reprod Biol 2013;13:298–308.

141 Terasawa E, et al: Body weight impact on puberty: effects of high-calorie diet on puberty onset in female rhesus monkeys. Endocrinology 2012;153:1696–1705.

142 Pinilla L, Aguilar E, Dieguez C, Millar RP, Tena-Sempere M: Kisspeptins and reproduction: physiological roles and regulatory mechanisms. Physiol Rev 2012;92:1235–1316.

143 Navarro VM, Tena-Sempere M: Neuroendocrine control by kisspeptins: role in metabolic regulation of fertility. Nat Rev Endocrinol 2012;8:40–53.

144 Roa J, Aguilar E, Dieguez C, Pinilla L, Tena-Sempere M: New frontiers in kisspeptin/GPR54 physiology as fundamental gatekeepers of reproductive

function. Front Neuroendocrinol 2008;29:48–69.

145 Oakley AE, Clifton DK, Steiner RA: Kisspeptin signaling in the brain. Endocr Rev 2009;30:713–743.

146 Clarkson J, d'Anglemont de Tassigny X, Colledge WH, Caraty A, Herbison AE: Distribution of kisspeptin neurones in the adult female mouse brain. J Neuroendocrinol 2009;21:673–682.

147 Tena-Sempere M: Roles of kisspeptins in the control of hypothalamic-gonadotropic function: focus on sexual differentiation and puberty onset. Endocr Dev 2010;17:52–62.

148 Roa J, Tena-Sempere M: Energy balance and puberty onset: emerging role of central mTOR signaling. Trends Endocrinol Metab 2010;21:519–528.

149 Mayer C, Boehm U: Female reproductive maturation in the absence of kisspeptin/GPR54 signaling. Nat Neurosci 2011;14:704–710.

150 Pineda R, et al: Critical roles of kisspeptins in female puberty and preovulatory gonadotropin surges as revealed by a novel antagonist. Endocrinology 2010;151:722–730.

151 Clarkson J: Effects of estradiol on kisspeptin neurons during puberty. Front Neuroendocrinol 2013;34:120–131.

152 Smith JT, Cunningham MJ, Rissman EF, Clifton DK, Steiner RA: Regulation of Kiss1 gene expression in the brain of the female mouse. Endocrinology 2005;146:3686–3692.

153 Smith JT, et al: Differential regulation of KiSS-1 mRNA expression by sex steroids in the brain of the male mouse. Endocrinology 2005;146:2976–2984.

154 Kauffman AS, et al: Sexual differentiation of Kiss1 gene expression in the brain of the rat. Endocrinology 2007;148:1774–1783.

155 Homma T, et al: Significance of neonatal testicular sex steroids to defeminize anteroventral periventricular kisspeptin neurons and the GnRH/LH surge system in male rats. Biol Reprod 2009;81:1216–1225.

156 Clarkson J, Boon WC, Simpson ER, Herbison AE: Postnatal development of an estradiol-kisspeptin positive feedback mechanism implicated in puberty onset. Endocrinology 2009;150:3214–3220.

157 Wang X, et al: Bisphenol A enhances kisspeptin neurons in anteroventral periventricular nucleus of female mice. J Endocrinol 2014;221:201–213.

158 Navarro VM, et al: Developmental and hormonally regulated messenger ribonucleic acid expression of KiSS-1 and its putative receptor, GPR54, in rat hypothalamus and potent luteinizing hormone-releasing activity of KiSS-1 peptide. Endocrinology 2004;145:4565–4574.

159 Bateman HL, Patisaul HB: Disrupted female reproductive physiology following neonatal exposure to phytoestrogens or estrogen specific ligands is associated with decreased GnRH activation and kisspeptin fiber density in the hypothalamus. Neurotoxicology 2008;29:988–997.

160 Cao J, Mickens JA, McCaffrey KA, Leyrer SM, Pati-

saul HB: Neonatal bisphenol A exposure alters sexually dimorphic gene expression in the postnatal rat hypothalamus. Neurotoxicology 2012;33:23–36.

161 Losa SM, et al: Neonatal exposure to genistein adversely impacts the ontogeny of hypothalamic kisspeptin signaling pathways and ovarian development in the peripubertal female rat. Reprod Toxicol 2011;31:280–289.

162 Bai Y, et al: Increase of anteroventral periventricular kisspeptin neurons and generation of E2-induced LH-surge system in male rats exposed perinatally to environmental dose of bisphenol-A. Endocrinology 2011;152:1562–1571.

163 Naule L, et al: Neuroendocrine and behavioral effects of maternal exposure to oral bisphenol A in female mice. J Endocrinol 2014;220:375–388.

164 Dickerson SM, Cunningham SL, Gore AC: Prenatal PCBs disrupt early neuroendocrine development of the rat hypothalamus. Toxicol Appl Pharmacol 2011;252:36–46.

165 Dickerson SM, Cunningham SL, Patisaul HB, Woller MJ, Gore AC: Endocrine disruption of brain sexual differentiation by developmental PCB exposure. Endocrinology 2011;152:581–594.

166 Franssen D, et al: Pubertal timing after neonatal diethylstilbestrol exposure in female rats: neuroendocrine vs peripheral effects and additive role of prenatal food restriction. Reprod Toxicol 2014;44:63–72.

167 Castellano JM, Tena-Sempere M: Metabolic regulation of kisspeptin. Adv Exp Med Biol 2013;784:363–383.

168 Sanchez-Garrido MA, Tena-Sempere M: Metabolic control of puberty: roles of leptin and kisspeptins. Horm Behav 2013;64:187–194.

169 Donato J Jr, et al: Leptin's effect on puberty in mice is relayed by the ventral premammillary nucleus and does not require signaling in Kiss1 neurons. J Clin Invest 2011;121:355–368.

170 Louis GW, et al: Molecular mapping of the neural pathways linking leptin to the neuroendocrine reproductive axis. Endocrinology 2011;152:2302–2310.

171 Ozen S, Darcan S: Effects of environmental endocrine disruptors on pubertal development. J Clin Res Pediatr Endocrinol 2011;3:1–6.

172 Andersen HR, Wohlfahrt-Veje CV, Jensen TK, Grandjean P, Skakkebaek NE, Katharina M: Prenatal pesticide exposure is associated with long term effects on endocrine function in children (poster). Prenatal Programming and Toxicity, Miami Beach, 2009.

173 Ouyang F, et al: Serum DDT, age at menarche, and abnormal menstrual cycle length. Occup Environ Med 2005;62:878–884.

174 Lomniczi A, et al: Epigenetic control of female puberty. Nat Neurosci 2013;16:281–289.

175 Sangiao-Alvarellos S, et al: Changes in hypothalamic expression of the Lin28/let-7 system and related microRNAs during postnatal maturation and after experimental manipulations of puberty. Endocrinology 2013;154:942–955.

176 Elks CE, et al: Thirty new loci for age at menarche identified by a meta-analysis of genome-wide association studies. Nat Genet 2010;42:1077–1085.

177 Sangiao-Alvarellos S, Pena-Bello L, Manfredi-Lozano M, Tena-Sempere M, Cordido F: Perturbation of hypothalamic microRNA expression patterns in male rats after metabolic distress: impact of obesity and conditions of negative energy balance. Endocrinology 2014;155:1838–1850.

178 Millar RP, Newton CL: Current and future applications of GnRH, kisspeptin and neurokinin B analogues. Nat Rev Endocrinol 2013;9:451–466.

179 Yang CY, et al: The endocrine and reproductive function of the female Yucheng adolescents prenatally exposed to PCBs/PCDFs. Chemosphere 2005;61:355–360.

180 Krstevska-Konstantinova M, et al: Sexual precocity after immigration from developing countries to Belgium: evidence of previous exposure to organochlorine pesticides. Hum Reprod 2001;16:1020–1026.

181 Blanck HM, et al: Age at menarche and tanner stage in girls exposed in utero and postnatally to polybrominated biphenyl. Epidemiology 2000;11:641–647.

182 Denham M, et al: Relationship of lead, mercury, mirex, dichlorodiphenyldichloroethylene, hexachlorobenzene, and polychlorinated biphenyls to timing of menarche among Akwesasne Mohawk girls. Pediatrics 2005;115:e127–e134.

183 Guerriero KA, Keen KL, Millar RP, Terasawa E: Developmental changes in GnRH release in response to kisspeptin agonist and antagonist in female rhesus monkeys (Macaca mulatta): implication for the mechanism of puberty. Endocrinology 2012;153:825–836.

184 Jayasena CN, et al: Twice-weekly administration of kisspeptin-54 for 8 weeks stimulates release of reproductive hormones in women with hypothalamic amenorrhea. Clin Pharmacol Ther 2010;88:840–847.

185 George JT, Veldhuis JD, Tena-Sempere M, Millar RP, Anderson RA: Exploring the pathophysiology of hypogonadism in men with type 2 diabetes: kisspeptin-10 stimulates serum testosterone and LH secretion in men with type 2 diabetes and mild biochemical hypogonadism. Clin Endocrinol (Oxf) 2013;79:100–104.

186 Olea N, Fernandez M: Endocrine disruption. J Epidemiol Community Health 2007;61:372–373.

第7章　青春期启动和完成，身高和肥胖增长的趋势

Frank M. Biro[a] · Wieland Kiess[b]

[a] Division of Adolescent and Transition Medicine, Cincinnati Children's Hospital Medical Center, University of Cincinnati College of Medicine, Cincinnati, Ohio, USA; [b] Hospital for Children and Adolescents, Department of Women and Child Health, University Hospitals, University of Leipzig, Leipzig, Germany

摘要

最近的研究记录了女孩和男孩的青春期早发育。一些因素可用来解释早发育的原因。流行病学研究证明，遗传因素是影响青春期启动变异性的最重要的影响因子。一些研究也发现BMI的升高与女孩性早熟相关，而BMI与男孩青春期发动关系不太一致。BMI和青春期启动之间通过多项因素调节，包括瘦素（Leptin）、kisspeptin、性激素生物活性改变及环境暴露。最近，基因组范围的分析研究了检查青春期启动和人体测量的特征，可以帮助我们了解BMI、身高增长速度和青春期时间的关系。新的研究领域还包括对表观遗传修饰的检测。

© 2016 S. Karger AG, Basel

检验有关青春期早发育的数据

大约十年前，一组专家回顾性的分析了现存的文献，指出有足够的证据表明，女孩出现乳房发育的年龄正在提前[1]。随后的研究进一步证实并延伸了这一结论。来自哥本哈根青春期研究指出女孩比照15~16年前出生的同类人群早成熟1年[2]，同样的，她们身高加速生长也比40年前要更早出现[3]。一个针对20世纪90年代末出生的美国女孩的纵向多中心研究表明白人女孩比Herman-Giddens[4]做的PROS（Pediatric Research in Office Settings）研究中女孩更早的出现乳房发育，而黑人女孩略早于PROS研究，但差异无统计学意义[5]。Parent等[6]提出了一个问题，女孩青春期的启动年龄是由所有女孩改变导致的还是由性早熟女孩群体导致的。虽然有研究表明青春期发育提前和青春期发育延迟一样[7]，但是另外的一些研究表明，在整个青春期发育的分布具有向下移位的趋势。最新的美国数据显示[5]，整个人群的青春期开始年龄都在提前，而极早熟的女孩更为明显，然而从乳房发育到月经初潮的进程却在延长。这种减慢的青春期进程在以前已经注意到[8]，青春期启动年龄和青春期进程呈现-0.28至-0.49的负相关关系[9-11]。

专家指出，上面提到的证据对性早熟的男孩并不确切[1]。紧接着发表的一些研究结表明：近年男孩出现更早的发育。在丹麦的男孩青春期生长突增的年龄相比过去40年提前了

0.4 年[3]。同样,Herman Giddens 等[4]和 PROS 研究指出:男孩青春期睾丸体积发育的平均年龄比以前的报道也有所提前。

女童早发育的潜在影响因素

目前已有一些可以解释女童早发育的因素。多项研究已经证实:基因是影响青春期发育时间变异性最重要的一个因素,这将在后面的篇章中描述。多项研究支持青春期启动的时间和 BMI 有关。Kaplowitz[12]提到:已有数据支持体脂和青春期启动时间有关,但尚未建立其因果关系。在纵向研究中已经提到 BMI 和肥胖与女童青春期启动时间之间的时间关系。例如,早在 3 岁的时,较高的 BMI Z 值与乳房早发育和早初潮年龄有关[13];5 岁时较高的体脂百分数[14]以及 7 岁时较高的 BMI 百分数[2]与乳房早发育有关。与之类似,BMI 与身高突增的启动年龄在青春期前 2 年呈负相关[15]。Rosenfield 根据 NHANES Ⅲ 中的横截面数据报道了肥胖与种族是青春期启动年龄的独立因素[16]。来自乳腺癌和环境中心的纵向数据发现:在研究一些潜在主要因素的模型中,BMI 占据了最大的变异(14.2%),而种族相比仅占 4.4%[4]。研究人员在这项研究中报道:那些 BMI 高于 85 百分位的白人非西班牙籍女童比那些 BMI 低于 85 百分位者发育明显提前,而且明显早于 PROS 研究(图 1)[5]。

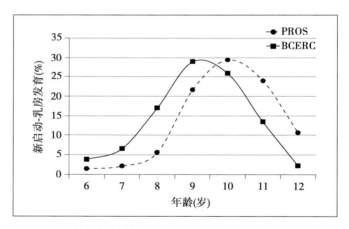

图 1 乳房发育启动年龄。PROS 和 BCERC 研究的比较

目前已有一些支持肥胖与早发育有关的解释。Frisch 和 McArthur[17]提出:需具备临界体重(48kg)或者一定的体脂含量才能启动月经周期,但这些假说未被后来的研究所证实。然而,已经有强有力的证据表明:体脂与青春期激素的启动在某些方面有关。众所周知,瘦素是一个与食欲、脂肪组织储存、能量平衡的调节有关的脂肪细胞因子[18],且有多项研究表明瘦素与青春期发育有关。例如,Matkovic 等[19]提出血清瘦素每增加 1ng/ml,初潮年龄提前 1 个月,提示达到阈值水平的瘦素是规律经期的必要条件。与 Ahmed 等[18]提出一样,Frisch 和 McArthur 提出的脂肪含量提示瘦素可能是潜在的影响因素。瘦素对青春期启动来说是必要非充分因素[20],能都刺激促性腺激素释放激素脉冲分泌[21]。最近的研究显示:kisspeptin 神经元在青春早期不是瘦素的直接作用靶点,而在青春晚期才是瘦素的直接作用靶点[22]。Bianco[23]提出:和许多动物类似,kisspeptin 的表达可能在人类存在性别差异,这可部分解释早发育以及女童易高发中枢性性早熟。此外,肥胖能促使促黄体激素释放激素脉冲分泌

的过早激活[23]，女孩的瘦素水平比男孩更早升高、达到高水平并在青春期持续更久[24]。

　　还有一些机制可以解释肥胖和女孩青春期启动之间的关系，例如肥胖、增高的芳香化作用（下面讨论）以及低水平的性激素结合蛋白。基因研究已经开始探讨这些机制以及其他潜在的因素，这将在以下部分讨论。

男孩的 BMI 指数与青春期启动暴露

　　男孩 BMI 指数增加与青春期发育提前的相关性存在更大争议。有研究发现肥胖和高 BMI 与青春期发育提前有关[25-27]，另一些研究发现其与青春期发育延迟具有相关性 [15,28-32]，然而也有研究发现青春期发育时间与肥胖没有必然联系[33,34]。De Leonibus 等[35]指出大多数欧洲研究表明肥胖或 BMI 增加与青春期或青春期发育标志，如变声/青春期身高突增呈正相关[31,36-39]，而大多数美国研究指出肥胖或 BMI 增加会导致青春期启动延迟[28,30,32]。我们指出，男孩更高的 BMI 代表足够的热量储备直到其接近肥胖状态[40]，这与 Boyne 等[25]研究结果一致，他指出在机体脂肪量达到 18kg 时阴毛发育成熟度与体脂量呈正相关，在这一点成熟减慢。也就是说，在肥胖发生之前，BMI 和青春期启动年龄之间的关系男孩可能与女孩是一致的，这种情况的发生可能是通过其他机制抑制下丘脑-垂体-性腺轴功能所致（见下文）。

其他潜在机制的探讨

　　一些作者提出了其他可能机制解释女孩青春期早发育，包括非 GnRH 依赖的青春期早发育和中枢性性早熟[41]。非 GnRH 依赖的发病机制包括饮食因素（虽然其中一些可能会影响促性腺因素）、环境内分泌干扰物（EDCs）的暴露、芳香化酶活性和提高性激素生物利用度。

饮食因素

　　饮食因素包括总热量摄入量，脂肪、蛋白质和纤维摄入量。在最近的一篇综述中，总热量摄入量与月经初潮年龄没有一致的关联性[42]。最近的一项研究报道，给恒河猴高热量饮食可导致更高水平的瘦素和 IGF-1 [43]，表明其可能会有导致青春期启动时间微妙影响的机制。关于饮食脂肪消耗量可能会导致月经早初潮的文献报道是不一致的，摄入不同类型的脂肪（如动物性脂肪，多不饱和脂肪）可能会影响该关联[42]。膳食蛋白与青春期生长突增、生长峰速的年龄及初潮/变声的提前相关，并且可能与 IGF 的分泌增多有关[44]。

　　膳食纤维的摄入与青春期启动的关系引人关注。膳食纤维对心血管疾病、胰岛素抵抗性糖尿病和几种癌症的影响已为人所知；膳食纤维可以延迟月经初潮[45,46]和乳房发育年龄[45]，尽管后来的低膳食纤维研究并没有发现晚初潮现象[47,48]。膳食纤维可以通过几种机制降低雌激素水平，包括通过改变肠肝循环增加雌激素的粪便排泄量，减少雌激素的生物利用度和抑制促性腺激素产生[45,46,49-51]。鉴于传统饮食中高膳食纤维含量意味着没有高热量密度食物或高的蛋白质摄入量，一些研究人员表示高的纤维摄入量和低雌激素生物利用度的关系，可能代表了当饮食不佳时的进化适应以延迟生殖[52]。植物性饮食摄入与植物雌激素和纤维摄入有关，研究常常受到挑战，将植物雌激素的影响与食物的其他成分分离，如纤维[53]。

环境暴露

青春期的启动时间已被确定为 EDCs 暴露的一个敏感指标[54,55],且一些 EDCs 与身体成分相关(如邻苯二甲酸盐和增加的中央肥胖)[56]。

EDCs 是干扰激素合成代谢的外源性化学物质,通过作用于酶反应或酶的表达,或是与天然激素结构相似的作用于受体的拮抗剂或激动剂[1,6,57,58]。EDCs 对人类的影响取决于化学物质种类、暴露水平、暴露时间和暴露的性别[59,60]。相对于暴露时间窗有关的不同影响,可能解释造成植物雌激素消耗所导致疾病之间的差异。例如,Adgent 等[61]在 ALSPAC 进行一项研究发现,对食用大豆配方奶粉的婴儿,大豆配方奶粉可能使其初潮提前。其他的研究发现,儿童和青少年触植物雌激素,可能导致乳腺发育延迟。Cheng 在多特蒙德研究中对女孩进行检查指出,异黄酮暴露水平最高的女孩乳腺发育延迟 0.7 年[47]。与此类似,Mervish 等[62]报道在那些异黄酮暴露水平最高的女性乳腺延迟发育 0.5 年,但木质素没有影响。

其他几类化合物也被认为是 EDCs,包括邻苯二甲酸盐、酚和有机氮化合物[58]。几组最近综述提出 EDCs 影响的机制,包括对类固醇激素合成酶的抑制;感兴趣的读者可以直接阅读其综述[7,58,CastellanoandTena-Sempere,this vol. ,pp. 87-121]。对人类的研究已经注意到这些化合物的关联以及青春期的时间或对性激素的影响。人尿液中邻苯二甲酸浓度增高与阴毛萌出延迟有关[63,64],与 DHEAS 和雄烯二酮水平低下相关[65]。同样,酚类化合物与月经初潮延迟相关[66]。

Obesogens 经常被归为 EDCs,并代表几类化学物质,其可以通过调节 PPA 受体-γ 或通过调节芳香化酶,从而影响青春启动时间[67]。这些化学物质已经被证实通过影响信号转导通路或通过刺激间充质干细胞到前体脂肪细胞及前体脂肪细胞成熟为脂肪细胞从而促进脂肪合成(脂肪细胞的数量和大小)[67]。例如,已发现杀菌剂氟菌唑在动物模型中上调 PPA 受体-γ 从而诱导间充质干细胞表达脂肪细胞的标记物[68]。在另一个动物研究中,产前暴露于三丁基锡可导致脂肪组织的体积增加,增加脂肪细胞的大小和数量,并增加了脂肪细胞标志物在间充质干细胞中的表达[69]。

激素活性的改变和肥胖

脂肪细胞是卵巢之外一个重要的雌激素合成场所[70]。最近的一项纵向研究发现,在女孩乳房开始初发育时,BMI 较高者血清雌二醇水平比 BMI 在正常范围的女孩更低[71]。以往的研究已发现肥胖女孩血中促性腺激素被抑制[72,73]。综上所述以及其他作者的研究结果,雄激素可通过脂肪组织的增加和芳香化酶活性的增高,在外周转化为雌激素[74-77]。

另一个可能的机制是,肥胖与激素生物利用度的增高有关。多项研究证明肥胖与性激素结合球蛋白降低以及雄激素的合成增加有关[78,79]。性激素结合球蛋白水平下降导致性类固醇激素生物利用度的增加。如上面提到的那样,结合芳香化酶活性的增加,增高的肾上腺雄激素可能导致外周肾上腺雄激素转化为雌酮,且此过程不受下丘脑-垂体-卵巢轴的影响[71]。

遗传因素对青春期启动、青春期进展速度及成年身高的影响

尽管流行病学提示遗传是影响青春期启动的主要因素,近期关于青春期启动提前的研

究却不支持这一假设。例如，生于 1875 和 1970 年间的以色列妇女初潮年龄变化不大，而出生于 1970 和 1990 年间的以色列妇女初潮年龄却显著提前［80］。正因为这种初潮年龄提前得相当突然，环境因素或特殊生活事件可能是初潮年龄变化的原因。比如，早期营养不良后的追赶生长很可能触发了青春期启动的提前［81］。然而，近期的文献还是支持遗传特性对青春期启动、青春期进展速度及成年身高，发挥着基本的影响。

体型和人类发育的许多遗传风险和变异性至今仍难以解释。在全球人群中检测基因组变异有助于分析其与人类发育、体型和疾病的关系［82］。例如，旨在提供人类基因组深度测序并描绘其多态性的千人基因组计划，将进一步帮助研究人员揭示遗传变异影响人类特质的变异［83］。同时，基因组 Meta 分析已经识别出许多人体测量学特征（如身高、BMI 和腰臀比）对应的基因位点。重要的在于，现今已发现基因结构和变异分布在不同特质间存在着大量的重叠。例如，肥胖各亚群之间的遗传异质性较小［84］。另一项近期的研究显示，在 3925 例个体中进行 294 831 个单核苷酸多态性（SNPs）检测，可以解释受试者身高差异性的 45%［85］。

许多基因（例如 *RSPO3*、*VEGFA*、*LY86* 和 *CPEB4* 等）的遗传变异与腰臀比有关，该指标反应着体型尤其是体脂分布状况。腰围及腰臀比与心血管疾病、2 型糖尿病的个体发病风险以及总体死亡率相关。这些数据表明，肥胖、脂肪分布和疾病发生风险的性别差异是由遗传决定的［86］。

近期的研究证实，遗传变异影响着青春期启动、青春期进展和生长模式。例如，发现 *LIN28B* 基因突变可以导致女孩乳房发育提前，男孩变声提前及阴毛发育提前。这些变异的携带者更早达到青春期生长突增，随即成年终身高有所减损［87,88］。Lin28B 是包括 let-7 在内的 microRNA 生物合成抑制子［89］。Lin28B 的单核苷酸多态性之一，rs314276，似乎促进了女孩 BMI 与青春期发育提前之间相互关联，并且与女性儿童期的快速体重增长及成年期的 BMI 升高有关［87］。这些研究结果表明 Lin28B 可能充当青春期启动的环境影响的一个调解者［7］。

通过全基因组相关研究的 Meta 分析，已经识别出许多与初潮年龄相关的遗传位点。与 BMI 相关的基因（如 *FTO*、*SEC16B* 和 *TMEM18*）及与能量稳态有关的基因（如 *MCHR2*），或激素调控基因（如 *PCSK2*），已被证实为初潮相关的位点［90］。汇集共计 182 416 名欧洲裔女性的 57 项研究数据，鉴定出与初潮年龄相关的 106 个基因位点上的亲源特异等位基因。有趣的是其中很多的基因，跟与体重、脂肪量、以及疾病包括青春期罕见病有关的基因相互重叠［91］。例如，印记基因 *MKRN3* 的突变引起家族性中枢性性早熟。*MKRN3* 是染色体 15q11-q13 区域中的父源印记基因，可导致 Prader-Willi 综合征，这能解释某些 Prader-Willi 综合征患者青春期发育提前的现象［92,93］。

在另一项与男、女性性成熟有关的全基因组关联分析研究中，进一步突显了决定体型（BMI）、男女青春期启动相关基因的重要性。有意思的是，同样的遗传变异，在男性与青春期时相有关，而在女性则与初潮年龄有关。因此可以得出结论，男、女性青春期发育的调控机制在很大程度上是共通的。然而，男孩的体重和青春期发动时相之间的关系似乎很复杂，目前尚不完全清楚［94］（参见上文）。

总之，遗传因素被认为是生长、体型、脂肪量与青春期发育之间最主要的连接环节［95］。此外，最为重要在于，已经证实了许多的遗传变异与男、女性的青春期启动提前或延迟有关。然而，这些基因位点仅能解释青春期发动时相的小部分遗传作用，而且表明环境因素或环境所致变化(表观遗传),可能推翻现代文明影响下青春期启动的基因决定论。Parent 等编写的第 10 章中提出了关于青春期启动时机机制的新观点。

总结

　　尽管在 2003 年 11 月召开的会议中专家们一致认为有足够的证据来证明女孩的青春期发育年龄越来越早,且无足够的证据表明男孩存在更早的青春期发育成熟。随后的研究似乎提供了更多的证据表明男孩也存在更早的青春期发育成熟。女孩性早熟的主要因素似乎与更大的身体质量指数和肥胖有关,这可能会受到环境暴露和表观遗传变化的影响;尚不清楚身体质量指数和脂肪是否是男孩性早熟的主要因素,但是这种关系可能不是线性关系。在 21 世纪初女孩早发育可能是"标准的一部分",但我们不应该认为早熟是正常的,一些早熟的女孩可能有潜在的医学病因[96],同时我们也不应该把肥胖症流行视为正常现象。

（苏喆 译,常波 校）

参考文献

1　Euling SY, Herman-Giddens ME, Lee PA, Selevan SG, Juul A, Sorensen TI, Dunkel L, Himes JH, Teilmann G, Swan SH: Examination of US puberty-timing data from 1940 to 1994 for secular trends: panel findings. Pediatrics 2008;121(suppl 3):S172–S191.

2　Aksglaede L, Sorensen K, Petersen JH, Skakkebaek NE, Juul A: Recent decline in age at breast development: the Copenhagen Puberty Study. Pediatrics 2009;123:e932–e939.

3　Aksglaede L, Olsen LW, Sorensen TI, Juul A: Forty years trends in timing of pubertal growth spurt in 157,000 Danish school children. PLoS One 2008;3: e2728.

4　Herman-Giddens ME, Steffes J, Harris D, Slora E, Hussey M, Dowshen SA, Wasserman R, Serwint JR, Smitherman L, Reiter EO: Secondary sexual characteristics in boys: data from the Pediatric Research in Office Settings Network. Pediatrics 2012;130:e1058–e1068.

5　Biro FM, Greenspan LC, Galvez MP, Pinney SM, Teitelbaum S, Windham GC, Deardorff J, Herrick RL, Succop PA, Hiatt RA, Kushi LH, Wolff MS: Onset of breast development in a longitudinal cohort. Pediatrics 2013;132:1019–1027.

6　Parent AS, Teilmann G, Juul A, Skakkebaek NE, Toppari J, Bourguignon JP: The timing of normal puberty and the age limits of sexual precocity: variations around the world, secular trends, and changes after migration. Endocr Rev 2003;24:668–693.

7　Parent A-S, Franssen D, Fudvoye J, Gérard A, Bourguignon J-P: Developmental variations in environmental influences including endocrine disruptors on pubertal timing and neuroendocrine control: revision of human observations and mechanistic insight from rodents. Front Neuroendocrinol 2015;38:12–36.

8　Pantsiotou S, Papadimitriou A, Douros K, Priftis K, Nicolaidou P, Fretzayas A: Maturational tempo differences in relation to the timing of the onset of puberty in girls. Acta Paediatr 2008;97:217–220.

9　Biro FM, Huang B, Crawford PB, Lucky AW, Striegel-Moore R, Barton BA, Daniels S: Pubertal correlates in black and white girls. J Pediatr 2006;148:234–240.

10　de Ridder CM, Thijssen JH, Bruning PF, Van den Brande JL, Zonderland ML, Erich WB: Body fat mass, body fat distribution, and pubertal development: a longitudinal study of physical and hormonal sexual maturation of girls. J Clin Endocrinol Metab 1992;75:442–446.

11　Marti-Henneberg C, Vizmanos B: The duration of puberty in girls is related to the timing of its onset. J Pediatr 1997;131:618–621.

12　Kaplowitz PB: Link between body fat and the timing of puberty. Pediatrics 2008;121(suppl 3):S208–S217.

13　Lee JM, Appugliese D, Kaciroti N, Corwyn RF, Bradley RH, Lumeng JC: Weight status in young girls and the onset of puberty. Pediatrics 2007;119:e624–e630.

14　Davison KK, Susman EJ, Birch LL: Percent body fat at age 5 predicts earlier pubertal development among girls at age 9. Pediatrics 2003;111:815–821.

15　Buyken AE, Karaolis-Danckert N, Remer T: Association of prepubertal body composition in healthy girls and boys with the timing of early and late pubertal markers. Am J Clin Nutr 2009;89:221–230.

16　Rosenfield RL, Lipton RB, Drum ML: Thelarche, pubarche, and menarche attainment in children with normal and elevated body mass index. Pediatrics 2009;123:84–88.

17　Frisch RE, McArthur JW: Menstrual Cycles: Fatness as a determinant of minimum weight for height necessary for their maintenance or onset. Science 1974;

185:949–951.

18 Ahmed ML, Ong KK, Dunger DB: Childhood obesity and the timing of puberty. Trends Endocrinol Metab 2009;20:237–242.

19 Matkovic V, Ilich JZ, Skugor M, Badenhop NE, Goel P, Clairmont A, Klisovic D, Nahhas RW, Landoll JD: Leptin is inversely related to age at menarche in human females. J Clin Endocrinol Metab 1997;82:3239–3245.

20 Grumbach MM: The neuroendocrinology of human puberty revisited. Horm Res 2002;57(suppl 2):2–14.

21 Lebrethon M-C, Aganina A, Fournier M, Gerard A, Parent A-S, Bourguignon J-P: Effects of in vivo and in vitro administration of ghrelin, leptin and neuropeptide mediators on pulsatile gonadotrophin-releasing hormone secretion from male rat hypothalamus before and after puberty. J Endocrinol 2007;19:181–188.

22 Cravo RM, Frazao R, Perello M, Osborne-Lawrence S, Williams KW, Zigman JM, Vianna C, Elias CF: Leptin signaling in Kiss1 neurons arises after pubertal development. PLoS One 2013;8:e58698.

23 Bianco SD: A potential mechanism for the sexual dimorphism in the onset of puberty and incidence of idiopathic central precocious puberty in children: sex-specific kisspeptin as an integrator of puberty signals. Front Endocrinol (Lausanne) 2012;3:149.

24 Roemmich JN, Clark PA, Berr SS, Mai V, Mantzoros CS, Flier JS, Weltman A, Rogol AD: Gender differences in leptin levels during puberty are related to the subcutaneous fat depot and sex steroids. Am J Physiol 1998;275:E543–E551.

25 Boyne MS, Thame M, Osmond C, Fraser RA, Gabay L, Reid M, Forrester TE: Growth, body composition, and the onset of puberty: longitudinal observations in Afro-Caribbean children. J Clin Endocrinol Metab 2010;95:3194–3200.

26 Sandhu J, Ben-Shlomo Y, Cole TJ, Holly J, Davey Smith G: The impact of childhood body mass index on timing of puberty, adult stature and obesity: a follow-up study based on adolescent anthropometry recorded at Christ's Hospital (1936–1964). Int J Obes (Lond) 2006;30:14–22.

27 Sorensen K, Aksglaede L, Petersen JH, Juul A: Recent changes in pubertal timing in healthy Danish boys: associations with body mass index. J Clin Endocrinol Metab 2010;95:263–270.

28 Biro FM, Khoury P, Morrison JA: Influence of obesity on timing of puberty. Int J Androl 2006;29:272–277; discussion 286–290.

29 Kleber M, Schwarz A, Reinehr T: Obesity in children and adolescents: relationship to growth, pubarche, menarche, and voice break. J Pediatr Endocrinol Metab 2011;24:125–130.

30 Lee JM, Kaciroti N, Appugliese D, Corwyn RF, Bradley RH, Lumeng JC: Body mass index and timing of pubertal initiation in boys. Arch Pediatr Adolesc Med 2010;164:139–144.

31 Vizmanos B, Marti-Henneberg C: Puberty begins with a characteristic subcutaneous body fat mass in each sex. Eur J Clin Nutr 2000;54:203–208.

32 Wang Y: Is obesity associated with early sexual maturation? A comparison of the association in American boys versus girls. Pediatrics 2002;110:903–910.

33 Karpati AM, Rubin CH, Kieszak SM, Marcus M, Troiano RP: Stature and pubertal stage assessment in american boys: the 1988–1994 Third National Health and Nutrition Examination Survey. J Adolesc Health 2002;30:205–212.

34 Laron Z: Is obesity associated with early sexual maturation? Pediatrics 2004;113:171–172; author reply 171–172.

35 De Leonibus C, Marcovecchio ML, Chiarelli F: Update on statural growth and pubertal development in obese children. Pediatr Rep 2012;4:e35.

36 He Q, Karlberg J: BMI in Childhood and its association with height gain, timing of puberty, and final height. Pediatr Res 2001;49:244–251.

37 Juul A, Magnusdottir S, Scheike T, Prytz S, Skakkebaek NE: Age at voice break in Danish boys: effects of pre-pubertal body mass index and secular trend. Int J Androl 2007;30:537–542.

38 Monteilh C, Kieszak S, Flanders WD, Maisonet M, Rubin C, Holmes AK, Heron J, Golding J, McGeehin MA, Marcus M: Timing of maturation and predictors of Tanner stage transitions in boys enrolled in a contemporary British cohort. Paediatr Perinat Epidemiol 2011;25:75–87.

39 Ong KK, Bann D, Wills AK, Ward K, Hardy R, Kuh D; National Survey of Health and Development Scientific and Data Collection Team: Timing of voice breaking in males associated with growth and weight gain across the life course. J Clin Endocrinol Metab 2012;97:2844–2852.

40 Biro FM, Greenspan LC, Galvez MP: Puberty in girls of the 21st century. J Pediatr Adolesc Gynecol 2012;25:289–294.

41 Sorensen K, Mouritsen A, Aksglaede L, Hagen CP, Mogensen SS, Juul A: Recent secular trends in pubertal timing: implications for evaluation and diagnosis of precocious puberty. Horm Res Paediatr 2012;77:137–145.

42 Cheng G, Buyken AE, Shi L, Karaolis-Danckert N, Kroke A, Wudy SA, Degen GH, Remer T: Beyond overweight: nutrition as an important lifestyle factor influencing timing of puberty. Nutr Rev 2012;70:133–152.

43 Terasawa E, Kurian JR, Keen KL, Shiel NA, Colman RJ, Capuano SV: Body weight impact on puberty: effects of high-calorie diet on puberty onset in female rhesus monkeys. Endocrinology 2012;153:1696–1705.

44 Budek AZ, Hoppe C, Michaelsen KF, Bugel S, Molgaard C: Associations of total, dairy, and meat protein with markers for bone turnover in healthy, prepubertal boys. J Nutr 2007;137:930–934.

45 de Ridder CM, Thijssen JH, Van 't Veer P, van Duuren R, Bruning PF, Zonderland ML, Erich WB: Dietary habits, sexual maturation, and plasma hormones in pubertal girls: a longitudinal study. Am J Clin Nutr 1991;54:805–813.

46 Koo MM, Rohan TE, Jain M, McLaughlin JR, Corey PN: A cohort study of dietary fibre intake and menarche. Public Health Nutr 2002;5:353–360.

47 Cheng G, Remer T, Prinz-Langenohl R, Blaszkewicz M, Degen GH, Buyken AE: Relation of isoflavones and fiber intake in childhood to the timing of puberty. Am J Clin Nutr 2010;92:556–564.

48 Moisan J, Meyer F, Gingras S: A nested case-control study of the correlates of early menarche. Am J Epidemiol 1990;132:953–961.

49 Goldin BR, Adlercreutz H, Gorbach SL, Warram JH, Dwyer JT, Swenson L, Woods MN: Estrogen excretion patterns and plasma levels in vegetarian and omnivorous women. N Engl J Med 1982;307:1542–1547.

50 Gorbach SL, Goldin BR: Diet and the excretion and enterohepatic cycling of estrogens. Prev Med 1987;16:525–531.

51 Rose DP, Goldman M, Connolly JM, Strong LE: High-fiber diet reduces serum estrogen concentrations in premenopausal women. Am J Clin Nutr 1991;54:520–525.

52 Hughes RE, Jones E: Intake of dietary fibre and the age of menarche. Ann Hum Biol 1985;12:325–332.

53 Horn-Ross PL, Barnes S, Lee M, Coward L, Mandel JE, Koo J, John EM, Smith M: Assessing phytoestrogen exposure in epidemiologic studies: development of a database (United States). Cancer Causes Control 2000;11:289–298.

54 Biro FM, Wolff MS: Puberty as a window of susceptibility; in Russo J (ed): Environment and Breast Cancer. Berlin, Springer, 2011, pp 29–41.

55 Buck Louis GM, Gray LE Jr, Marcus M, Ojeda SR, Pescovitz OH, Witchel SF, Sippell W, Abbott DH, Soto A, Tyl RW, Bourguignon JP, Skakkebaek NE, Swan SH, Golub MS, Wabitsch M, Toppari J, Euling SY: Environmental factors and puberty timing: expert panel research needs. Pediatrics 2008;121(suppl 3):S192–S207.

56 Stahlhut RW, van Wijngaarden E, Dye TD, Cook S, Swan SH: Concentrations of urinary phthalate metabolites are associated with increased waist circumference and insulin resistance in adult U.S. males. Environ Health Perspect 2007;115:876–882.

57 Fisher MM, Eugster EA: What is in our environment that effects puberty? Reprod Toxicol 2014;44:7–14.

58 Hampl R, Kubátová J, Starka L: Steroids and endocrine disruptors: history, recent state of art and open questions. J Steroid Biochem Mol Biol DOI: 10.1016/j.jsbmb.2014.04.013.

59 Tang-Peronard JL, Andersen HR, Jensen TK, Heitmann BL: Endocrine-disrupting chemicals and obesity development in humans: a review. Obes Rev 2011;12:622–636.

60 Toppari J: Environmental endocrine disrupters. Sex Dev 2008;2:260–267.

61 Adgent MA, Daniels JL, Rogan WJ, Adair L, Edwards LJ, Westreich D, Maisonet M, Marcus M: Early-life soy exposure and age at menarche. Paediatr Perinat Epidemiol 2012;26:163–175.

62 Mervish NA, Gardiner EW, Galvez MP, Kushi LH, Windham GC, Biro FM, Pinney SM, Rybak ME, Teitelbaum SL, Wolff MS, BCERP: Dietary flavonol intake is associated with age of puberty in a longitudinal cohort of girls. Nutr Res 2013;33:534–542.

63 Frederiksen H, Sorensen K, Mouritsen A, Aksglaede L, Hagen CP, Petersen JH, Skakkebaek NE, Andersson AM, Juul A: High urinary phthalate concentration associated with delayed pubarche in girls. Int J Androl 2012;35:216–226.

64 Wolff MS, Teitelbaum SL, McGovern K, Windham GC, Pinney SM, Galvez M, Calafat AM, Kushi LH, Biro FM: Breast cancer and environment research program: phthalate exposure and pubertal development in a longitudinal study of US girls. Hum Reprod 2014;29:1558–1566.

65 Mouritsen A, Frederiksen H, Sorensen K, Aksglaede L, Hagen C, Skakkebaek NE, Main KM, Andersson AM, Juul A: Urinary phthalates from 168 girls and boys measured twice a year during a 5-year period: associations with adrenal androgen levels and puberty. J Clin Endocrinol Metab 2013;98:3755–3764.

66 Buttke DE, Sircar K, Martin C: Exposures to endocrine-disrupting chemicals and age of menarche in adolescent girls in NHANES (2003–2008). Environ Health Perspect 2012;120:1613–1618.

67 Grun F, Blumberg B: Environmental obesogens: organotins and endocrine disruption via nuclear receptor signaling. Endocrinology 2006;147:S50–S55.

68 Li X, Pham HT, Janesick AS, Blumberg B: Triflumizole is an obesogen in mice that acts through peroxisome proliferator activated receptor gamma (PPARγ). Environ Health Perspect 2012;120:1720–1726.

69 Chamorro-Garcia R, Sahu M, Abbey RJ, Laude J, Pham N, Blumberg B: Transgenerational inheritance of increased fat depot size, stem cell reprogramming, and hepatic steatosis elicited by prenatal exposure to the obesogen tributyltin in mice. Environ Health Perspect 2013;121:359–366.

70 Bellemare V, Laberge P, Noel S, Tchernof A, Luu-The V: Differential estrogenic 17β-hydroxysteroid dehydrogenase activity and type 12 17β-hydroxysteroid dehydrogenase expression levels in preadipocytes and differentiated adipocytes. J Steroid Biochem Mol Biol 2009;114:129–134.

71 Biro FM, Pinney SM, Huang B, Baker ER, Walt Chandler D, Dorn LD: Hormone changes in peripubertal girls. J Clin Endocrinol Metab 2014;99:3829–3835.

72 Bordini B, Littlejohn E, Rosenfield RL: Blunted sleep-related luteinizing hormone rise in healthy premenarcheal pubertal girls with elevated body mass index. J Clin Endocrinol Metab 2009;94:1168–1175.

73 McCartney CR, Prendergast KA, Blank SK, Helm KD, Chhabra S, Marshall JC: Maturation of luteinizing hormone (gonadotropin-releasing hormone) secretion across puberty: evidence for altered regulation in obese peripubertal girls. J Clin Endocrinol Metab 2009;94:56–66.

74 Burt Solorzano CM, McCartney CR: Obesity and the

pubertal transition in girls and boys. Reproduction 2010;140:399–410.

75 Dunger DB, Ahmed ML, Ong KK: Effects of obesity on growth and puberty. Best Pract Res Clin Endocrinol Metab 2005;19:375–390.

76 Jasik CB, Lustig RH: Adolescent obesity and puberty: the 'perfect storm'. Ann N Y Acad Sci 2008;1135: 265–279.

77 Simpson ER: Aromatase: biologic relevance of tissue-specific expression. Semin Reprod Med 2004;22: 11–23.

78 Reinehr T, de Sousa G, Roth CL, Andler W: Androgens before and after weight loss in obese children. J Clin Endocrinol Metab 2005;90:5588–5595.

79 McCartney CR, Blank SK, Prendergast KA, Chhabra S, Eagleson CA, Helm KD, Yoo R, Chang RJ, Foster CM, Caprio S, Marshall JC: Obesity and sex steroid changes across puberty: evidence for marked hyperandrogenemia in pre- and early pubertal obese girls. J Clin Endocrinol Metab 2007;92:430–436.

80 Flash-Luzzatti S, Weil C, Shalev V, Oron T, Chodick G: Long-term secular trends in the age at menarche in Israel: a systematic literature review and pooled analysis. Horm Res Paediatr 2014;81:266–271.

81 Proos L, Gustafsson J: Is early puberty triggered by catch-up growth following undernutrition? Int J Environ Res Public Health 2012;9:1791–1809.

82 International HapMap 3 Consortium, Altshuler DM, Gibbs RA, Peltonen L, Altshuler DM, Gibbs RA, Peltonen L, et al: Integrating common and rare genetic variation in diverse human populations. Nature 2010;467:52–58.

83 The 1000 Genomes Project Consortium, Abecasis GR, Altshuler D, Auton A, Brooks LD, Durbin RM, Gibbs RA, Hurles ME, McVean GA: A map of human genome variation from population-scale sequencing. Nature 2010;467:1061–1073.

84 Berndt SI, Gustafsson S, Magi R, Ganna A, Wheeler E, Feitosa MF, et al: Genome-wide meta-analysis identifies 11 new loci for anthropometric traits and provides insights into genetic architecture. Nat Genet 2013;45:501–512.

85 Yang J, Benyamin B, McEvoy BP, Gordon S, Henders AK, Nyholt DR, Madden PA, Heath AC, Martin NG, Montgomery GW, Goddard ME, Visscher PM: Common SNPs explain a large proportion of the heritability for human height. Nat Genet 2010;42:565–569.

86 Heid IM, Jackson AU, Randall JC, Winkler TW, Qi L, Steinthorsdottir V, et al: Meta-analysis identifies 13 new loci associated with waist-hip ratio and reveals sexual dimorphism in the genetic basis of fat distribution. Nat Genet 2010;42:949–960.

87 Ong KK, Elks CE, Li S, Zhao JH, Luan J, Andersen LB, Bingham SA, Brage S, Smith GD, Ekelund U, Gillson CJ, Glaser B, Golding J, Hardy R, Khaw KT, Kuh D, Luben R, Marcus M, McGeehin MA, Ness AR, Northstone K, Ring SM, Rubin C, Sims MA, Song K, Strachan DP, Vollenweider P, Waeber G, Waterworth DM, Wong A, Deloukas P, Barroso I, Mooser V, Loos RJ, Wareham NJ: Genetic variation

in LIN28B is associated with the timing of puberty. Nat Genet 2009;41:729–733.

88 Tommiska J, Wehkalampi K, Vaaralahti K, Laitinen EM, Raivio T, Dunkel L: LIN28B in constitutional delay of growth and puberty. J Clin Endocrinol Metab 2010;95:3063–3066.

89 Piskounova E, Polytarchou C, Thornton JE, LaPierre RJ, Pothoulakis C, Hagan JP, Iliopoulos D, Gregory RI: Lin28A and Lin28B inhibit let-7 microRNA biogenesis by distinct mechanisms. Cell 2011;147:1066–1079.

90 Elks CE, Perry JR, Sulem P, Chasman DI, Franceschini N, He C: Thirty new loci for age at menarche identified by a meta-analysis of genome-wide association studies. Nat Genet 2010;42:1077–1085.

91 Perry JR, Day F, Elks CE, Sulem P, Thompson DJ, Ferreira T: Parent-of-origin-specific allelic associations among 106 genomic loci for age at menarche. Nature 2014;514:92–97.

92 Abreu AP, Dauber A, Macedo DB, Noel SD, Brito VN, Gill JC, Cukier P, Thompson IR, Navarro VM, Gagliardi PC, Rodrigues T, Kochi C, Longui CA, Beckers D, de Zegher F, Montenegro LR, Mendonca BB, Carroll RS, Hirschhorn JN, Latronico AC, Kaiser UB: Central precocious puberty caused by mutations in the imprinted gene MKRN3. N Engl J Med 2013; 368:2467–2475.

93 Macedo DB, Abreu AP, Reis AC, Montenegro LR, Dauber A, Beneduzzi D, Cukier P, Silveira LF, Teles MG, Carroll RS, Junior GG, Filho GG, Gucev Z, Arnhold IJ, de Castro M, Moreira AC, Martinelli CE Jr, Hirschhorn JN, Mendonca BB, Brito VN, Antonini SR, Kaiser UB, Latronico AC: Central precocious puberty that appears to be sporadic caused by paternally inherited mutations in the imprinted gene makorin ring finger 3. J Clin Endocrinol Metab 2014;99: E1097–E1103.

94 Cousminer DL, Stergiakouli E, Berry DJ, Ang W, Groen-Blokhuis MM, Korner A, Siitonen N, Ntalla I, Marinelli M, Perry JR, Kettunen J, Jansen R, Surakka I, Timpson NJ, Ring S, McMahon G, Power C, Wang C, Kahonen M, Viikari J, Lehtimaki T, Middeldorp CM, Hulshoff Pol HE, Neef M, Weise S, Pahkala K, Niinikoski H, Zeggini E, Panoutsopoulou K, Bustamante M, Penninx BW; ReproGen Consortium, Murabito J, Torrent M, Dedoussis GV, Kiess W, Boomsma DI, Pennell CE, Raitakari OT, Hypponen E, Davey Smith G, Ripatti S, McCarthy MI, Widen E; Early Growth Genetics (EGG) Consortium: Genome-wide association study of sexual maturation in males and females highlights a role for body mass and menarche loci in male puberty. Hum Mol Genet 2014;23:4452–4464.

95 Gajdos ZK, Henderson KD, Hirschhorn JN, Palmert MR: Genetic determinants of pubertal timing in the general population. Mol Cell Endocrinol 2010;324: 21–29.

96 Midyett LK, Moore WV, Jacobson JD: Are pubertal changes in girls before age 8 benign? Pediatrics 2003; 111:47–51.

第8章　生长的奥秘：儿童及青春期发育的调节来自基因和环境的共同作用

Christian L. Roth[a,b] · Sara DiVall[b]

[a]Seattle Children's Hospital Research Institute,[b]Department of Pediatrics, University of Washington,Seattle,Wash. ,USA

摘要

性发育与人体生长发育及体重增长存在密切关系,这也提示生长发育和青春期性发育在调节机制上存在密切关联。研究表明胎儿时期及出生后的环境因素对远期的生长发育及性发育均有重要影响,这也提示环境因素在生长发育和青春期性发育在调节机制上发挥了重要作用。人类在宫内发育及婴幼儿时期的发育非常重要,这一时期来自外界的影响因素可以影响未来的生长发育和性发育,甚至影响可贯穿整个生命过程,这也体现了宫内发育及婴幼儿时期的发育存在高度的"可塑性"。研究发现小于胎龄儿(SGA)及孕期严重营养缺乏的个体表现出对于长期慢性营养不良环境的耐受能力,在出生后表现出更强的能量代谢及储存能力,过快的体重增加进而导致过早的青春期性发育以及远期慢性代谢性疾病风险的增加。环境因素通过表观遗传学调控,从而影响基因的表达以及影响表型。来自小于胎龄儿妊娠期的表观遗传学改变可以对未来生长发育、性发育有所影响,从而对生命造成更加深远的影响。

© 2016 S. Karger AG,Basel

从儿童到青春期发育过程中,在青春期的起始发育过程中促性腺激素释放激素(gonadotropin-releasing hormone,GnRH)活性的上调是下丘脑-垂体-性腺轴觉醒的始动环节,多种遗传和代谢因素参与了这一复杂的过程。例如在女性月经初潮年龄的决定因素中,遗传因素仅起到一部分作用,包括饮食、心理、季节、理化物质、代谢等多种环境因素的作用占到其中很大一部分比例[1]。

基于低体重出生儿成年后出现代谢及心血管疾病发病风险显著提高的这一事实[2],Barker 曾提出关于慢性疾病起源的假说。该假说认为宫内生长发育迟缓是适应宫内营养物质供应缺乏环境的一种保护机制,但随着后天营养物质的极大丰富,体内对丰富营养物质的代谢失衡,最终导致如肥胖、糖尿病和心血管疾病等慢性疾病。同样,人们在青春发育启动年龄的差异中也发现了类似的现象。

除去上述宫内营养物质缺乏以外,包括母孕产疾病、儿童期疾病史、内分泌系统紊乱、甚至身高和体重增长速度均对成年后疾病的发病有所关联,这些影响因素可能通过某些代谢途径或炎症通路最终对成人疾病发病或生殖功能产生影响。在本章中,我们将着重讨论产前及新生儿-儿童时期对人类身高和性发育的影响，以及其中潜在的代谢通路或表观遗传学等调控机制。

青春期发育与产前和儿童时期环境影响因素的关系

最早发现的产前及儿童时期环境因素对青春期发育影响的证据来自于欧美、澳大利亚等多个基于新生儿出生后的纵向流行病学研究（表 1~表 5）。研究环境因素与肾上腺皮质功能初现（adrenarch onset）时间之间的关系，但这些研究仅仅局限于评估阳性症状、体征与性激素暴露之间的关系[3-5]。在流行病学研究中女性月经初潮时间通常被认为是人类女性青春期发育的重要标志，许多研究以此为标记着重于研究环境因素对女性青春期发育时间的影响，而在男性青春期发育中难以找到相似的时间节点[6]。

需要我们谨记的是流行病学调查研究仅仅可以阐述事物之间的关联性，而非因果。因果关系的论证需要通过严密设计的随机对照试验研究（randomized trial）或匹配良好的前瞻性病例对照研究（case-control prospective study）。在研究环境因素对胎儿及儿童的影响这一命题中，繁杂的变量、伦理学的限制使得研究者们无法提出更为精巧的实验设计。此外，我们目前认为 Tanner 分期（Tanner Stage）是临床医师用于评估青春期发育的通用标准，但由于精确的 Tanner 分期有赖于儿科医师的临床功力，同时多数流行病学调查研究受到入组人数众多、经费限制等限制，许多研究采取患者自查以及临床观察等方式评估来取代临床体格检查，从而导致在大宗的流行病学研究中对性发育评估可能存在误差[7]。在本章节中我们将概述列举该领域的研究。

小于胎龄儿

基于 Barker 对出生体重对代谢及肥胖等疾病的关系的早期研究及提出的相关假说[2]，表 1 中列举了许多关注出生体重和月经初潮年龄之间关系的研究。无论将小于胎龄儿（small for gestational age，SGA）的标准定义为低于同胎龄平均体重的第 3 或 10 百分位数的新生儿，研究并未统计出 SGA 与适于胎龄儿（appropriate for gestational age，AGA）之间月经初潮年龄存在显著差异，这可能和早期的病例对照研究入组人数较少有关。而在入组人数较多的流行病学研究中，一部分研究得出 SGA 与月经初潮早发存在相关性，但仍如上所述，基于青春期发育查体操作困难、伦理学方面的争议，在大型的流行病学研究中，鲜有研究可以阐明 SGA 与青春期发育起始年龄之间的联系。需要我们注意的是在繁杂的多个研究中，对于 SGA 的定义、出生体重的分组存在多种多样的分组方式，对于性发育的分期，尤其是对性发育早、中、末期的定义也并非存在统一的标准。对这样研究的总结归纳过程中我们发现似乎女性 SGA/低出生体重组与对照组相比，月经初潮年龄更早；但并无数据支持在男性中是否存在相似的出生体重和性发育年龄之间的关系。对于出生后体重的增长与性发育之间的关系，我们将在下面的文章中阐述。

此外目前没有数据表明胎儿宫内生长迟缓与性发育年龄之间的关系，但却对成人后的生育率产生影响。这一统计数据来源于 1944—1945 年二战期间荷兰饥荒期间出生的女性出生体重明显低于同地区其他时期出生的女性，但相比这一特殊时期的女性成年后第一次生产年龄与对照组相比明显年轻，产子数量增加、不孕的比例也明显下降[8]。宫内生长迟缓对生育率是否存在影响仍需要更多的佐证来证实。

表 1 出生体重与青春期启动年龄的关系

研究类型	文献	研究人群	分组变量	出生周数	总数 SGA	总数 对照	测量变量	结果 SGA	结果 对照
病例对照研究	Westwood et al.[69]	Montreal, Canada	SGA=BW<3%	≥37周	33	33	初潮年龄	12.4	12.7
	Ibanez et al[70]	Catalan, Spain	SGA=BW≤1.5 SD	不详	12	42	初潮年龄	11.3	12.9*
	Veening et al.[71]	Amsterdam, Netherlands	SGA=BW 10%	不详	20	15	青春期发育年龄/全国平均年龄数据	女94 男104	106 97
	Leger et al.[72]	Hagaenau, France	SGA=BW,BL<3%	≥37周	236	281	初潮年龄	12.6	12.9
	Persson et al.[73]	Uppsala, Sweden	SGA=BW≤2.5 SD	不限	83	706	初潮年龄；生长加速起始年龄	12.7 女10.7 男12.1	13.1* 11.1* 12.1
	Koziel and Jankowska[74]	Wroclaw, Poland	SGA=BW<10%	不限	954	106	初潮年龄>14岁比例	2.54	1.0
出生队列研究	Adair[75]	Cebu, Phillippines	BW/BL高于/低于中位数	不详	181	375	初潮年龄	12.8	13.3*
	Tam et al.[76]	Western, Australia	BW/BL高于/低于中位数	不详	15	59	初潮年龄	12.0	12.6*
	Sloboda et al.[77]	Australia(Raine 研究)	BW 高于/低于中位数	不详	349		BW<中位数对月经初潮年龄的危害比(HR)	1.29	
	dos Santos et al.[78]	Britain	BW 为连续变量	不限	2058		BW升高对初潮年龄<11.75的危害比(HR)	0.96(0.87,1.05)	
	Terry et al.[79]	New York, USA	BW 为连续变量	不详	262		BW与初潮年龄回归系数	-0.34(-0.8,0.12)	

续表

研究类型	文　献	研究人群	分组变量	出生周数	总数		测量变量	结果	
					SGA	对照		SGA	对照
出生队列研究	Maisonet et al. [80]	Britain(Avon)	BW 为连续变量	不详	1316 (115 SGA)		BW 与初潮年龄 (M)/乳房发育年龄 (B2)的回归系数	M 0.00(−0.0) B2 0.00(−0.0)	
							SGA 与初潮年龄 (M)/乳房发育年龄 (B2)的回归系数	M −0.05(0.29,0.19) B2 −0.23(−0.55,0.09)	
	Wang et al. [81]	North Carolina, USA	BW 为连续变量	不详	575		BW 与初潮年龄 (M)/乳房发育年龄 (B2)/阴毛发育年龄 (G2)的回归系数(自查)	M −0.06(−0.1,−0.03)* B2 −0.06(−0.11,−0.01)* G2 0.02(0.11,0.06)	
	Boyne et al. [82]	Jamaica	BW 为连续变量	不详	259		BW 与初潮年龄 (M)/乳房发育 (B2)/阴毛发育年龄 (G2)的回归系数(体格检查)	M 0.05 B2 −0.07 G2 0.21*	
	Sorensen et al. [83]	Denmark(双生子研究)	BW 为连续变量	不详	3466		BW SDS 对初潮年龄的危害比(HR)	0.962(0.928,0.998)*	

SGA,小于胎龄儿;BW,出生体重;BL,出生身长;SD,标准差;HR,危害比;B2,乳房发育 Tanner 2 期;G2,阴毛发育 Tanner 2 期

* 统计学显著差异

幼年时期体重增加与性发育的关系

有研究发现 SGA 人群出生后体重的追赶生长(catch-up)与成年后肥胖等代谢性疾病的发病率明显相关[10]。Ibanez 等人在统计加泰罗尼亚地区女性小于胎龄儿出现性早熟(阴毛发育及月经初潮)的研究中发现入组人群存在明显的儿童时期体重快速增长[9]。因此许多流行病学研究试图从繁杂的统计学数据中剥离出青春期发育时间和追赶生长的程度与出生体重的直接联系(表2、表3)。通过对青春期发育的长期研究,对女性的 BMI 及青春期发育的关系已被阐明(见第2章),但在男性的相关研究中,BMI 及青春期发育的关系仍并不明确。在表2的研究中,大多数研究证实婴幼儿时期体重的追赶生长与更早的青春期发育存在明确的关联。

许多研究希望确定年龄阶段婴幼儿至儿童时期的体重增长与青春期性发育直接相关,即所谓的与性发育相关的"发育时间窗"。多个研究发现新生儿出生第一个月的体重快速增长与儿童时期体重相关,从而导致更早的月经初潮时间,也有研究生长6个月至2岁这一时期的体重快速增加与青春期发育时间存在一定相关性,相反在对男性生长发育和性发育的研究过程中目前并未得出统一的结论。在上述的研究中缺少对 SGA 这一特定人群的研究分析是研究的缺陷之一。除了 Ibanez 等人的研究外[9],许多研究也同时关注出生体重是否与幼年时期体重增长及青春期发育存在一定相关性(表3)。其中一些研究将出生体重作为连续变量分析,有趣的是前文我们证实追赶生长与青春期发育存在相关性,但经过出生体重这一变量校正后其得到的幼年时期体重增长及青春期发育之间的关系可能并非为线性的,而是双峰的改变。这一有趣的现象似乎反应了更低的出生体重与更快速的追赶生长以及更早的青春期发育起点之间存在直接关联。宫内发育迟缓/SGA 使得患儿在出生后营养物质丰富环境下出现代谢失衡,导致出现更加快速的追赶生长现象,同时影响了性腺轴的过早发育,这也和本文之前提到的 Barker 假说相吻合。

早产对性发育的影响

越来越多的证据支持早产儿是导致成年后许多疾病的独立危险因素。表4中列举了一部分关注早产儿与青春期发育时间之间关系的研究。然而其中一部分研究中涵盖了诸如低出生体重儿及小于胎龄儿在内,这最终使得分组中早产儿与 SGA 难以区分而混杂在一起,从而导致结果存在偏倚。其中一些研究将月经初潮年龄或 Tanner 分期作为重点事件来衡量早产儿及对照组对性发育的影响与对照组相比,早产儿在生长发育过程中存在追赶生长现象,月经初潮年龄与对照组比较相当,但总体青春期发育年龄偏晚。

母孕期体重增加对胎儿青春期发育的影响

目前仅有少量的研究关注于母亲孕期体重增加情况、妊娠期糖尿病等影响因素对胎儿发育的影响。如表5所示,这些研究仅以女儿月经初潮年龄作为评估青春期发育时间的重要时间节点,研究发现母亲孕期体重增加与女儿青春期发育月经初潮时间存在一定的正相关。有证据显示母亲罹患妊娠期糖尿病可影响子女出生后的代谢水平[11],但妊娠期糖尿病是否对胎儿青春期发育产生影响目前仍未可知。

表 2　儿童时期体重增长与青春期发育年龄的关系

研究类型	研究人群	文献	总数	分组变量	测量变量	结果
儿童队列研究	US 多中心	Davison et al. [84]	180	%体脂,BMI%(5/7 岁)	乳房发育(B3)与雌激素水平上升(E2)的比值比(9 岁)（观察数据）	5 岁:FAT:1.15(1.04,1.24)*; BMI:1.01(1.0,1.03); 7 岁:FAT:1.18(1.08,1.29)*; BMI:1.02(1.01,1.04)*
	US 多中心	Lee et al[85]	338	3 岁 BMI Z 值;3~6 岁 BMI 变化	乳房发育(B2)的比值比(10 岁)（体格检查）	3 岁 BMI:1.44(1.14,1.81)*; BMI 变化:2.47(1.42,4.3)*
出生队列研究	Germany(DONALD)	Buyken et al. [86]	215	BMI 低,中,高三分位组	青春期生长加速年龄	女 BMI:低 8.9,中 8.5,高 8.6; 男 BMI:低 10.2,中 10.4,高 10.0
	Cebu, Philippines	Kuzawa et al. [87]	746	出生至 6 个月体重变化	14 岁评估 Tanner 5 期(T5)的比值比(自查)	1.52(1.29-1.78)*
	Britain	Dos Santos et al. [78]	2058	体重变化与年龄(Z 值)	性发育年龄<11.5 岁的危害比	1.34(1.07,1.57)*（出生至 2 岁期间体重显著影响对性发育存在显著影响）
	Britain (Avon, ALSPAC)	Ong et al. [88]	2402	体重变化与年龄(Z 值)	性发育年龄<12 岁的比值比	1.34(1.21,1.49)*（出生至 9 个月间体重变化）
	North Carolina, USA	Wang et al. [81]	575	体重变化与年龄(年龄分组 0~6 个月;6~12 个月;1~2 岁;2~5 岁)(Z 值)	BW 与初潮年龄(M)/乳房发育年龄(B2)/阴毛发育年龄(G2)的回归系数（自查）	M −0.05(−0.8,−0.03)*; B2 −0.05(−0.09,−0.01)*; G2 0.02(−0.11,0.06)

OR,比值比;B2,乳房发育 Tanner 2 期;B3,乳房发育 Tanner 3 期;E2,血清雌激素浓度;T5,Tanner 5 期;HR,危害比;G2,阴毛发育 Tanner 2 期

*统计学显著差异

表3 出生体重及儿童时期体重增长与青春期发育年龄的关系

研究类型	研究人群	文献	出生体重变量	体重增加变量	总数	测量变量	结果
出生队列研究	Britain	Dos Santos et al. [78]	出生体重作为连续变量	体重变化与年龄（Z值）	2058	性发育年龄＜11.5岁的危害比	1.17(1.06,1.36)* （出生至2岁期间体重显著变化对性发育存在任何影响）
	Western, Australia	Tam et al. [76]	出生体重/出生身长高于/低于中位数	8岁时BMI高于/低于16.3（Z值）	103	初潮年龄	BMI大于中位/出生身长组初潮年龄11.8岁 适于胎龄儿&BMI小于中位组初潮年龄13.0岁*
	Australia （Raine 研究）	Sloboda et al. [77]	出生体重/出生身长高于/低于中位数	8岁时BMI高于/低于16.3kg/m²	349	初潮年龄	低出生体重/出生身长&BMI<16.3（8岁）组初潮年龄12.5岁 适于胎龄儿&BMI>16.3（8岁）组初潮年龄13.0岁*
	New York, USA	Terry et al. [79]	BW为连续变量	年龄增长中体重百分位数变化	262	出生体重与初潮年龄（体重校正后）的回归系数	4个月至1周岁体重变化：-0.13(-0.24,-0.02)* 1~7周岁体重变化：-0.10(-0.19,-0.01)*
	Germany 出生队列 （DONALD）	Karaolis-Danckert et al. [89]	出生体重 2.5~3kg 或>3kg	出生至2岁体重变化标准差>0.67	215	青春期生长速度,初潮年龄	
	Britain （Avon; AL-SPAC）	Maisonet et al. [80]	BW为连续变量		1316 （115 SGA）		

OR,比值比;B2,乳房发育 Tanner 2 期;B3,乳房发育 Tanner 3 期;E2,血清雌激素浓度;T5,Tanner 5 期;HR,危害比;G2,阴毛发育 Tanner 2 期
* 统计学显著差异

表 4　早产儿对青春期发育的影响

研究类型	研究人群	文献	分组变量	总数	测量变量	结果
出生队列研究	Uppsala Sweden 出生及医疗注册数据	Persson et al. [73]	早产儿 胎龄<37 周	129 早产儿 688 对照组	初潮年龄；乳房/阴毛发育年龄（B2/G2）	初潮年龄：早产儿 13.1 对照组 13.1 B2: 早产儿 11.3 对照组 11.1 G2: 早产儿 12.1 对照组 12.1
	USA 新生儿长期随访数据	Peralta-Carcelen et al. [90]	出生体重<1kg	53 低体重儿 42 对照组	初潮年龄	无明显差异（11.15 vs 11.45）
	Ontario, Canada 早产儿随访队列	Saigal et al. [91]	出生体重<1kg	154 低体重儿 125 对照组	初潮年龄	低体重患儿 12.0 对照组 12.2
	Hawaii, USA 儿童随访队列	Epplein et al. [92]	早产儿 胎龄<36 周	12 早产儿 281 对照组	低初潮年龄的危害比	HR 1.61（0.83,3.10）
	Helsinki 早产儿随访队列	Wehkalampi et al. [93]	出生体重<1.5kg Vs 适于胎龄儿	128 低体重儿 147 对照组	青春期起始加速生长年龄	女性：低体重患儿 11.7 对照组 12.0 男性：低体重患儿 13.3 对照组 13.8
	Hong Kong 出生随访队列	Hui et al[37]	胎龄	7366（382<36 周）	T2 发育年龄的时间比（time ratio）（观察数据）	女性：0.995（0.992,0.997） 男性：1.00（0.998,1.003）

B2,乳房发育 Tanner 2 期；G2,阴毛发育 Tanner 2 期；T2,Tanner 2 期；HR,危害比
* 统计学显著差异

表5 母孕期影响因素对胎儿青春期发育的影响

研究类型	研究人群	文献	母亲健康数据变量	入组母女数量(对)	测量变量	结果
纵向队列研究	USA护士及护士母亲健康研究数据	Boynton-Jarrett et al. [94]	回顾性分析母孕期体重增加(GWG)	32 218	女儿月经初潮<11岁的比值比	GWG < 10 磅：1.31(1.05,1.32)* GWG > 40 磅：1.27(1.06,1.54)*
	USA青年人纵向队列研究数据	Deardorff et al. [95]	母孕期体重增加(GWG)及孕前BMI(ppBMI)	2244	过早月经初潮的危害比	GWG < 10 磅：1.12(1.0,1.25)* GWG > 40 磅：1.19(0.96,1.47) ppBMI < 18.5：1.00(0.86,1.16) ppBMI > 25：1.20(1.06,1.36)*
	USA围产期研究项目	Keim et al. [96]	孕前BMI(ppBMI)	597	女儿月经初潮<12岁的比值比	ppBMI > 25：3.1(1.1,9,2)*

OR,比值比;HR,危害比;GWG,母孕期体重增加;ppBMI,孕前BMI
*统计学显著差异

多囊卵巢综合征(PCOS)

多囊卵巢综合征是一种常见的女性生殖系统疾病,其临床主要表现为胰岛素抵抗及不育[12]。多种基因遗传因素参与了疾病的发生发展过程,目前研究认为青春期发育时期是该疾病的发病阶段[13]。Ibanez等人在对加泰罗尼亚地区人群的研究中发现过早的肾上腺功能初现对多囊卵巢综合征的发病有一定的促进作用[14],然而在其他的研究中发现仅有一部分肾上腺功能早现的女孩会出现高雄激素血症[15]。在对加泰罗尼亚地区的研究中发现低出生体重、肾上腺功能早现、胰岛素抵抗、血脂代谢紊乱及高雄激素血症/多囊卵巢综合征之间存在千丝万缕的联系[9],但其他的研究中未发现这些现象之间存在明晰的相关性[13]。

在对适于胎龄儿的研究中发现儿童时期的体重快速增加与肾上腺功能早现,血清高脱氢表雄酮(DHEAS)浓度相关[16],但与多囊卵巢综合征之间是否存在相关性仍需要进一步的研究。

代谢性因素及表观遗传学——寻找调控青春期发育的达芬奇密码

机体对新陈代谢的调节是青春期的发育的基石,除去基因遗传因素以外,代谢水平的改变以及表观遗传学的作用是不可忽视的重要一环(图1)。图中列举了环境因素对青春期发育的影响,通常环境因素可以通过调节代谢水平直接或间接影响青春期发育,这种直接作用体现在环境因素可以直接在基因水平或青春期发育调控代谢通路上发挥作用。同样地,在胎儿及幼儿期的发育过程中,激素水平的调节可以引起体重的快速增长,也间接对青春期发育产生一定间接的影响。目前已有相当多的证据支持这一论点：首先，环境因素对青春期发育的影响是通过影响激素水平而导致的，目前没有证据支持环境暴露会对青春期前的儿童性激素水平产生影响。其次，越来越多的证据支持环境因素通过对表观遗传学产生影响从而导致远期疾病的发生，在后文中我们将以表观遗传学对小于胎龄儿（SGA）的影响为例进一步阐述这一观点。

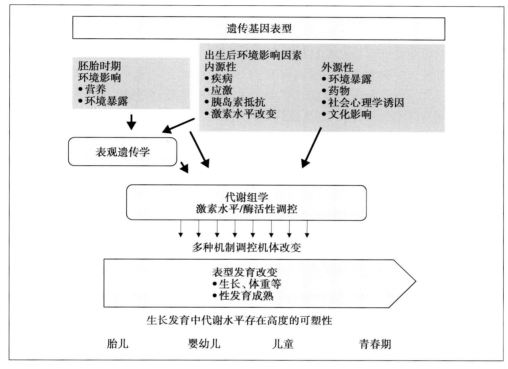

图1　正常生长发育及影响调控机制模式图。在遗传表型的基础上，胎儿时期及出生后的多种环境影响因素如营养、母孕期健康情况、应激、社会及文化甚至生活方式等均可以促使机体通过表观遗传修饰以及代谢水平改变来适应环境的改变。这些表观遗传的改变通常发生在机体高度可塑性和表观遗传不稳定的时期，即生长发育的各个时象，如胎儿时期、婴幼儿早期以及青春期。在生物体内表观遗传的改变可以是暂时的，也可以是持续性的，这些多元化的基因表达的差异带来的是拥有不同表型差异的独立个体。同样，激素分泌水平和酶活性的改变也让机体在代谢水平上对环境存在更加灵活的适应性。机体对于早期环境暴露等多种因素影响产生的表观遗传及代谢水平改变通常有着持久的记忆，这些影响可能在个体的整个生命过程中持续存在，因此可能对生长发育、性发育、衰老，甚至在肥胖、心血管疾病、2型糖尿病及肿瘤的发病机制中发挥重要作用

代谢因素对青春期发育的调控

虽然从多个研究中我们清楚地发现机体对代谢水平及青春期发育的调节存在相似的调控机制，然而目前哪些代谢因素是青春期始动发育年龄的决定因素我们仍不清楚，现有的临床研究难以推论出统一而一致的结论（见第2章）。目前认为可能对青春期始动有影响作用的代谢因子包括胰岛素样生长因子（insulin-like growth factors，IGF）、胰岛素（insulin）及瘦素

（leptin）。IGF-1 被认为参与青春期的发育是基于研究发现 IGF-1 水平在青春期发育期间明显上调,同样实验发现在啮齿类动物中 IGF-1 信号通路与青春期发育密切相关[17,18]。研究发现在 8 岁的女孩中存在较高 IGF-1 水平者月经初潮年龄明显提前[19],当然高 IGF-1 水平和青春期发育之间的因果关系目前并无统一的结论[20],仍需要进一步的研究证实。人们发现胰岛素抵抗与青春期发育之间存在潜在的关联,这源于研究发现胰岛素抵抗水平的上调出现在青少年青春期发育之前大约 4 年[21],而体质性青春期发育延迟的儿童与正常儿童比较胰岛素敏感性显著增强,这也说明胰岛素抵抗和青春期启动时间之间的关系[22]。瘦素可以影响 GnRH 分泌从而影响血清 GnRH 水平,因此被认为是哺乳动物青春期始动及月经月经初潮的重要始动因素[23],此外瘦素的调节直接影响女性脂肪组织的积累和分布,这也认为是对女性青春期发育的重要调节因子[24]。

营养代谢是儿童及青春期的早期发育中至关重要的一环,包括母孕期的背景环境如怀孕前及怀孕期间身体组分及营养状况、精神心理状态(应激)及母孕期疾病等,以及胎儿至幼儿时期的营养状况。小于胎龄儿表现出一系列内分泌功能紊乱,如对生长激素反应的不敏感、性早熟或肾上腺功能早现、过早及过于迅速的性发育(高卵泡刺激素、黄体生成素及低抑制素 B)以及身材矮小。研究发现小于胎龄儿与适于胎龄儿相比,出生至 2 岁的血清 IGF-1 水平更低,但在四岁左右,IGF-1 水平则达到或超过同龄的适于胎龄儿[25,26],而且在有明显体重追赶生长的 SGA 儿童中表现得更为明显。同样 SGA 儿童也更早的出现胰岛素抵抗表现(大约 3 岁左右)[25,27],研究发现这种胰岛素抵抗的表现似乎贯穿了整个儿童时期直到成年[28]。SGA 与适于胎龄儿相比在以后的人生道路上更加易于出现向心性肥胖、胰岛素及瘦素抵抗,甚至罹患代谢综合征、高脂血症、糖尿病以及心血管疾病等一系列代谢性疾病[29-31]。因此我们推论高胰岛素血症的本质——胰岛素抵抗可以降低 IGF 结合蛋白(IGF-BP1)及性激素结合蛋白(sex hormone-binding globulin),从而影响生长及性发育。同样研究证实与适于胎龄儿相比 SGA 儿童出生至大约 1 岁左右体内瘦素水平明显升高[32],我们知道瘦素的水平与肥胖明确相关,但是目前没有研究证实不同的体内瘦素水平是否会表现出不同程度的肥胖,或导致不同水平的脂肪代谢水平。

除了 SGA 在成长过程中表现出的代谢紊乱,儿童早期生长发育过程中过快的体重增加与儿童时期肥胖[33]及之后青春期的代谢紊乱(如高胆固醇水平、胰岛素抵抗及向心性肥胖)息息相关[34]。目前这方面的研究并没有足够数据支撑是否在正常的儿童中(如适于胎龄儿)儿童时期的快速体重增加和其青春期代谢水平之间存在明确相关性。一些支持性的证据来自研究发现入组儿童时期体重快速增加与其成长至 8 岁时的胰岛素不敏感相关[35]。

虽然并非所有的观察性研究都得出了相似的结论,目前部分研究观察到早产儿在儿童及青年时期更易出现代谢紊乱,如高胰岛素血症、胰岛素抵抗、高血压、内脏脂肪增加及出生后的追赶生长[37],这些代谢紊乱的表现导致罹患代谢性疾病风险的增高[36]。研究发现早产儿从出生至儿童早期血清胰岛素水平明显高于正常儿童,早产儿存在明显的胰岛素抵抗现象[38,39]。此外早产儿出生后血清 IGF-1 水平较低,至出生后一岁左右和达到正常水平[40],同样瘦素与 IGF-1 相似,早产儿出生后瘦素水平较低,但恢复至正常水平年龄较 IGF-1 更早[41]。目前对早产儿这方面的研究随访至出生后 2 岁,因此早产儿后期的代谢水平是否存在异常目前并无明确结论。

初识表观遗传学的奥秘

表观遗传学是研究基因的核苷酸序列不发生改变的情况下，基因表达的可遗传的变化的一门遗传学分支学科[42]。各种外源因子可以进行表观遗传修饰，这种对基因组的修饰调控可以贯穿整个生命过程[43]。目前已知多种代谢因子以及环境暴露均可以引起表观遗传修饰，包括药物、化学物质、微生物、应激因素、运动、季节变化以及传染性致病原等，这种表观遗传修饰可以局限至某些特异性的组织中[44]。目前认为人类不稳定的表观遗传修饰通常发生在 4 个重要的发育及过渡时期，即胚胎发育时期、新生儿期、青春期及衰老过程[45]。这种表观遗传修饰导致基因表达变化充满多样性，这也使得我们更易于理解为什么人类在发育、生长过程中出现适应性改变。

在青春期发育过程中，表观遗传学可以通过对基因的直接调控而影响青春期的发育进程，也可以通过修饰基因导致激素水平的改变，从而间接影响青春期的发育。在本章中我们将列举影响青春期发育的基因及可能的表观调控机制，并简单概述环境因素可能对表观遗传产生的影响。

与青春发育相关的基因

目前认为青春期发育的开始年龄及持续时间是受到基因调控的[46]，青春期的始动环节似乎是由复杂的多基因网络调节[47]。目前已知至少 30 余个基因在女性的青春期始动及月经初潮过程中发挥作用[48]。例如研究发现 LIN28B 基因（6q21）存在调节细胞自我复制、细胞分化及信号传导功能，目前证实该基因与女性月经初潮年龄密切相关。可能的调控机制是出生后早期的环境暴露因素等通过表观遗传学方式影响该基因，从而参与 microRNA 的调控影响生长发育、青春期的启动甚至导致远期代谢性疾病的发生[48]。研究发现某些单基因的基因突变如神经激肽（kisspeptin）及其下游受体（KISS1/KISS1R）的激活突变可以引发 GnRH 分泌的过早活化，从而导致中枢性性早熟。另外位于 15 号染色体长臂的印记基因 MKRN3（15q11-q13 PWS 区域）可以通过编码 Makorin 环指蛋白 3（makorin ring finger 3）参与细胞调控（见第 1 章、第 4 章和第 7 章），近期研究发现部分中枢性性早熟患者存在 MKRN3 基因的失活突变，该类突变见于 2%~3% 的散发中枢性性早熟病例，在家族性中枢性性早熟中发现比例更高[49]。除去基因突变以为，研究发现寡核苷酸多态性（singlenucleotide polymorphism，SNP）也可以影响发育、代谢水平改变。如目前已知某些与肥胖相关的基因（如 LIN28B 及 FTO 基因）的 SNP 位点除了影响肥胖的发病风险，也同时影响女性的月经初潮年龄（见第 2 章）[48]。研究发现在神经系统中存在复杂的基因座定量调控方式来调控组织特异性的不同转录数量[50]，同样青春期发育调控作为一种复杂网状结构同样可能存在相似的复杂调控机制，这些基因可能存在潜在的表观基因条件方式。

青春期发育的表观遗传调节

基因表达受到多种表观遗传调节方式，目前在哺乳类动物中研究较为清楚的是 DNA 的甲基化（DNAmethylation）和组蛋白修饰（histone modification）。DNA 甲基化是主要集中在基因组中胞嘧啶鸟嘌呤岛（CpG 岛）区域，将 CH3 甲基集团以共价键方式结合在胞嘧啶 5′碳位[51]。组蛋白修饰是另一种常见的以共价键结合的基因组修饰方式，通过组蛋白乙酰化、甲基化或磷酸化的修饰方式,直接或与 DNA 甲基化联合作用上调或下调转录水平来影响基因表达。以 KISS1 基因为例,目前证实 DNA 甲基化和组蛋白修饰作为重要的表观遗传调节方式通过调控转录抑制子影响基因表达,从而在青春期始动环节发挥调节作用[47,52],该研究证实早期的营养环境改变可以直接影响如神经激肽 B、瘦素等青春期起始调控关键基因转录水平[47]。对于表观遗传在青春期发育过程中的重要调节作用详见第 1 章。

环境暴露对基因表观遗传的影响

Waterland 和 Michels 等人在研究表观遗传学在健康和疾病的起因中的关系中提出了"表观遗传流行病学"的新概念[53]。然而作为流行病学研究,表观遗传学面临的巨大困境是除了血浆中的 DNA 易于获取以外,难以获取不同组织提取 DNA 作为研究对象。尽管面临种种困难,科学家在研究中依然剥离出环境暴露因素和表观遗传修饰之间的潜在关联。例如 Godfrey 等人研究发现取自新生儿脐带组织的表观遗传分析可以初步预测其儿童时期的表型结果,而非单纯与该新生儿出生体重相关[54]。在两个独立的队列研究中发现转录因子 RXRA 的甲基化与儿童时期肥胖者存在明确关联。

SGA 及宫内生长迟缓(IUGR)

通过对 Russell-Silver 综合征的发病机制研究中发现 IGF-2 基因,尤其是来自于父源染色体由于不同的 DNA 甲基化改变而通过表观遗传方式影响疾病的发生。在宫内生长迟缓(intrauterine growth restriction,IUGR)的病例中发现了多个 IGF-2 基因甲基化改变位点,这也证实 IGF-2 基因座和胎儿生长发育之间的密切关系。Heijmans 等人研究发现在 1944—1945 年荷兰饥荒时期孕育的胎儿 IGF2 基因甲基化水平明显低于非该特殊时期出生的同性别的兄弟姐妹[55],这也间接证明环境因素通过表观遗传对胎儿生长发育的影响。除了上述 IGF2 基因以外,后续研究进一步证实 GNAS、INSIGF 及 LEP 等多个基因均存在相似的结果[56]。然而对多种复杂因素导致的宫内生长迟缓(IUGR)病例研究发现和对照组相比,上述的多个基因并未发现明确的甲基化水平差异[57],这似乎可以解释为相似的临床表现很可能是由于不同甲基化或表观遗传改变所导致的,正所谓"殊途同归"而已。在另外一个 RCT 研究中,对入组的冈比亚女性从备孕期至整个妊娠过程中给予微量营养素或安慰剂口服,在对其子女脐带血的甲基化分布模式分析中发现两组存在显著差异,这也直接证实母孕期饮食状况直接改变胎儿的甲基化水平[58]。

母孕期糖尿病及出生后生长发育对表观遗传的改变

除了上述的环境因素影响以外,许多应激因素均可能影响基因的表观遗传方式。Quilter 等人比较了母亲怀孕期间患有妊娠期糖尿病的婴幼儿以及存在宫内生长迟缓(IUGR),无论出生后是否存在追赶生长的婴幼儿血清中甲基化水平,比较分析各组之间发现 75 个基因位点存在甲基化水平差异可能与母孕期糖尿病及出生后生长发育水平相关[59]。

表观遗传改变的遗传机制

在近期的小鼠动物的实验研究中发现有些基因表观遗传改变导致的表型改变可以在多

代之间长期保留,例如孕期的营养不良出生的小鼠,其基因组甲基化改变可以通过精子传递给下一代而影响两代小鼠的代谢水平[60]。在人类中也有类似的现象,如瑞典研究证实如果祖父在青春期前营养过剩孙子的糖尿病病死率显著升高[61]。在美洲原住民的研究中发现孕期严重营养不良可能导致几代子女 2 型糖尿病患病率明显升高[62]。

按照传统的观念基因突变引起的 DNA 序列改变通常是一个漫长的过程,然而许多研究观察到短暂的环境因素改变在物种多代之间仍然发挥着影响,这一具体机制目前并不清楚。如何解释这一生物学现象仍然是个难题,目前认为部分表观遗传调控存在可以遗传的特质,从而可以影响生物多代的生物学表型[63]。这种表观遗传修饰是通过在生殖细胞或印记基因的甲基化改变以及配子 RNA 表达的改变的方式在多代之间延续的[64]。例如实验发现雄性小鼠在性腺发育时期受到农利灵(一种抗雄激素化学物质)暴露后除了可以预见的小鼠精子数量及生殖能力下降以外,这种对生殖系统的影响可以持续影响至这一种系后续 4 代左右,在受到影响的几代小鼠中可以明显观察到相似的 DNA 甲基化改变[65]。目前已知许多可以影响内分泌水平的药物可以影响生长、代谢、青春期发育以及生殖能力(见第 10 章),目前发现这类药物的影响不仅仅存在于受到药物暴露的一代,而可以在后续的多代之内持续发挥影响。例如研究发现如塑料化合物、二噁英以及航空燃料等物质可以影响多代的雌性大鼠更早出现性成熟[66]。

总结

通过观测到在多个不同的国家地区近两个世纪人类的青春期发育年龄明显提前,我们发现人类青春期性发育出现提前的长期趋势。目前发现宫内发育迟缓(IUGR)存在出生后明显的追赶生长以及更为提前的青春期发育,IUGR 及早产儿可以发现明显的高胰岛素血症、胰岛素抵抗以及 IGF、雄激素代谢异常表现。现有的研究给出了明确的证据支持母孕期胎儿生长发育重要时期的营养不良可以引起出生后的新陈代谢改变,这不仅仅导致了出生后儿童时期出现的追赶生长现象,同时也导致了肾上腺功能初现和青春期发育的提前。此外研究证实社会经济水平的改善也与人类更早的青春期发育有着千丝万缕的联系[67],在宫内及胎儿早期可能存在通过表观遗传修饰方式调节机体代谢方式,使其在出生后维持长期的代谢水平改变,从而使其更加适应已存在的严苛环境。此外更早的性成熟年龄带来较高的生育率也不失为一种抵御由于代谢紊乱、心血管疾病等引起死亡风险增加的一种机制[67]。表观遗传学解释了机体作为独立个体,当面对环境短期或长期持续性的改变时如何出现一定的生物学表型改变[68],这也是达尔文进化论的支持性证据之一。当然生物体的这一适应性调控机制也可能由于在宫内和出生后环境压力的改变而导致机体代谢紊乱甚至出现慢性疾病。随着基因组及表观遗传学高通量分析技术的发展,在未来的研究中我们可能在系统生物学及代谢组学的研究中更进一步分析人类生长发育及代谢直接的关系。

(杜函泽 译,苏喆 校)

参考文献

1 Morris DH, Jones ME, Schoemaker MJ, Ashworth A, Swerdlow AJ: Familial concordance for age at menarche: analyses from the Breakthrough Generations Study. Paediatr Perinat Epidemiol 2011;25:306–311.

2 Barker DJP: Developmental origins of adult health and disease. J Epidemiol Community Health 2004;

58:114–115.

3 Utriainen P, Voutilainen R, Jääskeläinen J: Girls with premature adrenarche have accelerated early childhood growth. J Pediatr 2009;154:882–887.

4 Ucar A, Yackobovitch-Gavan M, Erol OB, Yekeler E, Saka N, Bac F, Poyrazoglu S, Bundak R, Darendeliler F: Associations of size at birth and postnatal catch-up growth status with clinical and biomedical characteristics in prepubertal girls with precocious adrenarche: preliminary results. J Clin Endocrinol Metab 2014;99:2878–2886.

5 Ibanez L, Potau N, Marcos MV, de Zegher F: Exaggerated adrenarche and hyperinsulinism in adolescent girls born small for gestational age. J Clin Endocrinol Metab 1999;84:4739–4741.

6 Bosetti C, Tavani A, Negri E, Trichopoulos D, La Vecchia C: Reliability of data on medical conditions, menstrual and reproductive history provided by hospital controls. J Clin Epidemiol 2001;54:902–906.

7 Euling SY, Herman-Giddens ME, Lee PA, Selevan SG, Juul A, Sørensen TIA, Dunkel L, Himes JH, Teilmann G, Swan SH: Examination of US puberty-timing data from 1940 to 1994 for secular trends: panel findings. Pediatrics 2008;121:S172–S191.

8 Painter RC, Westendorp RGJ, de Rooij SR, Osmond C, Barker DJP, Roseboom TJ: Increased reproductive success of women after prenatal undernutrition. Hum Reprod 2008;23:2591–2595.

9 Ibanez L, de Zegher F, Potau N: Premature pubarche, ovarian hyperandrogenism, hyperinsulinism and the polycystic ovary syndrome: from a complex constellation to a simple sequence of prenatal onset. J Endocrinol Invest 1998;21:558–566.

10 Saenger P, Czernichow P, Hughes I, Reiter EO: Small for gestational age: short stature and beyond. Endocr Rev 2007;28:219–251.

11 Page KA, Romero A, Buchanan TA, Xiang AH: Gestational diabetes mellitus, maternal obesity, and adiposity in offspring. J Pediatr 2014;164:807–810.

12 Witchel SF: Puberty and polycystic ovary syndrome. Mol Cell Endocrinol 2006;254–255:146–153.

13 Rosenfield RL: Clinical review: identifying children at risk for polycystic ovary syndrome. J Clin Endocrinol Metab 2007;92:787–796.

14 Ibanez L, Potau N, Virdis R, Zampolli M, Terzi C, Gussinye M, Carrascosa A, Vicens-Calvet E: Postpubertal outcome in girls diagnosed of premature pubarche during childhood: increased frequency of functional ovarian hyperandrogenism. J Clin Endocrinol Metab 1993;76:1599–1603.

15 Meas T, Chevenne D, Thibaud E, Leger J, Cabrol S, Czernichow P, Levy-Marchal C: Endocrine consequences of premature pubarche in post-pubertal Caucasian girls. Clin Endocrinol (Oxf) 2002;57:101–106.

16 Ong KK, Potau N, Petry CJ, Jones R, Ness AR, Honour JW, de Zegher F, Ibanez L, Dunger DB; Avon Longitudinal Study of Parents and Children Study Team: Opposing influences of prenatal and postnatal weight gain on adrenarche in normal boys and girls. J Clin Endocrinol Metab 2004;89:2647–2651.

17 Hiney JK, Srivastava V, Nyberg CL, Ojeda SR, Dees WL: Insulin-like growth factor I of peripheral origin acts centrally to accelerate the initiation of female puberty. Endocrinology 1996;137:3717–3728.

18 Divall SA, Williams TR, Carver SE, Koch L, Bruning JC, Kahn CR, Wondisford F, Radovick S, Wolfe A: Divergent roles of growth factors in the GnRH regulation of puberty in mice. J Clin Invest 2010;120:2900–2909.

19 Thankamony A, Ong KK, Ahmed ML, Ness AR, Holly JM, Dunger DB: Higher levels of IGF-I and adrenal androgens at age 8 years are associated with earlier age at menarche in girls. J Clin Endocrinol Metab 2012;97:E786–E790.

20 Dunger DB, Ong KK: Endocrine and metabolic consequences of intrauterine growth retardation. Endocrinol Metab Clin North Am 2005;34:597–615.

21 Jeffery AN, Metcalf BS, Hosking J, Streeter AJ, Voss LD, Wilkin TJ: Age before stage: insulin resistance rises before the onset of puberty: a 9-year longitudinal study (EarlyBird 26). Diabetes Care 2012;35:536–541.

22 Wilson DA, Hofman PL, Miles HL, Sato TA, Billett NE, Robinson EM, Cutfield WS: Enhanced insulin sensitivity in prepubertal children with constitutional delay of growth and development. J Pediatr 2010;156:308–312.

23 Casanueva FF, Dieguez C: Neuroendocrine regulation and actions of leptin. Front Neuroendocrinol 1999;20:317–363.

24 Clayton PE, Trueman JA: Leptin and puberty. Arch Dis Child 2000;83:1–4.

25 Ibanez L, Ong K, Dunger DB, de Zegher F: Early development of adiposity and insulin resistance after catch-up weight gain in small-for-gestational-age children. J Clin Endocrinol Metab 2006;91:2153–2158.

26 Iniguez G, Ong K, Bazaes R, Avila A, Salazar T, Dunger D, Mericq V: Longitudinal changes in insulin-like growth factor-I, insulin sensitivity, and secretion from birth to age three years in small-for-gestational-age children. J Clin Endocrinol Metab 2006;91:4645–4649.

27 Mericq V, Ong KK, Bazaes R, Pena V, Avila A, Salazar T, Soto N, Iniguez G, Dunger DB: Longitudinal changes in insulin sensitivity and secretion from birth to age three years in small- and appropriate-for-gestational-age children. Diabetologia 2005;48:2609–2614.

28 Jaquet D, Gaboriau A, Czernichow P, Levy-Marchal C: Insulin resistance early in adulthood in subjects born with intrauterine growth retardation. J Clin Endocrinol Metab 2000;85:1401–1406.

29 Martinez-Aguayo A, Capurro T, Pena V, Iniguez G, Hernandez MI, Avila A, Salazar T, Asenjo S, Mericq V: Comparison of leptin levels, body composition and insulin sensitivity and secretion by OGTT in healthy, early pubertal girls born at either appropriate- or small-for-gestational age. Clin Endocrinol (Oxf) 2007;67:526–532.

30 Hofman PL, Cutfield WS: Insulin sensitivity in peo-

ple born pre-term, with low or very low birth weight and small for gestational age. J Endocrinol Invest 2006;29:2–8.

31 Evagelidou EN, Giapros VI, Challa AS, Kiortsis DN, Tsatsoulis AA, Andronikou SK: Serum adiponectin levels, insulin resistance, and lipid profile in children born small for gestational age are affected by the severity of growth retardation at birth. Eur J Endocrinol 2007;156:271–277.

32 Jaquet D, Leger J, Tabone MD, Czernichow P, Levy-Marchal C: High serum leptin concentrations during catch-up growth of children born with intrauterine growth retardation. J Clin Endocrinol Metab 1999; 84:1949–1953.

33 Ong KK, Ahmed ML, Emmett PM, Preece MA, Dunger DB: Association between postnatal catch-up growth and obesity in childhood: prospective cohort study. BMJ 2000;320:967–971.

34 Leunissen RW, Kerkhof GF, Stijnen T, Hokken-Koelega A: Timing and tempo of first-year rapid growth in relation to cardiovascular and metabolic risk profile in early adulthood. JAMA 2009;301: 2234–2242.

35 Ong KK, Petry CJ, Emmett PM, Sandhu MS, Kiess W, Hales CN, Ness AR, Dunger DB; ALSPAC Study Team: Insulin sensitivity and secretion in normal children related to size at birth, postnatal growth, and plasma insulin-like growth factor-I levels. Diabetologia 2004;47:1064–1070.

36 Parkinson JRC, Hyde MJ, Gale C, Santhakumaran S, Modi N: Preterm birth and the metabolic syndrome in adult life: a systematic review and meta-analysis. Pediatrics 2013;131:e1240–e1263.

37 Hui LL, Leung GM, Lam TH, Schooling CM: Premature birth and age at onset of puberty. Epidemiology 2012;23:415–422.

38 Hofman PL, Regan F, Jackson WE, Jefferies C, Knight DB, Robinson EM, Cutfield WS: Premature birth and later insulin resistance. N Engl J Med 2004; 351:2179–2186.

39 Wang G, Divall S, Radovick S, Paige D, Ning Y, Chen Z, Ji Y, Hong X, Walker SO, Caruso D, et al: Preterm birth and random plasma insulin levels at birth and in early childhood. JAMA 2014;311:587–596.

40 Giapros VI, Schiza V, Challa AS, Pantou C, Theocharis PD, Andronikou SK: Serum insulin-like growth factor I (IGF-I), IGF-binding proteins-1 and -3, and postnatal growth of late preterm infants. Horm Metab Res 2012;44:845–850.

41 Patel L, Cavazzoni E, Whatmore AJ, Carney S, Wales JK, Clayton PE, Gibson AT: The contributions of plasma IGF-I, IGFBP-3 and leptin to growth in extremely premature infants during the first two years. Pediatr Res 2007;61:99–104.

42 Waterland RA: Early environmental effects on epigenetic regulation in humans. Epigenetics 2009;4: 523–525.

43 Jirtle RL, Skinner MK: Environmental epigenomics and disease susceptibility. Nat Rev Genet 2007;8: 253–262.

44 Kanherkar RR, Bhatia-Dey N, Csoka AB: Epigenetics across the human lifespan. Front Cell Dev Biol 2014; 2:49.

45 Dolinoy DC, Das R, Weidman JR, Jirtle RL: Metastable epialleles, imprinting, and the fetal origins of adult diseases. Pediatr Res 2007;61:30R–37R.

46 Palmert MR, Hirschhorn JN: Genetic approaches to stature, pubertal timing, and other complex traits. Mol Genet Metab 2003;80:1–10.

47 Ojeda SR, Dubay C, Lomniczi A, Kaidar G, Matagne V, Sandau US, Dissen GA: Gene networks and the neuroendocrine regulation of puberty. Mol Cell Endocrinol 2010;324:3–11.

48 Elks CE, Perry JR, Sulem P, Chasman DI, Franceschini N, He C, Lunetta KL, Visser JA, Byrne EM, Cousminer DL, et al: Thirty new loci for age at menarche identified by a meta-analysis of genome-wide association studies. Nat Genet 2010;42:1077–1085.

49 Abreu AP, Dauber A, Macedo DB, Noel SD, Brito VN, Gill JC, Cukier P, Thompson IR, Navarro VM, Gagliardi PC, et al: Central precocious puberty caused by mutations in the imprinted gene MKRN3. N Engl J Med 2013;368:2467–2475.

50 Chesler EJ, Lu L, Shou S, Qu Y, Gu J, Wang J, Hsu HC, Mountz JD, Baldwin NE, Langston MA, et al: Complex trait analysis of gene expression uncovers polygenic and pleiotropic networks that modulate nervous system function. Nat Genet 2005;37:233–242.

51 Smith ZD, Meissner A: DNA methylation: roles in mammalian development. Nat Rev Genet 2013;14: 204–220.

52 Lomniczi A, Loche A, Castellano JM, Ronnekleiv OK, Bosch M, Kaidar G, Knoll JG, Wright H, Pfeifer GP, Ojeda SR: Epigenetic control of female puberty. Nat Neurosci 2013;16:281–289.

53 Waterland RA, Michels KB: Epigenetic epidemiology of the developmental origins hypothesis. Annu Rev Nutr 2007;27:363–388.

54 Godfrey KM, Inskip HM, Hanson MA: The longterm effects of prenatal development on growth and metabolism. Semin Reprod Med 2011;29:257–265.

55 Heijmans BT, Tobi EW, Stein AD, Putter H, Blauw GJ, Susser ES, Slagboom PE, Lumey LH: Persistent epigenetic differences associated with prenatal exposure to famine in humans. Proc Natl Acad Sci U S A 2008;105:17046–17049.

56 Tobi EW, Lumey LH, Talens RP, Kremer D, Putter H, Stein AD, Slagboom PE, Heijmans BT: DNA methylation differences after exposure to prenatal famine are common and timing- and sex-specific. Hum Mol Genet 2009;18:4046–4053.

57 Tobi EW, Heijmans BT, Kremer D, Putter H, Delemarre-van de Waal HA, Finken MJ, Wit JM, Slagboom PE: DNA methylation of IGF2, GNASAS, INSIGF and LEP and being born small for gestational age. Epigenetics 2011;6:171–176.

58 Khulan B, Cooper WN, Skinner BM, Bauer J, Owens S, Prentice AM, Belteki G, Constancia M, Dunger D, Affara NA: Periconceptional maternal micronutrient supplementation is associated with widespread gender related changes in the epigenome: a study of

a unique resource in the Gambia. Hum Mol Genet 2012;21:2086–2101.

59 Quilter CR, Cooper WN, Cliffe KM, Skinner BM, Prentice PM, Nelson L, Bauer J, Ong KK, Constância M, Lowe WL, et al: Impact on offspring methylation patterns of maternal gestational diabetes mellitus and intrauterine growth restraint suggest common genes and pathways linked to subsequent type 2 diabetes risk. FASEB J 2014;28:4868–4879.

60 Radford EJ, Ito M, Shi H, Corish JA, Yamazawa K, Isganaitis E, Seisenberger S, Hore TA, Reik W, Erkek S, et al: In utero undernourishment perturbs the adult sperm methylome and intergenerational metabolism. Science 2014;345:1255903.

61 Kaati G, Bygren LO, Edvinsson S: Cardiovascular and diabetes mortality determined by nutrition during parents' and grandparents' slow growth period. Eur J Hum Genet 2002;10:682–688.

62 Benyshek DC, Martin JF, Johnston CS: A reconsideration of the origins of the type 2 diabetes epidemic among Native Americans and the implications for intervention policy. Med Anthropol 2001;20:25–64.

63 Baccarelli A, Bollati V: Epigenetics and environmental chemicals. Curr Opin Pediatr 2009;21:243–251.

64 Perera F, Herbstman J: Prenatal environmental exposures, epigenetics, and disease. Reprod Toxicol 2011;31:363–373.

65 Anway MD, Leathers C, Skinner MK: Endocrine disruptor vinclozolin induced epigenetic transgenerational adult-onset disease. Endocrinology 2006;147:5515–5523.

66 Manikkam M, Guerrero-Bosagna C, Tracey R, Haque MM, Skinner MK: Transgenerational actions of environmental compounds on reproductive disease and identification of epigenetic biomarkers of ancestral exposures. PLoS One 2012;7:e31901.

67 Gluckman PD, Beedle AS, Hanson MA, Low FM: Human growth: evolutionary and life history perspectives. Nestle Nutr Inst Workshop Ser 2013;71:89–102.

68 Gluckman PD, Hanson MA: Evolution, development and timing of puberty. Trends Endocrinol Metab 2006;17:7–12.

69 Westwood M, Kramer MS, Munz D, Lovett JM, Watters GV: Growth and development of full-term nonasphyxiated small-for-gestational-age newborns: follow-up through adolescence. Pediatrics 1983;71:376–382.

70 Ibanez L, Ferrer A, Marcos MV, Hierro FR, de Zegher F: Early puberty: rapid progression and reduced final height in girls with low birth weight. Pediatrics 2000;106:E72.

71 Veening MA, van Weissenbruch MM, Roord JJ, de Delemarre-van Waal HA: Pubertal development in children born small for gestational age. J Pediatr Endocrinol Metab 2004;17:1497–1505.

72 Leger J, Levy-Marchal C, Bloch J, Pinet A, Chevenne D, Porquet D, Collin D, Czernichow P: Reduced final height and indications for insulin resistance in 20 year olds born small for gestational age: regional cohort study. BMJ 1997;315:341–347.

73 Persson I, Ahlsson F, Ewald U, Tuvemo T, Qingyuan M, von Rosen D, Proos L: Influence of perinatal factors on the onset of puberty in boys and girls: implications for interpretation of link with risk of long term diseases. Am J Epidemiol 1999;150:747–755.

74 Koziel S, Jankowska EA: Effect of low versus normal birthweight on menarche in 14-year-old Polish girls. J Paediatr Child Health 2002;38:268–271.

75 Adair LS: Size at birth predicts age at menarche. Pediatrics 2001;107:E59.

76 Tam CS, de Zegher F, Garnett SP, Baur LA, Cowell CT: Opposing influences of prenatal and postnatal growth on the timing of menarche. J Clin Endocrinol Metab 2006;91:4369–4373.

77 Sloboda DM, Hart R, Doherty DA, Pennell CE, Hickey M: Age at menarche: influences of prenatal and postnatal growth. J Clin Endocrinol Metab 2007;92:46–50.

78 dos Santos Silva I, De Stavola BL, Mann V, Kuh D, Hardy R, Wadsworth ME: Prenatal factors, childhood growth trajectories and age at menarche. Int J Epidemiol 2002;31:405–412.

79 Terry MB, Ferris JS, Tehranifar P, Wei Y, Flom JD: Birth weight, postnatal growth, and age at menarche. Am J Epidemiol 2009;170:72–79.

80 Maisonet M, Christensen KY, Rubin C, Holmes A, Flanders WD, Heron J, Ong KK, Golding J, McGeehin MA, Marcus M: Role of prenatal characteristics and early growth on pubertal attainment of British girls. Pediatrics 2010;126:e591–e600.

81 Wang Y, Dinse GE, Rogan WJ: Birth weight, early weight gain and pubertal maturation: a longitudinal study. Pediatr Obes 2012;7:101–109.

82 Boyne MS, Thame M, Osmond C, Fraser RA, Gabay L, Reid M, Forrester TE: Growth, body composition, and the onset of puberty: longitudinal observations in Afro-Caribbean children. J Clin Endocrinol Metab 2010;95:3194–3200.

83 Sørensen K, Juul A, Christensen K, Skytthe A, Scheike T, Kold Jensen T: Birth size and age at menarche: a twin perspective. Hum Reprod 2013;28:2865–2871.

84 Davison KK, Susman EJ, Birch LL: Percent body fat at age 5 predicts earlier pubertal development among girls at age 9. Pediatrics 2003;111:815–821.

85 Lee JM, Appugliese D, Kaciroti N, Corwyn RF, Bradley RH, Lumeng JC: Weight status in young girls and the onset of puberty. Pediatrics 2007;119:e624–e630.

86 Buyken AE, Karaolis-Danckert N, Remer T: Association of prepubertal body composition in healthy girls and boys with the timing of early and late pubertal markers. Am J Clin Nutr 2009;89:221–230.

87 Kuzawa CW, McDade TW, Adair LS, Lee N: Rapid weight gain after birth predicts life history and reproductive strategy in Filipino males. Proc Natl Acad Sci U S A 2010;107:16800–16805.

88 Ong KK, Emmett P, Northstone K, Golding J, Rogers I, Ness AR, Wells JC, Dunger DB: Infancy weight gain predicts childhood body fat and age at menarche in girls. J Clin Endocrinol Metab 2009;94:1527–1532.

89 Karaolis-Danckert N, Buyken AE, Sonntag A, Kroke A: Birth and early life influences on the timing of puberty onset: results from the DONALD (Dortmund Nutritional and Anthropometric Longitudinally Designed) Study. Am J Clin Nutr 2009;90:1559–1565.

90 Peralta-Carcelen M, Jackson DS, Goran MI, Royal SA, Mayo MS, Nelson KG: Growth of adolescents who were born at extremely low birth weight without major disability. J Pediatr 2000;136:633–640.

91 Saigal S, Stoskopf BL, Streiner DL, Burrows E: Physical growth and current health status of infants who were of extremely low birth weight and controls at adolescence. Pediatrics 2001;108:407–415.

92 Epplein M, Novotny R, Daida Y, Vijayadeva V, Onaka AT, Le Marchand L: Association of maternal and intrauterine characteristics with age at menarche in a multiethnic population in Hawaii. Cancer Causes Control 2010;21:259–268.

93 Wehkalampi K, Hovi P, Dunkel L, Strang-Karlsson S, Jarvenpaa AL, Eriksson JG, Andersson S, Kajantie E: Advanced pubertal growth spurt in subjects born preterm: the Helsinki study of very low birth weight adults. J Clin Endocrinol Metab 2011;96:525–533.

94 Boynton-Jarrett R, Rich-Edwards J, Fredman L, Hibert EL, Michels KB, Forman MR, Wright RJ: Gestational weight gain and daughter's age at menarche. J Womens Health (Larchmt) 2011;20:1193–1200.

95 Deardorff J, Berry-Millett R, Rehkopf D, Luecke E, Lahiff M, Abrams B: Maternal pre-pregnancy BMI, gestational weight gain, and age at menarche in daughters. Matern Child Health J 2013;17:1391–1398.

96 Keim SA, Branum AM, Klebanoff MA, Zemel BS: Maternal body mass index and daughters' age at menarche. Epidemiology 2009;20:677–681.

第9章　营养和青春期障碍

M. Teresa Muñoz-Calvo · Jesús Argente
Departments of Endocrinology and Pediatrics and Pediatric Endocrinology,
Hospital Infantil Universitario Niño Jesús, Universidad Autónoma de Madrid,
Department of Pediatrics, CIBEROBN Fisiopatología de la obesidad y
nutrición, and Programme of Obesity in Childhood and Adolescence, Institu-
to de Salud Carlos III, Madrid, Spain

摘要

　　热量和蛋白质不足会延缓生长发育,导致青春期延迟。本章将主要讨论进食障碍患者、儿童期肥胖患者、"女性运动员三联征"及儿童肿瘤患者的内分泌紊乱和青春期改变。神经性厌食症患者往往表现出包括单纯的低促性腺激素型性腺功能减退在内的多种内分泌紊乱,表现出的青春期发育延迟和生长受限可能是营养不良的直接结果。适当的精神、营养和激素治疗是有必要的。研究表明,儿童期肥胖能加速青春期的启动,这些孩子常常表现为青春期快速线性生长。在女性儿童中儿童期肥胖和过早开始青春期之间的关联可能与她们的胰岛素抵抗和(或)高胰岛素血症有关。女性运动员三联征则多见于热衷体力活动的女孩和女人,她们同时具有伴或不伴进食障碍的低热量供给、月经紊乱和骨密度降低的特点。在青春期前,女孩的过度运动可以导致月经初潮延迟,但并不影响其成年后的身高,然而青春期后女性的过度运动则可导致月经周期紊乱。儿童期罹患肿瘤的影响则取决于肿瘤的种类、部位、获得疾病诊断时的年龄、放疗剂量以及化疗的种类和剂量。

© 2016 S. Karger AG, Basel

　　青春期是促性腺激素释放激素(GnRH)脉冲式分泌增加所致促性腺激素分泌增加的结果。虽然遗传和环境等很多因素都与青春期的始动有关,但触发其始动过程的生理机制仍然不详。根据涉及的慢性疾病不同,引起青春期延迟的原因包括营养不良、情感剥夺、蛋白质过度降解、毒性物质累积、压力或治疗的副作用等[1]。

　　热量和蛋白质不足会延缓生长发育,导致青春期延迟。纵观整个激素系统,尤其是胰岛素、甲状腺激素、肾上腺皮质激素和下丘脑-垂体-性腺及生长激素轴都在适应营养不良的过程中受到显著影响。在激素调节系统中最早表现出的异常很可能始于低胰岛素血症(图1)[1]。

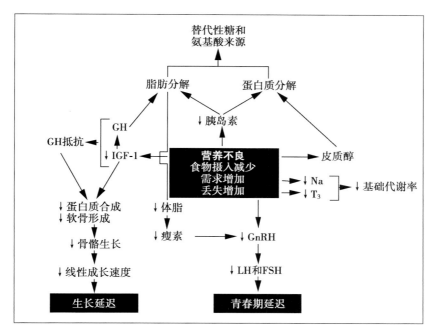

图 1　营养不良如何导致生长和青春期延迟。GH,生长激素;IGF-1,胰岛素样生长因子;GnRH,促性腺激素释放激素;LH,卵泡刺激素;FSH,黄体生成素;T$_3$,三碘甲状腺原氨酸

进食障碍:神经性厌食

　　包括神经性厌食(anorexia nervosa,AN)和神经性贪食在内的进食障碍是一类致死率较高的严重精神障碍。AN 是一种于儿童和青少年期起病的精神障碍,具有特殊的精神病理病理性症状,包括体象障碍、害怕变胖和过度节食所致严重和持久的体重下降,从而导致进行性营养不良。神经性贪食的患者则通常具有正常的体重,反复发生暴食和清除行为,每周至少两次并至少持续 3 个月以上。

　　这一诊断标准在美国精神病协会制定的《精神障碍诊断和统计手册》(第 5 版)(DSM-5)中已经得到修订[2]。目前的诊断标准允许把具有这些特征的患者进行统一归类,并标明还存在其他类型的进食障碍,如"回避/限制性摄食障碍(avoidance/restrictive food intake disorder,ARFID)"及较轻的类型被重新命名为"其他喂养或进食障碍(other specified feeding or eating disorders,OSFED)",它包括了既往 5 种障碍(非典型神经性厌食、清除障碍、阈下性神经性贪食和暴食症及夜食症)。第五版诊断更新在于其把暴食症也作为一种诊断。进食障碍的病因学是多因素的,包括遗传、生物、心理和文化等因素。各种危险因素并存则进一步增加患病的几率。在这些进食障碍中,青春期是否会受到影响及受影响程度很可能也与其致病因素有关。

神经性厌食的内分泌紊乱

下丘脑-垂体-性腺轴

　　AN 可以起病于青春期前或青春期后,但这两种情况都会影响到下丘脑-垂体-性腺轴。

当症状出现于青春期前的患者中时就会产生青春期延迟,但是若出现于青春期发育过程中时,就会使青春期停滞、生长高峰延迟和减慢。如果疾病发生于青春期后,则可能会导致继发性闭经。

AN 患者表现为单纯的下丘脑源性低促性腺激素型性腺功能减退,但具体病因并不明确。涉及的因素可能很多,包括下丘脑功能紊乱、体重下降、性激素和神经递质改变及运动等。患 AN 的青少年表现为卵泡刺激素和黄体生成素等促性腺激素基础水平下降,以及低的雌激素水平,表明这是下丘脑-垂体-性腺轴整体的功能异常[3]。这些内分泌改变导致卵泡期延长和黄体期不足。此外,24 小时自发性卵泡刺激素的分泌也是下降的,其脉冲式分泌的频率和幅度都受到了影响[4]。体重的恢复可使血浆卵泡刺激素和黄体生成素的水平都升高,表明营养不良在调节其分泌中发挥了重要作用。

因此,营养不良可能是 AN 患者青春期发育延迟和生长受限的主要原因,其机制可能是身体对营养元素减少后的适应性改变[4]。对营养不良的适应过程开始的指标之一为低胰岛素血症,它是由低血糖和低氨基酸水平所致。其他内分泌和非内分泌因素也可能参与这一过程,如 kisspeptin(一种引发青春期发育的神经肽)、皮质醇和(或)调节食欲的肽类[4]。此外,生长激素的异常分泌和低胰岛素样生长因子-1(IGF-1)的水平也与青春期前起病的 AN 患者的生长受限有关,从而影响终身高。

瘦素是一种来源于脂肪的抑制食欲的激素。脂肪储存量减少的个体常常存在生殖功能的问题,包括血液中性激素水平的下降等。另一个类似但更严重的问题是下丘脑-垂体-性腺轴的关闭,见于脂肪储存量丢失后的 AN 患者。在这两种情况下,可以推测性腺的功能异常与脂肪组织丢失所致瘦素的基础和脉冲式释放减少有关。在通过营养治疗的 AN 患者中,血浆瘦素水平的上升与体重恢复程度正相关。此外,瘦素的增加还与促性腺激素水平显著相关,表明随着营养供给的恢复,血液中瘦素的增加可能参与了下丘脑-垂体-性腺轴的激活。的确如此,AN 患者得到营养治疗后,血浆游离瘦素水平的增加与月经恢复是相关的,因此凸显了瘦素生物可利用度的增加在下丘脑-垂体-性腺轴再激活过程中的重要性[4]。

我们对限制型 AN 伴长期营养不良和继发性闭经超过 1 年、并在接受雌激素治疗的患者进行研究,发现其局部脂肪分布会发生变化,即躯干脂肪所占比例逐步降低、躯干与四肢脂肪的比值下降。我们发现对这些患者而言,体脂似乎较 BMI 是更准确的营养状态的评估指标[5]。

在临床研究中,有证据显示褪黑素水平和性腺功能具有相关性。研究也发现无论刚刚诊断或恢复体重以后的 AN 患者中,夜间 6-硫酸盐褪黑素(经尿液排泄的褪黑素主要代谢产物)的水平在闭经患者中是升高的[3]。一种假说认为脂肪组织的变化和垂体-卵巢/甲状腺/肾上腺轴的激素水平潜在调节着褪黑素和骨密度之间的关系,从而在 AN 女性患者骨质疏松症的产生中发挥着作用[6]。

下丘脑-垂体-生长激素轴

AN 与营养所致生长激素抵抗相关,伴随有肝脏产生的胰岛素样生长因子-1(IGF-1)减少和血液循环中生长激素水平升高。对 AN 患者自发性生长激素分泌(SGHS)情况的研究并不多。我们在一组厌食症患者确诊时和体重恢复过程中的两个时间节点上研究其 SGHS 水平差异,发现在确诊时 SGHS 的情况各有不同。40% 的研究对象中,平均 24 小时生长激素分泌水平高于 3ng/ml(正常范围最低限),而剩余 60% 则处于正常范围以下。这两组患者和对照者之间的差异主要在于生长激素分泌峰值的水平,而非 GH 释放脉冲的频率。两组厌食症患者中,治疗后较初始体重增加 10% 之后,SGHS 水平可恢复正常。这些观察结果表明在 AN 患者中,生长激素分泌的变化可能由下丘脑水平的变化所致,即促生长激素释放激素水平增加、生长抑素水平下降[7]。

BMI 与基础及脉冲式生长激素释放之间的负相关性表明,生长激素分泌模式的改变与营养不良存在直接关联。营养不良所致的 IGF-1 水平下降可能参与了这一现象,因为低 IGF-1 水平可能在下丘脑和垂体水平降低了其对生长激素分泌的负反馈作用。

AN 患者血清中的生长激素结合蛋白(GHBP)水平是显著下降的,并随患者的体重恢复,逐渐出现恢复正常的趋势。这表明生长激素受体的下降很可能是生长激素抵抗现象的主要原因。在营养不良患者中,低 GHBP 水平可能与低胰岛素血症、甲状腺功能改变和(或)低雌激素水平有关。研究也发现血清 GHBP 水平与 BMI 或体脂含量(或更有特异性的内脏脂肪含量)之间具有相关性[7]。血液中的 GHBP 可能并不特异地或更多地来源于肝脏生长激素受体,这表明其他组织,如脂肪组织,可能也会影响到血 GHBP 水平[7]。因此,AN 患者中,很可能是脂肪组织的极度下降引起血 GHBP 水平的下降。

由于营养不良与生长激素抵抗相关,AN 患者血 IGF-1 水平的显著下降也似乎在体重恢复过程中趋向于正常,尽管这一过程可能需要很长时间[7]。有研究认为,血液中 IGF 结合蛋白(IGFBP)-1 和 IGFBP-2 水平是生长激素依赖性的,并对营养管理非常敏感。这些结合蛋白的水平在 AN 患者中都是升高的,而随体重恢复趋于正常。在 AN 中,正如在其他营养不良患者中一样,IGFBP-2 的增加很可能与热量-蛋白质摄入受限、低胰岛素血症和生长激素抵抗等共同作用都有关[8]。AN 患者 IGFBP-1 的增加则很可能与低胰岛素血症有关,尽管其他代谢因素或激素因素(如胰高血糖素和糖皮质激素水平的增加),及细胞间葡萄糖或其他特异性基质的减少也可能参与这一过程[9]。

血 IGFBP-3 水平在 AN 患者中是下降的,并随体重恢复趋于正常[9]。事实上,由 IGFBP-3、IGF 和对酸不稳定的亚单位结合的三分子化合物减少了[7]。由于这些蛋白都是生长激素依赖性的,并受营养状态的调节,这一结果并不令人意外。IGFBP-3 水平随儿童和青少年热量摄入受限而显著下降,但在成人中仅与蛋白质摄入受限有关[7]。与其他代谢性疾病不同,在 AN 中并未观察到 IGFBP-3 蛋白水解增加[9]。

因此,营养不良和多种激素异常在 AN 患者的青春期改变中发挥着作用[1,7-9]。

下丘脑-垂体-甲状腺轴

AN 患者的甲状腺功能也受到营养不良的影响,临床上他们常常表现为相对甲状腺功能减退的状态(也称为低 T_3 综合征)。其临床表现包括脱发、皮肤干燥、低体温和心动过缓,伴正常低值的 T_4 和促甲状腺激素(TSH)水平、低于正常范围的 T_3 和升高的 rT_3 水平。这些变化在恢复正常营养供给和治疗成功后都是可逆的[9]。实际上,T_3 水平的降低与体重下降是相关的,因为 T_3 的减少正是由于外周脱碘反应优先把 T_4 转化成无活性的代谢产物 rT_3 [9]。此外,低瘦素和高食欲刺激素水平可能在维持低甲状腺激素水平中发挥着作用。最后,促肾上腺皮质激素(ACTH)对 TSH 的反应钝化也标志着下丘脑-垂体功能异常。对 AN 患者的超声检查发现其甲状腺体积较年龄和性别配对的对照者显著减小了[7]。该腺体的萎缩并不是低 TSH 水平所致的,因为 AN 患者中 TSH 水平通常是正常的。而甲状腺体积是受 IGF-1 影响的;因此,这些患者的低 IGF-1 水平可能引起了甲状腺萎缩。这些变化也随体重恢复趋于正常,通常并不需要甲状腺激素替代治疗。

下丘脑-垂体-肾上腺轴

促肾上腺皮质激素释放激素（CRH）能促进 ACTH 的分泌，是由室旁核神经元合成、并在一定程度上受瘦素和胰岛素调节的。它在脑室内的作用会减低食物摄入和促进体重降低。ACTH 和内源性阿片类物质源自一种共同的前体——"前阿片样皮质激素原"，因此 ACTH 分泌增加前是先有前阿片样皮质激素原系统的激活的。这一内源性阿片类系统能直接或间接地调节食物摄入和体力活动下的能量消耗。在动物实验中阿片类物质的摄入能通过室旁核受体刺激食欲，而如纳洛酮等阿片类物质拮抗剂会减低食欲[10]。

在 AN 患者中，皮质醇的脉冲式分泌频率是增加的，常常导致血皮质醇水平增加（见图 2）。然而，其分泌的昼夜节律是相反的[10]。此外，皮质醇的平均血浆半衰期是延长的。与抑郁症或库欣病患者中观察到的现象相似，AN 患者的高皮质醇血症可以部分被地塞米松抑制。虽然 AN 患者的 ACTH 处于正常范围，其对 CRH 的反应是低于对照患者的（11）。这表明下丘脑水平或更高的大脑中枢存在异常，引起 CRH 过度分泌，从而保证 ACTH 水平维持在正常范围内。

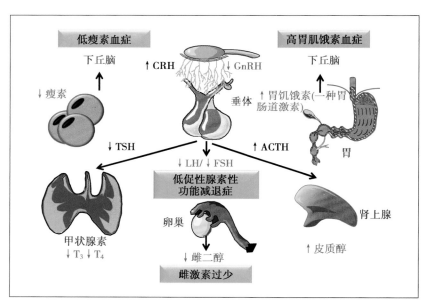

图 2　厌食症患者的激素改变和下丘脑性闭经。CRH, 促皮质激素释放激素；GnRH, 促性腺激素释放激素；TSH, 促甲状腺素；ACTH, 促皮质素；LH, 卵泡刺激素；FSH, 黄体生成素；T_3, 三碘甲状腺原氨酸；T_4, 甲状腺素

此外，CRH 和内源性阿片类物质都能抑制下丘脑促性腺激素释放激素的分泌。因此，CRH 可能在卵泡刺激素和黄体生成素水平下降中扮演了重要角色，从而使青春期发育停滞[11]。

神经性厌食中的骨质疏松症或骨质减少症

骨密度

超过 50% 的女性青少年在被确诊为 AN 时已存在骨质减少症（Z 分在−1 和−2.5 之间），25% 已出现骨质疏松症（Z 分≤−2.5）。相比之下 36% 的男性 AN 患者存在骨量减少，26% 患有骨质疏松症。这一现象可能与睾酮对骨骼和身体构成的影响有关。AN 中的骨质流失表现为骨小梁和骨皮质受累,前者更明显。我们发现伴中度营养不良和继发性闭经超过 1 年的限制型 AN 女性患者的腰椎和股骨都存在骨量减少。体重和月经的恢复与骨量增加相关,腰椎上更为明显[7]。AN 患者中也可见到椎体体积减小。疾病的康复与接近正常的骨骼体积和体积骨密度(BMD)存在相关性。但是,肌肉和脂肪量的恢复不足可能能部分解释骨骼体积残存的恢复不足,但不能解释体积骨密度的恢复不足。相反,24 个月的随访研究并未发现厌食症患者和对照组存在椎体体积的差异。

骨质减少症的程度可能取决于发生闭经的年龄及持续时间,因为原发性闭经的患者骨质减少的程度比继发性闭经的患者更严重。因为考虑到骨质疏松带来的长期影响及其不可逆性,对闭经 6 个月至 1 年的患者推荐进行骨密度的评估[3]。事实上闭经超过 6 年的 AN 女性患者发生骨折的风险是健康人的 7 倍。AN 女性患者的随访研究发现,诊断后 40 年内所有骨折的累积发生率为 57%。然而,由于患者的高度异质性,目前并不清楚 AN 患者骨质流失的确切发生率[12]。

骨质减少症和骨质疏松症的病理机制尚不明确[4],但是很多研究表明低热量摄入伴血清中低 IGF-1 水平、伴营养不良的过度运动模式、性腺功能减低伴较低的血液中性激素水平、升高的血皮质醇水平、低体重和脂肪组织严重减少伴血清中低瘦素水平等都可能有关。

营养的作用

通过食物限制导致的低热量饮食会对骨质的形成和重吸收产生负面的影响,尤其是在同时联合过量运动的健康女性。体重增加可使骨质形成恢复正常[1,12]。但在 AN 女性患者中骨质重吸收的正常化可能会更晚,指标只有在恢复月经时才接近正常,反映出雌激素对骨质重吸收的重要性。维生素 D 和钙离子水平都是正常范围内的[4]。AN 患者的体重恢复也与青少年在青春期生长发育高峰时线性生长的改善相关。

性激素的作用

在有骨量减少和闭经的青少年中,服用雌激素和孕激素至少 1 年并不能逆转骨量减少。然而,恢复体重的患者其股骨颈的 BMD 能得到改善[13]。月经的恢复可能提高骨量和脊柱 BMD。因此,雌激素对骨小梁的骨密度确实可产生有利影响。

雌激素能抑制骨质重吸收过程,并可能直接作用于成骨细胞的活性。有研究提示当 AN 起病于青少年时,矿物质的累积和骨骼大小都会受到影响。虽然雌激素缺乏可能引起体积骨密度的下降,但是并没有研究发现在校正了肌肉和脂肪量后存在骨骼大小的变化[13]。体重的恢复,而非雌激素治疗,是厌食症女性的全部骨骼检测位点 BMD 的重要预测因子[12]。

AN 女性中低雌激素水平是骨量减少的主要原因;但雄激素缺乏可能也对其有一定影响[12]。

IGF-1 和瘦素的作用

在正常人群中,血液中 IGF-1 的水平与骨密度相关。事实上 IGF-1 是骨代谢过程中最重要的调节因子之一。这一生长因子对骨代谢具有双重作用,它既促进成骨细胞的活性,也能促进骨质重吸收。很可能是营养不良的直接结果,AN 患者的生长因子不足,尤其是 IGF-1

不足。此外，即使体重有所恢复，这些因子在血浆中的水平恢复起来还是缓慢的[7]。当 AN 患者接受静脉高营养治疗导致营养状态显著提升时，其血清 IGF-1 水平也会快速增加，随之骨钙蛋白也会逐渐增加，而骨钙蛋白是成骨细胞功能的一种特异性标记物。这表明骨质形成已经立即开始了。尽管如此，骨质重吸收的增加似乎还得继续持续至少 5 周。

瘦素对骨骼的影响是通过中枢和外周机制同时产生的，可有效减低小梁骨质流失、小梁结构变化和骨膜形成。这些研究发现表明，瘦素调节着骨骼的重塑，而这一作用可能部分受到骨保护蛋白（osteoprotegerin）/RANK（NFKB 因子激活受体）配体通路的调控。RANK 和 RANK 配体（RANKL）属于肿瘤坏死因子和肿瘤坏死因子受体大家族，对破骨细胞的分化至关重要。在骨骼微环境中，RANKL 的促进作用则受到骨保护蛋白的中和。因此，基质细胞所分泌的骨保护蛋白和 RANKL 之间的平衡对形成破骨细胞的调控非常关键[13]。瘦素可能通过抑制骨的重吸收过程，从而在骨代谢中发挥着重要的保护作用。因此，AN 患者中瘦素水平的显著下降可能是导致其骨骼脆性增加的病理机制中主要的激素因素之一，它能使骨皮质合成和骨骼生长速度下降。

有研究评估了由于过度运动或低体重所致下丘脑性闭经患者中瘦素重组体的作用，发现瘦素治疗能提高黄体生成素（LH）脉冲式分泌的频率和血清 LH 水平，也能整体改善卵巢功能相关指标和骨骼形成的标记物，进一步说明瘦素对正常的生殖和神经内分泌功能及骨量是必要的[14]。尚需要更长期的研究来确定瘦素作为一种治疗的安全性和有效性。

其他激素的作用

AN 患者中的其他激素水平也会受到影响。如研究发现 AN 患者的血清脂肪细胞因子脂联素水平可能升高、不变或降低。在青少年 AN 患者中，脂联素水平与骨密度负相关，即高的脂联素水平可能通过增加破骨细胞活性而致 AN 中低 BMD 现象[7]。

食欲刺激素水平在 AN 中是高的，并与 BMI 和脂肪量负相关[7]。这可能是对患者低能量状态的适应性反应，因为这种激素是已知的最强效的内源性食欲促进剂。

PYY 是主要由结肠 L 细胞分泌的抑制食欲的酸性肽。它的释放与热量的摄入成正比，在进食后水平增加。高血清 PYY 水平可能与 AN 患者食物摄入和骨骼形成减少有关[7]。

AN 女性患者与正常体重对照者相比，胰岛素水平更低。而胰岛素水平和骨循环标记物之间存在正相关。胰淀素（amylin）是由胰岛 β 细胞分泌的一种肽类。AN 女性中，低胰淀素水平与低 BMD 相关。研究还发现 AN 青少年网膜素-1（omentin-1）水平升高，是 BMD 的独立预测因子，且与骨循环标记物负相关，可能对骨量能发挥负性影响[7]。

然而，关于这些改变是如何影响到青春期的研究尚不足。

神经性厌食的治疗

AN 的治疗需要遵循综合治疗的原则，应纳入儿科、内分泌科和精神科医生、心理医生、护士及可能的其他专业人士在内的多学科团队。重要的是应尽早明确诊断。至关重要的是，患者和家庭应能认识到这一疾病的严重性和治疗包含的不同方面，包括治疗有必要维持至少 5 年以上的事实[7]。

最基本的一点是，为了保证治疗的成功，医生应与患者和家庭充分建立信任关系。如果实现了早期诊断，且营养不良的程度不太严重、没有失去正常生活学习的能力，那么可以在门诊进行治疗及随访。否则，患者必须住院治疗。治疗目标应有严格的优先等级，包括：

①防止患者死亡;②防止疾病慢性化;③开始患者的躯体和精神方面的恢复。

营养治疗

再喂养。为成功开始再喂养,必须建立治疗联盟,让患者理解和接受他/她患有此病。此目标可通过询问患者是否具有 AN 的各种症状和体征来实现,因为这样他们就能逐步认同自己所处的状况[7]。患者应理解自己当前的身高和体重处于什么范围,和相对于他们的年龄和身高而言应达到什么体重。这一点能通过探索他们的身高和体重曲线图来实现。患者和医生应能对目标体重达成双方都能接受的一致。患者也应理解对他们的身高、年龄和性别来说,维持正常体重需要的热量。他们必须理解他们的生长和体力活动取决于充分的热量摄入,而其来源应包括适当比例的蛋白质、脂肪、碳水化合物、维生素和矿物质[1]。

获得和维持足够的体重。一旦患者达到他们的目标体重,必须制定维持期饮食方案。必须停止摄入不在饮食计划中的食物和正餐之间额外的进食。这能帮助患者克服失控或体重增长的恐惧。

性激素替代治疗

如前文提到的,对伴骨量减少和闭经持续至少 1 年的青少年使用雌孕激素治疗的研究表明骨量减少并不能被逆转。口服避孕药中高剂量的雌激素可能进一步降低已经很低的 IGF-1 水平,而这是一种重要的调节骨骼营养代谢因子。因此,口服避孕药治疗对骨量的影响很小甚至没有影响,可能也是因为它们对 IGF-1 水平的抑制作用所致。而经透皮贴片摄入低剂量雌激素的研究发现,这样较口服避孕药对 IGF-1 水平的抑制作用更小甚至没有影响,从而在 18 个月的治疗期间能显著增加 AN 女性患者的 BMD[15]。AN 女性患者经透皮雌二醇治疗而获得的 BMD 改善,可能是通过抑制前脂肪细胞因子 1 调控。该因子能抑制脂肪细胞和破骨细胞的分化。前脂肪细胞因子 1 在 AN 青少年女性患者中受到雌二醇的负性调节[16]。然而,还需要更多的研究来优化这一治疗,以实现骨量的充分达峰。

IGF-1 替代治疗

通过重组人 IGF-1 治疗青少年 AN 的研究发现,骨骼形成相关标记物水平升高了,而骨重吸收的标记物并未变化。对 AN 成年女性使用重组人 IGF-1 联合雌孕激素治疗的研究发现,与安慰剂组相比,脊柱椎骨 BMD 和血清骨形成的标记物显著升高,骨重吸收标记物则下降。然而,BMD 的这种上升并不足够使骨量恢复正常。尚无研究探索长期 IGF-1 摄入对青少年 AN 骨骼的影响[15]。

双磷酸盐

双磷酸盐具有较长半衰期,对骨骼的亲和性很强,在被吸收入骨基质后能抑制破骨细胞对骨骼的再吸收。AN 成年女性患者口服双磷酸盐 1 年能使后前位脊柱 BMD 增加 3%,髋关节增加 2%。相反,接受阿伦磷酸盐治疗的 AN 女性较安慰剂对照组并未增加脊柱 BMD,股骨颈 BMD 的增加也非常微弱。另一项研究发现,经利塞磷酸盐和睾酮治疗能使腰椎骨量增加 3%,股骨颈骨量增加 2%。然而,还需要更多研究来评估双磷酸盐对这些患者的潜在作用。

体力活动

我们已知运动能增加 BMD,这对 AN 患者的骨骼健康很重要。然而,对 AN 患者体力活动的推荐方案充满争议,因为营养不良情况下体力活动的增加会加重体重的下降。

儿童期肥胖和青春期时点

儿童期肥胖与短期和长期代谢、内分泌及心血管并发症都存在关联。过去 30 年间在美国和大多数欧洲国家肥胖的发病率都逐步增加。在欧洲,这种变化在地中海国家比北部国家更明显,据报道其患病率为 20%~40%[17]。青春期的时点和青春期激素水平可能受到脂肪过多的影响[18]。青春转型期肥胖可能还与青少年多囊卵巢综合征的发生有关[18]。

流行病学研究发现出生时体型可能影响初生儿早期体重增长、随后脂肪分布及肥胖的长期风险。第三次国家营养调查(NHANES,1988-1994)发现,在孕周数相同的情况下,出生体重较轻的婴儿非脂肪成分的重量更低,体脂所占比例较高。婴儿时期快速体重增加则是随后肥胖的危险因素,在 8 岁时肾上腺皮质激素水平也更高。也有研究发现靠前的出生次序和奶粉喂养也与快速体重增加和较早月经初潮相关[17]。

有研究认为儿童期肥胖会加速青春期的始动。世界范围内肥胖的流行病学分布也与女孩月经初潮年龄提前程度一致,很多文献认为这两种现象间具有因果关联[18]。相反,很少有研究发现体脂含量和男孩青春期开始的年龄之间存在关联[18]。然而,这可能受到男孩性发育过程中缺乏像女孩月经初潮那样可靠的标志物的影响。

在女孩中,儿童期肥胖和较早进入青春期之间的关系可能与胰岛素抵抗和(或)肥胖伴随的高胰岛素血症有关,因为后者可以通过作用于肾上腺、肝、卵巢和脂肪细胞而促进性激素的产生。这一结果会增加雄激素水平,进而通过作用于下丘脑-垂体轴促进青春期发育(图 3)。因此,在肥胖的青春期前女孩中,雄激素水平上升可能促进促性腺激素释放激素的脉冲式分泌,进而使得青春期更早启动。

肥胖与青春期快速线性生长有关,可能的机制之一为提前雌激素化和胰岛素对 IGF-1 受体的激活。肥胖儿童的身高快速生长似乎主要是非生长激素依赖性的,因为他们的生长激素分泌是降低的[18]。瘦素和胰岛素、肾上腺雄激素、IGF-1、IGFBP-1 和 GHBP 水平的升高都可能参与了肥胖儿童的快速生长过程。早期体重增加和青春期发育提前可能都与青春期生长高峰的丧失有关,可能是与肥胖相关的对生长激素分泌的抑制作用所致。

青春期时,肥胖患者体脂的变化引起血清瘦素、可溶性瘦素受体和脂联素水平的变化,反过来可能参与对能量平衡的调节过程[19]。这一阶段体重降低带来脂肪细胞素水平的变化,并减轻胰岛素抵抗和心血管风险降低。在对处于青春期不同阶段的 32 位肥胖青少年女性的前瞻性随访研究发现,瘦素/脂联素比例和游离瘦素指数是青春期时体重下降后胰岛素抵抗和全身体脂比例的预测因子[20]。瘦素/脂联素比例可以被用作动脉粥样硬化指数,为代谢综合征风险提供额外信息。

胰岛素抵抗与代偿性高胰岛素血症及性激素结合蛋白水平下降有相关性。这可能导致性激素生物利用度增高,在成年女性中已经发现胰岛素能提高卵泡刺激素所促进的卵巢激素的合成。此外,青春期前儿童的脂肪过多与芳香酶活性增加相关,使雄激素更多向雌激素转化(图 3)。这种转化的增加引起对内源性性激素的暴露增多,而植物性雌激素和其他可

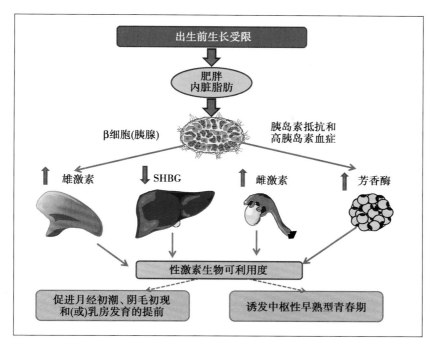

图 3 过早进入青春期:儿童期肥胖和胰岛素抵抗

能的外界环境因素(影响内分泌的化学物质)可能进一步加重这种暴露,进而也影响到早期青春期发育的速度和月经初潮年龄。

总之作为人生最重要的阶段,婴儿期体重的增加可以影响到远期生长发育、青春期起始时间甚至青春期激素的水平(雄激素、胰岛素、瘦素和 IGFBPs 的增加)。宫内生长受限所致的婴儿期和童年早期快速体重增加能影响未来的生长和青春期发育。尤其在女孩中童年早期的肥胖是过早青春期始动和伴随的其他后果的危险因素。在男孩中不同研究的结果不尽一致,有的研究发现肥胖和青春期延迟有关,另一些发现和青春期提前有关。肥胖的治疗需要基于重新规划饮食方案,增加体力活动和行为修正。药物治疗或手术治疗的指征仍非常有限,而不可能对其使用、长期疗效和对青春期发育的影响制定特定推荐意见[17]。

女性运动员三联征:能量供给、月经紊乱和骨骼健康

参与高强度体育活动的青少年和年轻女性可能会存在代谢和心理方面异常的紊乱。女性运动员三联征是常见于体力活动过多的女孩和女性的一种医学状况。它包括三个方面:①伴/不伴进食障碍的低热量供给;②月经紊乱;③低 BMD。这三个方面问题同时出现在某个个体身上的情况并不多见(0~16%),但据估计,约 50%~60% 的运动员具有其中 1~2 个方面的问题。

低热量供给/进食障碍

很多研究发现高水平运动员的能量摄入水平是偏低的,尤其在那些体重较低可能带来竞技上优势的运动员里更是如此。热量不足可能是相对的,也可能是绝对的,即热量摄入较那些正常非运动员女性更低,或不足以满足从事高强度锻炼的需求[22]。

运动员具有某些罹患进食障碍的危险因素。人格特征(例如完美主义、强迫性特征、好胜心)和家庭功能不良可能是易感因素。此外,在很年轻时开始体育训练、突然增加的训练强度和延长的训练周期都可能引起进食障碍。根据体育项目不同,进食障碍的患病率为1%~62%不等,而在那些低体重可能是某种竞争性优势的项目中则更高。不同的进食障碍行为之间可以切换和波动变化,包括长期禁食、不足和限制性的饮食方案、过度摄入随后诱吐、使用利尿剂和缓泻剂以及高强度和长时间锻炼等,直至达到厌食症或贪食症的程度[22]。

性腺轴

高强度锻炼可能引起月经延迟。对青春期后的女性来说,过度运动可能导致月经周期紊乱。相较于体力活动而言,不足的热量摄入可能参与了运动相关生殖功能异常和骨质减少症的发生过程。这些改变是对慢性低热量摄入的适应性反应。

芭蕾舞演员往往有青春期延迟和原发性闭经的高风险。在对芭蕾舞演员的前瞻性随访研究(Tanner II 期)中发现,在青春期他们的热量摄入相较于体力锻炼而言是不足的。这些研究对象表现为骨骼成熟和青春期发育的延迟(指月经初潮平均年龄延迟1年)[23]。

负热量平衡、低脂肪量和压力导致一种特异性内分泌改变,以低瘦素水平、高食欲刺激素和皮质醇水平为特征。这种变化使促性腺激素释放激素分泌减少,进而发生下丘脑性闭经[23]。在高水平女性运动员中,低瘦素水平可能与营养摄入不足有关,虽然这种降低可能也受到体育活动的影响。在我们对芭蕾舞演员的研究中发现,在青春期瘦素水平会进一步下降,脂联素水平升高。其躯干脂肪所占比例、总脂肪量和四肢脂肪量都会下降,肢体远端非脂肪含量上升[23]。这些女性也表现出与食欲相关的激素(食欲刺激素)和与厌食相关的激素肽 YY 水平同时上升。这些改变在伴下丘脑性闭经的运动员女性中能抑制食欲,并可能预防代偿性热量摄入的增加。

闭经是原发的还是继发的取决于运动的种类、年龄、训练的级别和体重。在舞蹈演员中闭经的发生率为69%,在长跑运动员中为65%,而在年龄匹配的女性一般人群中仅为2.5%。继发性闭经可见于超过60%的女性运动员。

骨量减少/骨质疏松症

不同运动类型对骨骼健康有不同的益处。涉及受地面较高反作用力(如体操、举重)的运动,被认为对骨骼健康更有好处。而对骨骼健康和生长的负面影响主要与热量和微量元素摄入不足,及雌激素水平下降有关,而非体力活动本身。

在青春期生长中能达到的最大骨量是以后生命中骨量的决定因素,因此也是骨折风险的重要决定因素。虽然遗传因素似乎是骨量最高值的主要决定因素,但环境因素,如体育活动和营养,也会影响骨累积量。BMD 降低在运动员间的发生率有较大差异,其中22%~55%存在骨量减少,骨质疏松症0~13%。压力性骨折在被诊断为低 BMD 和月经功能紊乱的运动员中患病率约为17%[24]。

中度体力活动能促进骨骼矿物质沉积,减少骨质流失。虽然性发育延迟可能对骨骼质量和功能性力量产生不利影响,锻炼对青少年和年轻成人期骨量累积的益处与负重的益处相似。横断面研究发现负重活动对骨骼受力点有利。研究也发现执行高强度锻炼的青少年存在由于骨骼体积、密度和骨代谢循环增加所致的骨量增加[24]。

治疗

当满足某些标准时,对骨质疏松症的筛查很有必要。如对发生骨折的、闭经持续 6 个月、或患有进食障碍的运动员。对这些患者的治疗应该是多学科合作的,治疗的首要目标应是增加能量供给。这能通过增加热量摄入和(或)降低训练强度从而减少能量消耗来实现。应保证摄入充足的微量营养元素。应推荐高钙食物,最佳钙摄入量应在 1000~1300mg/d,并推荐每日摄入 600IU 维生素 D[25]。此外,应记住训练中的运动员对蛋白质摄入存在更高的需求量。

保证较高能量供给的治疗应持续进行,其中继发性闭经的患者治疗应持续到月经得到恢复,或恢复青春期发育和青春期的快速生长。2014 年女性运动员三联征联盟关于女性运动员治疗和重返训练的共识结论认为,16~21 岁伴下丘脑功能性闭经的年轻运动员,若具有两个以上运动员三联征中的症状,且对持续至少 1 年的非药物治疗无效,则给予经皮雌二醇替代(100μg 17β-雌二醇)和周期性孕激素治疗可能预防骨量进一步流失。由于尚无研究在女性运动员人群中进行研究,且可能具有不良反应,睾酮、DHEA、瘦素或重组人 IGF-1 替代治疗本次并未获得推荐[25]。

肿瘤幸存者的内分泌后遗症

白血病、淋巴瘤及中枢神经系统肿瘤是儿童中最常见的肿瘤类型。国家肿瘤中心称接近 62% 的儿童期肿瘤成人幸存者可能有某种形式的医学后遗症,最常见的是内分泌方面的病理改变。儿童期肿瘤的继发影响与肿瘤的类型、部位、诊断时患者的年龄、放疗剂量和化疗类型及累积剂量有关。

婴儿期颅内肿瘤的幸存者中下丘脑-垂体轴的改变可能有很多。它们可以是肿瘤的直接结果、或颅内压增高或手术的影响。化疗在下丘脑-垂体轴这些改变中起的作用是存在争议的,虽然大多数研究认为这种影响很小或不存在。肿瘤经放疗辐射治疗后最常见的改变是生长激素缺乏。然而,如果辐射量低于 18Gy,发生生长激素不足的几率很小;若高于 30Gy 则可能在 5 年内发生生长激素缺乏症[26]。发生率仅次于生长激素缺乏的变化包括青春期发育(性早熟或青春期提前及性腺功能低下)及其他激素缺乏,如 TSH(中枢性甲状腺功能减退)、ACTH(原发性肾上腺功能减退)和高促性腺激素血症等[27]。

性腺轴

青春期改变

儿童期中枢神经系统肿瘤的诊断和治疗若发生在青春期开始之前,则能对青春期发育和月经初潮的时点和速度造成深远的影响。因此,如前文所述,伴青春期发育和月经初潮延迟的患者具有低 BMD 和骨质疏松症的长期风险增加,且性发育不全、生殖能力下降,需要密切随访。

低于 50Gy 的辐射剂量可能促使青春期提前,尤其是幼小年龄接受放射治疗的患者可能性更大。白血病的治疗中常用的 18~24Gy 的剂量造成的青春期提前几乎仅见于女孩,而更高剂量下(25~50Gy)则两性均可发生。Ogilvy Stuart 等[26]发现,在以 25~50Gy 剂量进行颅脑照射后,青春期开始的平均年龄女孩为 8.5 岁,男孩为 9.2 岁。另外,与辐射相关的生长激素缺乏症有可能引起青春期发育延迟。在上述情况下,青春期相关的生长速度加快可能会掩盖生长激素缺乏的问题,而对终身高会有影响。那些接受了 30Gy 以上剂量的颅脑照射,并且在青少年阶段出现了青春期提前及加速发育的患者,成年以后发生低促性腺素性功能减退症的风险增高[26]。

原发性性腺功能异常

在儿童期肿瘤幸存者中,性腺受损通常是继发于化疗的,虽然对颅内脊髓的放射治疗也可能对性腺造成辐射[27]。主要具有性腺毒性的化疗物质是烷化剂(环磷酰胺、异环磷酰胺、普鲁苄肼、白消安、马法兰等)、顺氯氨铂和长春新碱。

女性患者中,生殖细胞、卵母细胞和性激素的产生在结构上是相互依赖的,因此卵巢功能异常伴随着生殖能力和性激素缺乏。当其发生在青春期开始之前时,表现为青春期延迟和原发性闭经。相反,若发生在青春期开始之后,青春期发育会停滞,发生继发性闭经或甚至过早闭经。在青春期或之后,卵巢功能异常表现为血清促性腺激素水平增加(尤其是黄体生成素)和雌二醇水平下降[27]。

新的生化标记物,如抑制素 B 和抗米勒管激素可能有助于评估卵巢功能的保留程度。一项对儿童期肿瘤幸存者的研究发现,抗米勒管激素水平能识别那些具有青春期延迟风险的患者,以及可能从生殖能力保存咨询中获益的患者。

放疗和化疗对卵巢的破坏性作用在年轻女性中则轻一些,可能因为她们在生理上有更多始基卵泡。当大剂量服用某些化疗药时,即使在年轻患者中也能引起卵巢功能异常。当使用正常剂量时,卵巢功能则常常能较早恢复,但也会发生提前闭经。

为保存患者的生育能力,若患者已经完成青春期发育并将接受生殖毒性治疗,应考虑低温保存卵巢组织,这样在完成治疗后可能进行自体移植或试管辅助生殖。

对男性而言,相较于睾酮的产生,精子生成对肿瘤治疗的破坏性影响更敏感。因此,即使在睾酮水平能维持时,也可能发生不育。

肥胖和超重

超重或肥胖常常是儿童肿瘤治疗后的延迟作用。尤其对于年轻女性而言,肥胖的主要危险因素是超过 20Gy 的颅内放射治疗。其他危险因素包括地塞米松药物应用、由于神经系统并发症而导致体育活动减少、服用某些增加食欲的药物(如抗癫痫药)、未治疗的生长激素缺乏及某些遗传代谢因素等[34]。

中枢神经系统治疗所致的肥胖易导致胰岛素抵抗,虽然除肥胖外的其他因素也可能引起胰岛素抵抗,如使用烷化剂或全身放疗。胰岛素抵抗反过来又增加了糖尿病、脂代谢障碍、心血管疾病和代谢综合征的风险[30]。

随访和治疗

- 在初始阶段,较激进的营养治疗能减轻分解代谢状态对生长的负性影响。
- 在诊断肿瘤并接受颅内放射治疗的患者,须考虑到生长激素缺乏的可能[28]。
- 当存在青春期提前或早熟快速发展时,尤其对经过颅内辐射治疗和生长激素缺乏更严重者,需考虑使用促性腺激素释放激素拮抗剂。虽然可参考的数据不多,但生长激素和促性腺激素释放激素拮抗剂的联合治疗能增加成人的身高[28]。我们应该考虑到这一治疗会增加那些接受过脊柱放疗患者的骨骼发育比例失调的风险[28]。

青春期障碍的临床管理

AN 的治疗需要采用综合治疗方案,应纳入儿科、内分泌科和精神科医生、心理医生、护士等多学科跨专业团队。此外,患者和家庭应认识到这一疾病的严重性和治疗所包含的不同方面,包括治疗将有必要维持至少 5 年的时间。

治疗目标应有严格的优先等级,包括:①防止患者死亡;②防止疾病慢性化;③关注患者的躯体和精神方面的恢复。

营养治疗至关重要。经透皮贴片摄入低剂量雌激素的治疗方案,较口服避孕药对 IGF-1 水平的抑制作用更小甚至没有影响,从而在 18 个月的治疗期间能显著增加 AN 女性患者的骨密度。

虽然 AN 也可见于男性,大多数患者仍是女性。其月经可能随体重恢复而恢复。

儿童期肥胖能加速青春期的始动。在女孩中,两者之间的关系可能与胰岛素抵抗和(或)肥胖伴随的高胰岛素血症有关,因为后者可以通过作用于肾上腺、肝脏、卵巢和脂肪细胞而促进性激素的产生。

高强度锻炼能引起月经初潮延迟。在青春期后的女性,过度运动能引起月经周期紊乱。芭蕾舞演员中青春期延迟和原发性闭经的发生率更高。

儿童期中枢神经系统肿瘤若发生在青春期开始之前,则能对青春期发育和月经初潮的时点和速度造成深远的影响。青春期发育的变化可能为早熟或青春期提前和性腺功能减退。当存在青春期提前或早熟快速发展时,尤其对经过颅内辐射治疗和生长激素不足者,需考虑应用促性腺激素释放激素拮抗剂治疗。

(李雪霓 译,杜函泽 校)

参考文献

1 Pozo J, Argente J: Delayed puberty in chronic illness. Best Pract Res Clin Endocrinol Metab 2002;16:73–90.

2 Diagnostic and Statistical Manual of Mental Disorders, ed 5. Arlington, American Psychiatric Association, 2013.

3 Muñoz MT, Argente J: Anorexia nervosa: hypogonadotrophic hypogonadism and bone mineral density. Horm Res 2002;57:57–62.

4 Miller KK: Endocrine effects of anorexia nervosa. Endocrinol Metab Clin North Am 2013;42:515–528.

5 García de Álvaro MT, Muñoz-Calvo MT, Barrios V, Martínez G, Martos-Moreno GA, Hawkins F, Argente J: Regional fat distribution in adolescents with anorexia nervosa: effect of duration of malnutrition and weight recovery. Eur J Endocrinol 2007;157:473–479.

6 Ostrowska Z, Ziora K, Oświęcimska J, Wołkowska-Pokrywa K, Szapska B: Assessment of the relationship between melatonin, hormones of the pituitary-ovarian, -thyroid and -adrenocortical axes, and osteoprotegerin and its ligand sRANKL in girls with anorexia nervosa. Postepy Hig Med Dosw (Online) 2013;67:433–441.

7 Muñoz MT: Anorexia nervosa: an endocrine focus and procedure guidelines. J Ped Endocrinol Metab 2005;18:1181–1186.

8 Fazeli PK, Klibanski A: Determinants of GH resistance in malnutrition. J Endocrinol 2014;220:R57–R65.

9 Krassas GE: Endocrine abnormalities in anorexia nervosa. Pediatr Endocrinol Rev 2003;1:46–54.

10 Douyon L, Schteingart DE: Effect of obesity and starvation on thyroid hormone, growth hormone, and cortisol secretion. Endocrinol Metab Clin North Am 2002;31:173–189.

11 Lawson EA, Holsen LM, Desanti R, Santin M, Meenaghan E, Herzog DB, Goldstein JM, Klibanski A: In-

creased hypothalamic-pituitary-adrenal drive is associated with decreased appetite and hypoactivation of food-motivation neurocircuitry in anorexia nervosa. Eur J Endocrinol 2013;169:639–647.

12 García de Álvaro MT, Muñoz-Calvo MT, Martínez G, Barrios V, Hawkins F, Argente J: Regional skeletal bone deficit in female adolescents with anorexia nervosa (AN): influence of the degree of malnutrition, gonadal dysfunction and weight recovery. J Ped Endocrinol Metab 2007;20:1223–1231.

13 Muñoz MT, Morandé G, Garcís JA, Pozo J, Argente J: The effects of estrogen administration on bone mineral density in adolescents with anorexia nervosa. Eur J Endocrinol 2002;46:45–50.

14 Chou SH, Chamberland JP, Liu X, Matarese G, Gao C, Stefanakis R, Brinkoetter MT, Gong H, Arampatzi K, Mantzoros CS: Leptin is an effective treatment for hypothalamic amenorrhea. Proc Natl Acad Sci U S A 2011;108:6585–6590.

15 Misra M, Klibanski A: Endocrine consequences of anorexia nervosa. Lancet Diabetes Endocrinol 2014; 2:581–592.

16 Aronis KN, Kilim H, Chamberland JP, Breggia A, Rosen C, Mantzoros CS: Preadipocyte factor-1 levels are higher in women with hypothalamic amenorrhea and are associated with bone mineral content and bone mineral density through a mechanism independent of leptin. J Clin Endocrinol Metab 2011;96: E1634–E1639.

17 Martos-Moreno GÁ, Barrios V, Muñoz-Calvo MT, Pozo J, Chowen JA, Argente J: Principles and pitfalls in the differential diagnosis and management of childhood obesities. Adv Nutr 2014;5:299S–305S.

18 Ahmed ML, Ong KK, Dunger DB: Childhood obesity and the timing of puberty. Trends Endocrinol Metab 2009;20:237–242.

19 Murer SB, Knöpfli BH, Aeberli I, Jung A, Wildhaber J, Wildhaber-Brooks J, Zimmermann MB: Baseline leptin and leptin reduction predict improvements in metabolic variables and long-term fat loss in obese children and adolescents: a prospective study of an inpatient weight-loss program. Am J Clin Nutr 2011; 93:695–702.

20 Donoso MA, Muñoz-Calvo MT, Barrios V, Martínez G, Hawkins F, Argente J: Increased leptin/adiponectin ratio and free leptin index are markers of insulin resistance in obese girls during pubertal development. Horm Res Paediatr 2013;80:363–370.

21 Hurvitz M, Weiss R: The young female athlete. Pediatr Endocrinol Rev 2009;7:43–49.

22 Barrack MT, Ackerman KE, Gibbs JC: Update on the female athlete triad. Curr Rev Musculoskelet Med 2013;6:195–204.

23 Muñoz MT, De La Piedra C, Barrios V, Garrido G, Argente J: Changes in bone density and bone markers in rhythmic gymnasts and ballet dancers: implications of puberty and leptin levels. Eur J Endocrinol 2004;151:491–496.

24 Lambrinoudaki I, Papadimitrou D: Pathophysiology of bon loss in the female athlete. Ann N Y Acad Sci 2010;1205:45–50.

25 De Souza MJ, Nattiv A, Joy E, Misra M, Williams NI, Mallinson RJ, Gibbs JC, Olmsted M, Goolsby M, Matheson G: 2014 Female Athlete Triad Coalition consensus statement on treatment and return to play of the female athlete triad: 1st International Conference held in San Francisco, CA, May 2012, and 2nd International Conference held in Indianapolis, IN, May 2013. Clin J Sport Med 2014;24:96–119.

26 Ogilvy-Stuart AL, Clayton PE, Shalet SM: Cranial irradiation and early puberty. J Clin Endocrinol Metab 1994;78:1282–1286.

27 Shalitin S, Gal M, Goshen Y, Cohen I, Yaniv I, Phillip M: Endocrine outcome in long-term survivors of childhood brain tumors. Horm Res Paediatr 2011; 76:113–122.

28 Güemes Hidalgo M, Muñoz Calvo MT, Fuente Blanco L, Villalba Castaño C, Martos Moreno GA, Argente J: Endocrinological outcome in children and adolescents survivors of central nervous system tumours after a 5 year follow-up (in Spanish). An Pediatr (Barc) 2014;80:357–364.

29 Lunsford AJ, Whelan K, McCormick K, McLaren JF: Antimüllerian hormone as a measure of reproductive function in female childhood cancer survivors. Fertil Steril 2014;101:227–231.

30 Johnston RJ, Wallace WH: Normal ovarian function and assessment of ovarian reserve in the survivor of childhood cancer. Pediatr Blood Cancer 2009;53: 296–302.

31 Larsen EC, Schmiegelow K, Rechnitzer C, Loft A, Müller J, Andersen AN: Radiotherapy at a young age reduces uterine volume of childhood cancer survivors. Acta Obstet Gynecol Scand 2004;83:96–102.

32 Levine J: Fertility preservation in children and adolescents with cancer. Minerva Pediatr 2011;63:49–59.

33 Armenian SH, Robison LL: Childhood cancer survivorship: an update on evolving paradigms for understanding pathogenesis and screening for therapy-related late effects. Curr Opin Pediatr 2013;25:16–22.

34 Garmey EG, Liu Q, Sklar CA, Meacham LR, Mertens AC, Stovall MA, Yasui Y, Robison LL, Oeffinger KC: Longitudinal changes in obesity and body mass index among adult survivors of childhood acute lymphoblastic leukemia: a report from the Childhood Cancer Survivor Study. J Clin Oncol 2008;26:4639–4645.

第 10 章 当前青春期启动的变化：与包括内分泌干扰物在内的环境因素的关系

Anne-Simone Parent [a,b] · Delphine Franssen [a] · Julie Fudvoye [a,b] ·
Anneline Pinson [a] · Jean-Pierre Bourguignon [a,b]

[a] Developmental Neuroendocrinology Unit, GIGA Neurosciences, University of Liège, Liège, and [b] Department of Pediatrics, CHU de Liège, Chênée, Belgium

摘要

本章对青春期启动的一些常见观点进行了修订。这次修订是以近期在青春期启动的临床指标、环境因素的影响及其机制方面的流行病学调查数据为基础的。目前的进展经常强调的是女性的青春期启动。然而男性青春期启动也出现了变化。此外，这些变化是有关男、女性青春期启动的提前，以及青春期结束的延迟。这些观察表明了环境对青春期启动影响的复杂性。青春期启动变化的机制可能涉及神经内分泌调控中枢控制和性腺类固醇激素靶组织的外周效应。而充足的能量供应是了解青春期发育机制的线索，调控能量平衡和生殖两方面的变化可能在不同因素影响下有所不同，常见因素如内分泌干扰物（endocrine-disrupting chemicals，EDCs）。这些影响可以发生在青春期之前，以及更早的时候，如在胎儿和新生儿期。最终，环境因素可以与遗传因素交互作用来决定青春期启动的变化。因此，青春期启动的变异不再被环境和遗传因素完全控制。在评估 EDCs 在青春期疾病管理中的影响，以及根据预防原则在可能减少 EDCs 暴露方面提出了一些建议。

© 2016 S. Karger AG，Basel

21 世纪初，一些国家有关人类青春期研究的报道使得学者们开始推测内分泌干扰物（EDCs）暴露的增加起了一些作用[1-3]。进一步的争论来自于对国际收养儿童中存在青春期发育提前或性早熟的观察，这些儿童在原籍国曾暴露于雌激素杀虫剂 DDT[4,5]。这样的人类流行病学研究结果并不足以阐明是何种化学品可以作为人类所暴露的低剂量混合物的代表，自胎儿后期至青春期哪个年龄窗口是最关键的时期，影响机制是发生在下丘脑-垂体-性腺轴哪个环节等问题。因此，有关人类青春期的研究还需要动物模型研究的补充。我们最近综合分析了人类青春期启动时间的流行病学变化和啮齿类动物实验室研究的数据后，全面回顾了这些问题[6]。读者可以参考这些出版物的以获得更多更详细的信息。在本文，我们对青春期启动时间的生理变异是如何变化的进行了综述，重点是变化的标志和发生机制。

自 19 世纪早期,在欧洲和北美的许多国家中已观察到月经初潮年龄的长期变化趋势。从这些数据可以发现,一个世纪以来,女性青春期启动年龄平均提前 4 年[5,6]。在过去的 50 年中,包括比利时在内的一些国家女性初潮年龄趋于稳定[7-9],这表明青春期启动的提前已趋于平缓[5]。然而,最近的文献发现,在丹麦及荷兰平均初潮年龄呈现出持续缓慢的提前[2,10]。大约在 2000 年,在美国、丹麦及比利时等国家,也观察到一个新的变化模式[1,2,9]。这些变化是青春期相关事件的异质性,即乳房发育年龄的提前和初潮年龄提前或没有变化。这导致了关于青春期启动标志和机制的若干问题的修订。

青春期启动发生变化的标志(表1)

因初潮年龄提供了一个精确的计时器,关于女性青春期的研究已经优先。对于女性青春期的研究关注因体重的关键作用以及性早熟患者中女孩居多的优势得到了进一步强化[5]。然而,近期一些基于睾丸体积增大、变声、青春期猛长的研究也揭示了男性青春期启动的提前[3,9,11-13]。正如在女孩的研究中已经发现的,青春期初期的征象和青春期结束时的征象显示出不同的长期变化,这表明青春期相关事件对调节因素反应的异质性。例如,在出现青春期初期证据,睾丸体积增大(≥4ml)的男孩中,前 3%~10% 的男孩年龄较过去提前了[3,9,14],而在达到成人睾丸体积(≥15ml)中,后 3%~10% 男孩的年龄(第 90 至 97 百分数)增大了[9,14]。

表 1 青春期启动变化的标志相关的常见观点与修订后的观点

常见观点	修订后的观点
女性相关(初潮年龄作为计时器;性早熟中女性为主,体重是一个关键因素)	男性现状(有关睾丸容积增加、变声、猛长的研究较少;与 BMI 相关)
平均年龄或中位年龄:线索	启动模式的变化代表不同亚组
单一青春期体征的优先顺序(青春期的开始)	青春期体征的变化可能不同

来自比利时[9]的数据如图 1 所示,无论男性还是女性,较早进入青春期初期的儿童,他们的年龄向左偏移,而在较晚进入青春期后期的这一组孩子,他们的年龄向右偏移[6]。因此,有关某个青春期征象的平均年龄或中位年龄数据的变化可能会掩盖青春期启动时间分布模式的细微变化。因此,青春期的年龄范围变得不对称分布,在青春期的初期和后期都超过了生理范围的 4~5 年。后者的发现也与在法国报告的自初潮至规律(排卵)所需时间的增加相一致[15],这也与月经初潮提前的长期趋势相一致。发生在青春期启动临界时间(即早、晚)[16]的各种变化可能由于行为的因果论而具有临床相关性。青春期发育提前(第 2~10 百分位)已被证明与青少年频繁的冒险行为相关[17-19],这种行为也会持续较长一段时间。此外,性早熟与性侵风险增加有关[20]。这些问题可能会对临床医生和社会产生重大影响。

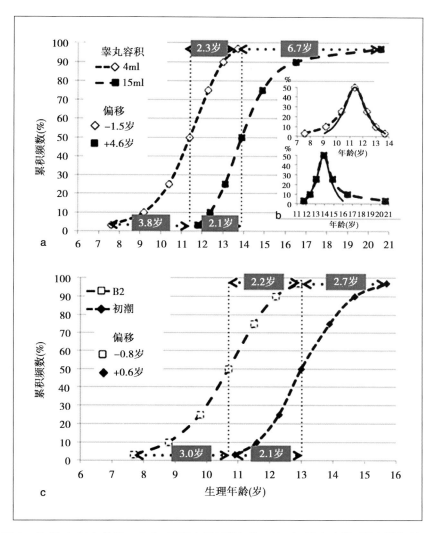

图 1　比利时,睾丸体积≥4ml 时(青春期开始)或≥15ml 时(青春期后期)的年龄累积频数曲线(a)和绝对频数曲线(b);c 为乳腺发育(B2)和初潮的年龄累积频数曲线。男孩,睾丸体积≥4ml 和≥15ml 时的年龄累积频数曲线(a)在迅速上升阶段似乎是平行的,但在早期和晚期部分却都是离散的。两个绝对频数曲线(b)说明在两条曲线的两边存在相反的变化。偏移的计算是在第 3 和 97 百分位的年龄点,通过计算年龄之间的差异(第 3~50 百分位)和(第 97~50 百分位)得到的。偏移在睾丸体积为 4ml 时为阴性,睾丸体积为 15ml 为阳性。女孩(c)的乳房出现发育时(B2)累积频数曲线与初潮的曲线似乎平行,但两条曲线在边缘位置上也显示出离散的模式。计算第 3 百分位和第 97 百分位年龄点的偏移,也显示出在 B2 期时为阴性,在初潮时为阳性。经 Parent 等人同意后复制[6]

青春期启动发生变化的机制(表 2)

在寻找青春期启动时间发生变化的可能原因和机制时,已默认的假设是下丘脑-垂体的成熟,这可能是因为中枢性性早熟比外周性早熟更常见。然而,外周机制可以与中枢机制共存,或继发于中枢机制。在丹麦、荷兰和比利时,乳房发育年龄的提前与初潮年龄不平行的分离现象支持了这个观点。因此,两种不同的青春期事件对激素和 EDCs 的影响会有不同的反应。此外,单一的青春期事件可能受到不同内分泌途径的影响。例如,乳房发育可能是由于垂体促性腺激素刺激下的卵巢雌激素的分泌和(或)独立于下丘脑-垂体的雌激素效应所致[2,9,14]。乳房发育年龄的提前和初潮年龄不平行的分离可以解释这两种青春期事件发生年龄之间相关性的长期下降[21]。关于性类固醇或相关环境因素作用机制的解释是复杂的,因为它们可以在下丘脑和外周靶组织之间在很多个点上相互作用。只要是在下丘脑-垂体-性腺-周围组织的任何水平上有一个机械干扰,青春期启动时间的变化与内分泌紊乱就都会发生。

表2　青春期启动变化的机制相关的常见观点与修订后的观点

常 见 观 点	修订后观点
中枢性机制	外周机制可能同时存在或继发于中枢性机制
关注青春期启动前的环境条件	与胎儿期和新生儿期因素相关的青春期启动的变化
遗传因素解释青春期启动变异的 70%~80%,环境因素解释变异的 20%~30%	环境和遗传因素通过多态性和表观遗传学相互作用
营养与青春期启动有着直接的因果关系	诸如 EDCs 的因素同时影响能量平衡和青春期启动
分开考虑不同的应激(营养、化学、心理社会)	不同应激间存在相互作用
青春期启动年龄的增加与青春期猛长的减少有关,对终身高影响很少或没有影响	在男性,雄激素促进骨生长的和雌激素促进骨骼成熟的效应是能够被分离的,例如芳香化酶抑制剂

除了在内分泌生殖轴的不同层次,青春期内分泌干扰可能还涉及内源性激素在多个层面上的复杂相互作用(例如,对下丘脑和垂体前叶,类固醇性激素的负反馈和促进成熟的作用)。特别是,类固醇性激素对垂体促性腺激素发挥了强有力的抑制作用。这种负反馈尤其是发育依赖性的,因为它的效力/敏感性在青春期前明显高于青春期后,这在 Kulin 等人的开拓性工作中已得到了证实[22]。然而,在暴露于雌激素杀虫剂 DDT 时,下丘脑的成熟可以隐匿地发展,并同时伴随有垂体的抑制。这一假说,已经在雌性啮齿类动物模型中进行了评价和确认[23,24],可以解释曾经暴露于雌激素杀虫剂 DDT 的女孩在离开相应环境迁移至比利时后发生性早熟的现象[4]。

大多数关于环境因素在触发青春期启动中的作用的研究都集中在紧邻启动前的那一个阶段[6]。现在发现,胎儿期和新生儿期相关事件的影响似乎同样重要。例如,Lbanez 等[25]的研究表明,在阴毛早现的女孩中,初潮的提前是出生体重降低的作用。环境中不同类型的应激源的波动对青春期启动的影响与其发生或暴露的时间有关。例如,青春期摄入不足或过量、过度肥胖的人可能分别导致青春期延迟或提前[26-32],而宫内生长受限与青春期提前有关[25,33]。同样,青春期前或青春期的心理社会压力可能会导致初潮延迟或闭经的发生[34,35],而另有研究报告在产后早期或婴儿期经历过这种压力的女孩中观察到了青春期的提前[36,37]。

因跨国收养而移民的儿童青春期提前或性早熟说明了整个生命周期中多个环境因素的连续交互作用影响着青春期的启动:可能是产前和产后早期的饮食限制、心理社会剥夺、接触和离开 EDCs 如雌激素杀虫剂 DDT[4,5,23]和移民后在身高和体重方面的追赶。这些数据与下面的观点一致[6],即环境因素对青春期启动的影响如何取决于它们在何时进入生命周期中发挥作用。在适应机制的早期组织阶段,不利条件可以被集中解释为物种生存有风险,需要尽早繁殖。相反,在接近青春期时,类似的不利条件则被看成是有关怀孕质量和结果的风险因素，需要延后繁殖。这样的话，跨国收养的儿童青春期的提前可能是由其早期生活逆境和后来在青春期前生活富裕共同导致的，两个相反的环境条件产生了相似的效果。

遗传因素可以解释青春期年龄变异的 50~80%[5]，最近的研究已经开始揭示环境与调控青春期启动的遗传因素间可能存在的联系。青春期终点对性激素（如性类固醇激素）敏感性的个体（遗传）差异有待考虑。例如，民族或种族的差异可以解释阴毛发育的差异性，这比睾丸体积增大的差异更重要[3]。虽然源于胎儿期或新生儿期的导致青春期启动变异的机制尚未完全阐明，但可能涉及表观遗传学和多态性，这表明遗传和环境因素在青春期启动发生变异方面的作用是错综复杂的。最近的研究也表明，表观遗传机制调控着青春期启动。Lomniczi 等[38]的研究显示，Kiss1 的表达受多梳基因家族的蛋白质复合物降调控，（见第 1 章）。虽然最近的数据还发现，表观遗传的青春期调控是在下丘脑水平进行，但环境对青春期下丘脑调控的表观遗传效应仍有待继续研究。

一直以来，营养被认为是青春期一个决定性的因素，尤其是在女性，因此提出了肥胖与青春期启动提前之间存在着直接的因果关系这一假说[5]（见第 2 章、第 7 章和第 8 章）。越来越多的证据表明，脂肪量足够多的信号通过瘦素传递给神经内分泌系统是青春期启动的先决条件。瘦素可以刺激促性腺激素释放激素的脉冲性分泌，是青春期启动的必要但非充分条件[39]。也有证据显示能量平衡和青春期启动有着共有的调控因素，神经内分泌对内稳态的控制在产前或新生儿期的组织可能发挥着影响[40,41]。最近的研究表明，不同的刺激在产前就可以相互作用，从而影响发育的节点，如青春期的启动。例如，产前的饮食限制和新生儿期己烯雌酚的暴露都会导致促性腺激素释放激素的脉冲分泌对瘦素的反应减少，这两种效应是可以累积的[42]。这种相互作用最近也在了另一个发育节点——性分化上被看到。产前暴露于邻苯二甲酸盐已被证明与男性外生殖器男性化的减弱有关，证据是肛门至生殖器距离的减少[43]。女孩产前应激暴露与童年早期的男性化行为有关[44]。最有趣的是 Swan 等[43]最近报道，在啮齿类动物中，产前应激可以减弱邻苯二甲酸引起的肛门生殖器距离减少的效应。这些初步数据表明，对发育的内分泌干扰作用可能涉及包括 EDCs 在内的不同类型的应激源之间复杂的相互作用。

青春期启动年龄越大，青春期猛长的幅度越小，但青春期启动年龄的差异对最终身高的影响是有限的[45]。然而，两例与雌激素受体或芳香化酶缺乏有关的男性病例[46,47]表明，在缺乏雌激素效应或合成的情况下，骨成熟明显减慢，而骨骼生长维持不变。在骨骼成熟和骨骼生长过程中观察到的分离获益再一次说明了雌激素在骨成熟过程中的特殊作用，这也使得一些作者在短身材的青少年中开始尝试使用芳香化酶抑制剂。已经证实了他们的成人身高有显著增长[48]，但是这种治疗也可能会产生不良的影响，例如椎体畸形。到目前为止，使用芳香化酶抑制剂来改善身高，还仅限于一些研究中，这些研究方案必须要说明芳香化酶抑制剂对大脑和行为可能产生的副作用。

内分泌干扰物的化学效应对管理青春期疾病的启示（表 3 和表 4）

医生可以在收集和提供有关内分泌干扰物潜在负担的信息以及改善消费者行为以减少这些负担方面发挥重要的作用。很显然，青春期仅仅是几个与内分泌干扰物相关的健康问题中的一个：性分化，神经发育的过程，成人生殖/代谢健康和肿瘤细胞生长的控制。当把 EDCs 或任何不利条件进入生殖或能量平衡这样封闭区域后的影响仔细分析，应该牢记这些领域之间的密切联系,包括因果关系和影响。重要的是,不利条件可能会对青春期和随后的生殖产生不同的影响,这取决于不利条件何时在生命周期中发生。如果不利条件在怀孕之前就已出现,而且一直持续到整个青春期前,对青春期启动没有产生影响也并不意味着适应性的"补偿"和没有伤害。这更加说明,两种相互对立的效果可能掩盖了危害的事实。表 3 列出了在青春期疾病患者管理中不同阶段中内分泌干扰物相关危险的实际影响:病史、体格检查、实验室评估、治疗和预防计划。在表 4 中,我们为患者及其亲属提供了自评问题,目的是为了粗略估计在日常消费行为中暴露于 EDCs 的可能性。答案中的"是"越多,在你的日常生活中引入一些变化的理由就应越多。

表 3　内分泌干扰物的效应对管理青春期疾病的启示

事实	启示
可能的内分泌干扰物效应可发生在自胚胎期始的不同时期	寻找青春期启动前不同时期可能的暴露
内分泌干扰物的混合物可能存在于全体人群中	当疾病聚集是以地理区域或生活社区为基础时,更可能是某种特殊的内分泌干扰物产生的作用
内分泌干扰物可能与青春期的提前与延迟都有关	性早熟及青春期延迟都要考虑内分泌干扰物的暴露
病史及查体	
青春期疾病可能是内分泌干扰物在整个生命周期中所致系列后果的一部分	排除性分化相关疾病
实验室评估	
除了持续的有机污染物(如 DDE、PCBs 等),大多数内分泌干扰物的水平反映了最近的暴露	除了持续性的有机污染物或青春期疾病的流行以外,内分泌干扰物检测的阴性或阳性结果都不能排除或证实有无内分泌干扰物的参与
治疗和预防	
迄今为止,没有针对内分泌干扰物暴露后疾病的具体治疗措施;预防是底线,通过公共措施和患者教育实现	对怀孕妇女及有年幼儿童的父母进行有关内分泌干扰物负担的教育,根据她们的消费行为进行必要的改变(涉及自身的问题,表 4)
在妊娠期和婴儿期等关键生命期进行相关预防	

表 4　定性评估内分泌干扰物负担相关消费行为的自评问题

问自己以下问题以评估内分泌干扰物暴露的可能性

先决条件:我吸烟和(或)喝酒吗?(有毒物质的两个主要来源)
我使用不必要的化妆品吗?我是否忽略了它们含有的化学物质的标签信息?
当有玻璃装的食物和饮料可以使用时,我会用塑料和金属罐装的吗?
我用微波炉里加热放在塑料容器里的食物吗?
我用塑料瓶和容器喂我的孩子,却不知道它们是否含双酚 A 吗?
我在不了解种植和加工条件的情况下准备和食用食物吗?
我每周吃几次食物链顶端的肉或鱼(金枪鱼、旗鱼等)吗?
我的孩子玩没有经我检查过是否含有双酚 A 或邻苯二甲酸盐的塑料或橡胶玩具吗?
我计划翻新一些房子的家具(客厅、卧室)吗?
我和我的亲属对新衣服会不先洗一下就穿吗?
我计划刷漆(墙或门等)以翻新我的房子或公寓吗?
我在家里或车里使用喷雾式或块状的空气清新剂和(或)杀虫剂吗?
我使用过过滤式真空吸尘器吗?

致谢

作者获得以下机构的支持与资助：比利时的基础研究（FNRS）；欧盟委员会（EDEN 项目，QLRT-2001-00269）；Liège 大学，Liège 大学医院（CHU Liège）；Léon Frédéricq 基金；比利时儿童内分泌学研究组和欧洲儿科内分泌学会（ESPE 研究小组和 ESPE 公休假计划）。

（李豫川 译，李雪霓 校）

参考文献

1　Herman-Giddens ME, Slora EJ, Wasserman RC, Bourdony CJ, Bhapkar MV, Koch GG, Hasemeier CM: Secondary sexual characteristics and menses in young girls seen in office practice: a study from the Pediatric Research in Office Settings Network. Pediatrics 1997;99:505–512.

2　Aksglaede L, Sorensen K, Petersen JH, Skakkebaek NE, Juul A: Recent decline in age at breast development: the Copenhagen Puberty Study. Pediatrics 2009;123:e932–e939.

3　Herman-Giddens ME, Steffes J, Harris D, Slora E, Hussey M, Dowshen SA, Wasserman R, Serwint JR, Smitherman L, Reiter EO: Secondary sexual characteristics in boys: data from the Pediatric Research in Office Settings Network. Pediatrics 2012;130:e1058–e1068.

4　Krstevska-Konstantinova M, Charlier C, Craen M, Du Caju M, Heinrichs C, de Beaufort C, Plomteux G, Bourguignon JP: Sexual precocity after immigration from developing countries to Belgium: evidence of previous exposure to organochlorine pesticides. Hum Reprod 2001;16:1020–1026.

5　Parent AS, Teilmann G, Juul A, Skakkebaek NE, Toppari J, Bourguignon JP: The timing of normal puberty and the age limits of sexual precocity: variations around the world, secular trends, and changes after migration. Endocr Rev 2003;24:668–693.

6　Parent AS, Franssen D, Fudvoye J, Gerard A, Bourguignon JP: Developmental variations in environmental influences including endocrine disruptors on pubertal timing and neuroendocrine control: revision of human observations and mechanistic insight from rodents. Front Neuroendocrinol 2015;38:12–36.

7　Jeurissen A: Age of the establishment of the menarche and its evolution in Belgium during the last 40 years (in French). Acta Paediatr Belg 1969;23:319–330.

8　Vercauteren M, Susanne C: The secular trend of height and menarche in Belgium: are there any signs of a future stop? Eur J Pediatr 1985;144:306–309.

9　Roelants M, Hauspie R, Hoppenbrouwers K: References for growth and pubertal development from birth to 21 years in Flanders, Belgium. Ann Hum Biol 2009;36:680–694.

10　Talma H, Schonbeck Y, van Dommelen P, Bakker B, van Buuren S, Hirasing RA: Trends in menarcheal age between 1955 and 2009 in the Netherlands. PLoS One 2013;8:e60056.

11　Aksglaede L, Olsen LW, Sorensen TI, Juul A: Forty years trends in timing of pubertal growth spurt in 157,000 Danish school children. PLoS One 2008;3:e2728.

12　Sorensen K, Aksglaede L, Petersen JH, Juul A: Recent changes in pubertal timing in healthy Danish boys: associations with body mass index. J Clin Endocrinol Metab 2010;95:263–270.

13　Juul A, Magnusdottir S, Scheike T, Prytz S, Skakkebaek NE: Age at voice break in Danish boys: effects of pre-pubertal body mass index and secular trend. Int J Androl 2007;30:537–542.

14　Mul D, Fredriks AM, van Buuren S, Oostdijk W, Verloove-Vanhorick SP, Wit JM: Pubertal development in the Netherlands 1965–1997. Pediatr Res 2001;50:479–486.

15　Clavel-Chapelon F; E3N-EPIC Group, European Prospective Investigation into Cancer: Evolution of age at menarche and at onset of regular cycling in a large cohort of French women. Hum Reprod 2002; 17:228–232.

16　Bourguignon JP, Juul A: Normal female puberty in a developmental perspective. Endocr Dev 2012;22:11–23.

17　Stattin H, Kerr M, Skoog T: Early pubertal timing and girls' problem behavior: integrating two hypotheses. J Youth Adolesc 2011;40:1271–1287.

18　Petersen AC: Adolescent development. Annu Rev Psychol 1988;39:583–607.

19　Patton GC, McMorris BJ, Toumbourou JW, Hemphill SA, Donath S, Catalano RF: Puberty and the onset of substance use and abuse. Pediatrics 2004;114: e300–e306.

20　Boynton-Jarrett R, Wright RJ, Putnam FW, Lividoti Hibert E, Michels KB, Forman MR, Rich-Edwards J: Childhood abuse and age at menarche. J Adolesc Health 2013;52:241–247.

21　Biro FM, Huang B, Crawford PB, Lucky AW, Striegel-Moore R, Barton BA, Daniels S: Pubertal correlates in black and white girls. J Pediatr 2006;148:234–240.

22　Kulin HE, Grumbach MM, Kaplan SL: Changing

sensitivity of the pubertal gonadal hypothalamic feedback mechanism in man. Science 1969;166: 1012–1013.

23 Rasier G, Parent AS, Gerard A, Lebrethon MC, Bourguignon JP: Early maturation of gonadotropin-releasing hormone secretion and sexual precocity after exposure of infant female rats to estradiol or dichlorodiphenyltrichloroethane. Biol Reprod 2007; 77:734–742.

24 Rasier G, Parent AS, Gerard A, Denooz R, Lebrethon MC, Charlier C, Bourguignon JP: Mechanisms of interaction of endocrine-disrupting chemicals with glutamate-evoked secretion of gonadotropin-releasing hormone. Toxicol Sci 2008;102:33–41.

25 Ibanez L, Lopez-Bermejo A, Diaz M, Marcos MV: Endocrinology and gynecology of girls and women with low birth weight. Fetal Diagn Ther 2011;30: 243–249.

26 Biro FM, Khoury P, Morrison JA: Influence of obesity on timing of puberty. Int J Androl 2006;29:272–277; discussion 286–290.

27 Dunger DB, Ahmed ML, Ong KK: Early and late weight gain and the timing of puberty. Mol Cell Endocrinol 2006;254–255:140–145.

28 Ong KK, Potau N, Petry CJ, Jones R, Ness AR, Honour JW, de Zegher F, Ibanez L, Dunger DB; Avon Longitudinal Study of Parents and Children Study Team: Opposing influences of prenatal and postnatal weight gain on adrenarche in normal boys and girls. J Clin Endocrinol Metab 2004;89:2647–2651.

29 Cheng G, Buyken AE, Shi L, Karaolis-Danckert N, Kroke A, Wudy SA, Degen GH, Remer T: Beyond overweight: nutrition as an important lifestyle factor influencing timing of puberty. Nutr Rev 2012;70: 133–152.

30 Himes JH: Examining the evidence for recent secular changes in the timing of puberty in US children in light of increases in the prevalence of obesity. Mol Cell Endocrinol 2006;254–255:13–21.

31 Roa J, Tena-Sempere M: Energy balance and puberty onset: emerging role of central mTOR signaling. Trends Endocrinol Metab 2010;21:519–528.

32 Ong KK, Ahmed ML, Dunger DB: Lessons from large population studies on timing and tempo of puberty (secular trends and relation to body size): the European trend. Mol Cell Endocrinol 2006;254–255: 8–12.

33 Ibanez L, Jimenez R, de Zegher F: Early puberty-menarche after precocious pubarche: relation to prenatal growth. Pediatrics 2006;117:117–121.

34 van Noord PA, Kaaks R: The effect of wartime conditions and the 1944–45 'Dutch famine' on recalled menarcheal age in participants of the DOM breast cancer screening project. Ann Hum Biol 1991;18:57–70.

35 Tahirovic HF: Menarchal age and the stress of war: an example from Bosnia. Eur J Pediatr 1998;157: 978–980.

36 Moffitt TE, Caspi A, Belsky J, Silva PA: Childhood experience and the onset of menarche: a test of a sociobiological model. Child Dev 1992;63:47–58.

37 Wierson M, Long PJ, Forehand RL: Toward a new understanding of early menarche: the role of environmental stress in pubertal timing. Adolescence 1993;28:913–924.

38 Lomniczi A, Loche A, Castellano JM, Ronnekleiv OK, Bosch M, Kaidar G, Knoll JG, Wright H, Pfeifer GP, Ojeda SR: Epigenetic control of female puberty. Nat Neurosci 2013;16:281–289.

39 Lebrethon MC, Aganina A, Fournier M, Gerard A, Parent AS, Bourguignon JP: Effects of in vivo and in vitro administration of ghrelin, leptin and neuropeptide mediators on pulsatile gonadotrophin-releasing hormone secretion from male rat hypothalamus before and after puberty. J Neuroendocrinol 2007;19: 181–188.

40 Bourguignon JP, Franssen D, Gerard A, Janssen S, Pinson A, Naveau E, Parent AS: Early neuroendocrine disruption in hypothalamus and hippocampus: developmental effects including female sexual maturation and implications for endocrine disrupting chemical screening. J Neuroendocrinol 2013;25: 1079–1087.

41 Bourguignon JP, Rasier G, Lebrethon MC, Gerard A, Naveau E, Parent AS: Neuroendocrine disruption of pubertal timing and interactions between homeostasis of reproduction and energy balance. Mol Cell Endocrinol 2010;324:110–120.

42 Franssen D, Ioannou YS, Alvarez-Real A, Gerard A, Mueller JK, Heger S, Bourguignon JP, Parent AS: Pubertal timing after neonatal diethylstilbestrol exposure in female rats: neuroendocrine vs peripheral effects and additive role of prenatal food restriction. Reprod Toxicol 2014;44:63–72.

43 Swan SH, Main KM, Liu F, Stewart SL, Kruse RL, Calafat AM, Mao CS, Redmon JB, Ternand CL, Sullivan S, Teague JL; Study for Future Families Research Team: Decrease in anogenital distance among male infants with prenatal phthalate exposure. Environ Health Perspect 2005;113:1056–1061.

44 Barrett ES, Redmon JB, Wang C, Sparks A, Swan SH: Exposure to prenatal life events stress is associated with masculinized play behavior in girls. Neurotoxicology 2014;41:20–27.

45 Bourguignon JP: Linear growth as a function of age at onset of puberty and sex steroid dosage: therapeutic implications. Endocr Rev 1988;9:467–488.

46 Smith EP, Boyd J, Frank GR, Takahashi H, Cohen RM, Specker B, Williams TC, Lubahn DB, Korach KS: Estrogen resistance caused by a mutation in the estrogen-receptor gene in a man. N Engl J Med 1994; 331:1056–1061.

47 Carani C, Qin K, Simoni M, Faustini-Fustini M, Serpente S, Boyd J, Korach KS, Simpson ER: Effect of testosterone and estradiol in a man with aromatase deficiency. N Engl J Med 1997;337:91–95.

48 Hero M, Wickman S, Dunkel L: Treatment with the aromatase inhibitor letrozole during adolescence increases near-final height in boys with constitutional delay of puberty. Clin Endocrinol 2006;64:510–513.

第三篇　治疗篇

第 11 章　性腺类固醇和促性腺激素在男性青春期发育延迟治疗中的应用

Sasha Howard · Leo Dunkel

Centre for Endocrinology, William Harvey Research Institute, Barts and the London School of Medicine and Dentistry, Queen Mary, University of London, London, UK

摘要

　　男性青春期发育延迟较为常见,影响高达 3% 的人口。对青春期发育延迟患者的处理有赖于其根本病因。男性青春期发育延迟的主要鉴别诊断包括体质性青春期发育延迟(constitutional delay of growth and puberty,CDGP),特发性低促性腺激素性性腺功能减退症和高促性腺激素性性腺功能减退症。针对 CDGP 个体患者的治疗包括在一定年龄范围内的第二性征的观察或短程低剂量性类固醇激素替代治疗。对男性性腺功能低下症患者,则需要更复杂和密切的管理,以实现第二性征发育及最大限度地提高生育能力。本综述将涵盖在诊治过程中涉及雄激素或促性腺激素治疗时的选择,讨论不同治疗方案的益处、局限性和具体考虑因素。

男性青春期发育延迟的诊断

　　青春期启动的时机因人而异,且具有高度遗传异质性,估计高达 80% 的个体变异受遗传基因的调控[1]。然而,尽管有很强的遗传因素,但无论是在正常人群中,还是青春期启动紊乱的人群,遗传及环境因素对人类青春期如何调控都鲜为人知。CDGP 是导致男女青春期延迟的最常见原因。高达 63% 的男孩青春期发育延迟属于 CDGP[2]。来自不同家庭的 CDGP 患儿,大多数家庭显示出常染色体显性遗传模式(无论是否有完整的外显率)[3]。50%~75% 的 CDGP 患者有青春期延迟的家族史[4]。体质性青春期发育延迟(CDGP)的患者表现出正常青春期发育的极端现象,即青春期启动的时间相对于同种族同性别同年龄人群推迟两个或两个以上标准差。当患儿没有病理性病史、体征和症状时,若家庭中父母一方或双方存在青春期发育延迟的阳性家族史,此类情况倾向于诊断为 CDGP;然而,在作出此诊断前,必须排除明确的病理因素。CDGP 有三种主要鉴别诊断(表 1)[2,5]:高促性腺激素性性腺功能减退症主要是由于原发性性腺功能障碍,缺乏负反馈而导致促性腺激素水平升高(在男性青春期发育延迟患者中约占 7%);功能性的低促性腺激素性性腺功能减退(hypogonadotropic hypogonadism,HH),此类青春期发育延迟是继发于慢性疾病(约占 20%)下丘脑-垂体-性腺轴发育成熟缓慢,或是由营养不良、运动过度、心理或情绪压力所致;永久性 HH 的特征是低 LH 和 FSH 水平(约占 9%)。最后一种情况是由于先天性下丘脑或垂体疾病,或因辐射、肿瘤或血管病变而继发的中枢功能障碍。"特发性"HH(IHH)是指那些与下丘脑-垂体-性腺轴解剖学或功能性缺陷无关的 HH 病例,每 10 万例分娩中发生 1～10 例。

表 1　鉴别诊断 CDGP

高促性腺激素性性腺功能减退症		HH	功能性 HH
常见病因	Klinefelter 综合征	CNS 肿瘤/渗透性疾病	炎症性肠道疾病
	性腺发育不全	IHH	乳糜泄
	化疗/放射治疗	Kallmann 综合征	神经性厌食症
		联合性垂体激素缺乏症	甲状腺功能减退症
		化疗/放射治疗	过度运动

Palmert 和 Dunkel 授权修改和重印[63]

基于不同的病因和不完全外显率,青春期发育延迟有广泛的临床表型,甚至有些患者治疗后可逆性 HH。包括缺乏青春期发育的完全型 HH、青春期发育受到抑制导致的部分性性腺功能减退,甚至一些治疗后可逆性的 HH 患者。尽管最近取得了进展,有超过 20 种与此疾病相关的基因被鉴定出来,但大部分 HH 患者的病理生理学基础仍不清楚。这种情况可能是由于促性腺激素释放激素(gonadotropin-releasing hormone,GnRH)神经元发育障碍,GnRH 分泌失活或 GnRH 信号转导紊乱等导致。Kallmann 综合征(伴有嗅觉缺失的 HH)是最常见的孤立性的 HH,占总病例的 60%。

在青少年时期,很难临床区分 CDGP 和先天性 HH。大部分体质发育延迟的患者,在儿童早期便生长发育迟缓,因而他们比同龄人矮小。研究表明,那些在童年时期发育不佳的 CDGP 患者,可能并没有充分发挥其遗传身高的潜力,导致其成年身高低于其遗传靶身高[6-9],如果不接受治疗,平均身高会降低 4.2cm[9]。然而,其他研究显示,即使是在未干预的 CDGP 受试者中,最终身高也仅有微弱差异[10-16]。这可能隐含一种病理生理学机制,在一些 CDGP 患者中,额外缺乏的性类固醇导致了生长迟缓表型,但在其他患者中却没有[16]。相比之下,先天性 HH 患儿在儿童期时呈稳定线性增长,只有在青春期缺乏生长突增,身高才会变矮。相对于个别在正常年龄发生肾上腺功能初现的 HH 患者,CDGP 患者肾上腺功能初现可能晚于平均年龄[5]。

CDGP 的骨龄与实足年龄相比发育迟缓,但出现发育的里程碑体征时的骨龄正常,也就是说,在男孩的骨龄为 13.5 岁时标志着青春期发育的启动。由于促性腺激素和睾酮的浓度随着骨龄的增长而增加,因此,CDGP 患者青春期发育的所有阶段都比正常同龄儿晚。先天性 HH 通常是在生命的第 2 个或第 3 个十年做出诊断。常见的表征是青春期启动延迟,第二性征发育不良,类无睾或不育。在某些情况下,可以在青春期启动年龄之前怀疑诊断,重要的是,如果疑似诊断发生在生后 6 个月,依据低睾酮和促性腺激素水平来证实,则表明缺乏正常的"小青春期"。

"危险信号"特征的有无仍旧是区别 CDGP 和 HH 最强的鉴别指标。这些危险信号包括隐睾或小阴茎,缺乏小青春期;或 Kallmann 综合征的其他表现,包括嗅觉缺失或减退引起的嗅球发育不全,以及偶发性唇腭裂,单侧肾缺如、短掌骨,感音神经性听力损失,连带运动和色盲。

对这两种疾病的鉴别诊断可能涉及一系列的生理和刺激试验,包括频繁的采样评估 LH 脉冲分泌[17],泌乳素的刺激反应[18],促性腺激素对促性腺激素释放激素的反应[19,20],睾酮对人绒毛膜促性腺激素(HCG)的反应[21-23]和晨尿中 FSH 和 LH [24]。最近,在青春期前的男孩中,单次测量抑制素 B 小于 35pg/ml,已被证实在鉴别 IHH 和 CDGP 时具有很高的灵敏度[25]。

男性青春期发育延迟——治疗的理由

对有明显青春期发育延迟或停滞表现,或已诊断患有性腺功能减退的青少年,通常会考虑对其进行青春期诱导或促进发育。根据潜在的诊断指导适当的治疗方式。CDGP 患者青春期启动的时间较晚,但预期会自发发生,因此采用"观察等待"的处理策略可能较为合适。但是,是否采取这个处理策略需要和患者协商决定,要充分考虑到他们的关注和期望。患者及其家属经常提出的一个主要关注问题是青春期发育延迟对当前及最终身高的影响。与同龄人相比,CDGP 患者通常较矮小,且常存在这样一个事实,多数青春期发育延迟患者合并有家族性矮身材。

然而,通常 CDGP 患者的成年身高仅略低于其遗传身高(靶身高)潜能所能达到的高度,对于像这样的患者,可以给予他们适当安慰,尽管可能存在较大的个体差异[26,27]。如果身高并不是患者主要关注的问题,那么确保成年身高的准确预测就足够了,尤其是青春期发育已启动的患者。然而,青春期发育延迟极易使青少年产生明显的关于身体形象的焦虑情绪,这种焦虑来自于身材及青春期发育不成熟,从而导致自尊心下降与社会隔离,退出体育活动,社会心理问题及与同伴关系困难的问题。在这种情况下,有证据表明激素疗法是有益的[28,29]。另外,CDGP 与学习成绩下降、药物滥用和行为障碍之间是否相关联还不明确。

相比之下,如果代表性腺功能减退的"危险信号"标志出现,或者在接受了 1 年的治疗后,依赖内源性促性腺素的青春期发育还未启动,那么就应该重新考虑永久性 HH 和其他诊断,并进行脑部(头颅)磁共振扫描。在这种情况下,应尽快启动治疗,以优化骨骼生长并诱导第二性征发育,从而尽量减少青少年因性腺功能减退所面临的社会心理障碍。

男性青春期发育延迟——如何治疗

CDGP 的管理

CDGP 男性患者的管理选择包括密切监测,或使用低剂量睾酮治疗,以增加生长速率和诱导第二性征发育(表 2)。有大量关于男孩 CDGP 治疗的研究已发表,这些研究主要是观察性的,有一些小规模的随机对照试验[29-31]。大多数研究报道,采用低剂量雄激素的短疗程治疗,其结果是提高了身高增长的速度,但骨龄及性成熟方面并没有随之增长,同时改善了患者的社会心理因素。

对于男性 CDGP 患者,最常用的低剂量睾酮治疗方案是补充睾酮酯(一种肌肉内贮存制剂)[32],其起始剂量为每月 50mg,疗程 3~6 个月;之后可进一步再给予 3~6 个月的治疗,剂量根据需求来增加(表2)。存在于雄激素受体基因中的胞嘧啶-腺嘌呤-鸟嘌呤三核苷酸重复序列的多态性长度与雄激素受体活性相关,这可能在一定程度上调节对睾酮疗法的反应[33]。较为合适的监测指标为血清睾酮增量(注射 1 周后中位数参考范围)、身高增长速率及男性化程度。如果睾酮治疗后生长速率未见提高,则需考虑是否已除外生长激素缺乏症。

表 2　用于治疗 CDGP 和永久性性腺功能减退症的药物

药品及制剂	CDGP	性腺功能减退症	副作用及注意事项
男孩青春期诱导 睾丸激素[1]			红细胞增多症,体重增加,前列腺增生;大剂量可能引起骨骺过早闭合;在骨龄小于 10 岁的男孩中也不能使用
庚酸睾酮,环戊丙酸盐和丙酸盐;庚酸睾酮的作用比丙酸睾酮的作用更持久;肌肉注射	13.5 岁前不推荐;初始剂量为每 4 周 50~100mg,持续 3~6 个月;评估疗效之后:以 25~50mg 的增量重复治疗(不超过 100mg)	12 岁后可以开始接受治疗,剂量为 50mg/月;每 6~12 个月增加 50mg在达到 100~150mg 每月后,每两周减少一次成人剂量为每两周 200mg	所有的肌肉注射制剂:局部副作用(疼痛、红斑、炎症反应及无菌脓肿),镰状细胞病患者可能会发生阴茎持续勃起症
十一酸睾酮肌肉注射	无可用数据	成人的剂量是每 10~14 周 1000mg	注射后很少出现咳嗽和呼吸困难的症状,但由于输送过程中易发生脂肪栓塞,因此,在美国未获得许可
睾酮凝胶在睡前使用的皮肤制剂	无可用数据	当肌肉注射睾酮的剂量大约达到成人剂量的 50% 可以开始使用,成人剂量为每日 50~80mg	使用后皮肤会有局部刺激,避免与他人亲密接触,尤其是女性
针对男孩及成年男性的生育能力治疗[2]			
GnRH 脉冲泵皮下注射	常规情况下不推荐	初始:每 90~120 分钟 5~25ng/kg/脉冲;增加至 25~600ng/kg/脉冲	需要丰富的经验;大多数是生理形式的替代
hCG(皮下或肌肉注射)联合重组 FSH(皮下注射)	常规情况下不推荐	hCG:剂量为 500~3000IU,每周两次逐渐增加到每两天一次;根据血清睾酮水平调整剂量;rhFSH:剂量为 75~225IU,每周 2~3 次[3]	睾丸局部炎症,可能包括生殖细胞凋亡对青春期前发病的 HH 患者,有必要增加 FSH 来诱导睾丸发育和精子发生没有关于对未来生育能力影响的数据

　　[1] 不推荐使用十一酸睾酮口服片剂或合成代谢类固醇来诱导第二性征发育
　　[2] 对那些睾丸体积基线较低的男性、接受过睾酮治疗的男性及之前没有接受过 GnRH 或促性腺激素类治疗的男性进行生育诱导治疗的成功率并不高
　　[3] 为期 4 个月的 FSH 预处理可能对青春期前男性的睾丸有益[49]
　　Palmert 和 Dunkel 授权修改和重印[63]

有肝功能损害和高钙血症的患者应避免使用睾酮酯,肾功能损害患者则慎用。睾酮制剂通常耐受性良好,但副作用可能包括头痛,抑郁症和雄激素作用,如痤疮。由于半衰期短,口服十一酸睾酮易出现血清睾酮波动幅度大,因此该疗法没有得到广泛使用。尽管合成代谢类固醇药如氧雄龙既往一贯被用于短期改善生长速率,但在刺激青春期发育方面效果较差,因此不被推荐用于治疗青春期发育延迟症。

正如所讨论的,CDGP 通常会伴有特发性身材矮小症(ISS),此类患者对身材矮小的关注,远远超过其对青春期发育延迟的关心。对已除外生长激素缺乏症的患者,如采用 GH-激发试验排除,使用 GH 治疗 GH 充足的 CDGP 患者仍存在争议:GH 已被美国 FDA 批准用于治疗 ISS 和身高 SDS≤2.25(同年龄),但对成年身高仅有轻微改善,故不推荐使用[34,35]。

矮身材的 CDGP 男童患者治疗的另一个潜在药理学靶标是使用芳香化酶抑制剂抑制雄激素生物合成为雌激素[36,37]。骨骺闭合依赖于雌激素,芳香化酶抑制剂可能会延长长骨生长的时间,从而改善成年身高。一些已发表的数据支持芳香化酶抑制剂可能具有延缓骨骼成熟,从而改善身材矮小和(或)青春期延迟男孩的成年身高的效果[36,37]。然而,在芳香酶抑制剂治疗的功效,优化和安全性方面仍然存在很多不确定性[38],ISS 和 CDGP 治疗的最佳剂量,时间和持续时间仍然不确定。对照试验指出了潜在的不良反应,尤其是在使用来曲唑治疗 ISS 男患儿中观察到因骨小梁损伤而导致的椎体畸形[39]。直到获得更多有关这些药物持续更新的研究证据,除非在临床试验中使用,否则积极治疗不应包括芳香化酶抑制剂的使用。

性腺功能减退症的治疗

虽然几乎所有情况下的性腺功能减退症都使用性腺类固醇替代疗法来诱导男性青春期发育,但治疗男性性腺功能减退症,我们需要包括促性腺激素治疗在内的,更复杂和深入的处理策略,以实现第二性征的发育,并最大限度地发挥其生育潜能。下文将讨论具体适应证的处理策略。

低促性腺激素性性腺功能减退症

在诊断为 HH 的男孩中,使用性腺类固醇疗法诱导青春期与治疗 CDGP 相似;然而,如果诊断明确,治疗可以在较早的年龄(12 岁)开始。对于一些患者来说,最初可能无法鉴别诊断出是 HH 还是 CDGP,因此,睾酮疗法可能会推迟到 14 岁才开始。HH 患者的睾酮酯起始剂量通常也为 50mg,但剂量约在 3 年内逐渐增加至成人完全替代水平(表 2)。必须监测治疗的反应和可能的副作用,并且可能需要终生治疗。重要的是,睾酮治疗不会诱导男性 HH 患者的睾丸发育或精子产生,因为这取决于睾丸内高浓度的睾酮水平,由受 LH 刺激的睾丸间质细胞联合受 FSH 刺激的 Sertoli 细胞(支持细胞)的协同作用产生。因此,诱导生育需要用 GnRH 脉冲[40-42]或外源性促性腺激素[42]进行治疗。

过去 5~10 年的各种治疗方案的数据已经发表,治疗方案随着患者临床症状,病因(基础/潜在)诊断和性腺功能减退的严重程度而变化。生育的结局也各不相同,对没有小青春期(睾丸容积在青春期前水平、隐睾和(或)低抑制素 B)的患者疗效较差[41,43]。基因诊断也可以指导治疗:对 KAL-1 突变患者的治疗可能更加困难,因为他们可能在下丘脑-垂体-性腺轴的几个层面上有缺陷[44],而对于由促性腺激素释放激素受体(GnRHR)突变导致 HH 的患者而言,使用 hCG 和 FSH 治疗要比使用 GnRH 脉冲治疗效果更好[45]。

在青少年和成年 HH 患者中,有一小部分人的青春期发育会自发发生,但之后便会受到抑制。对于此类患者,均可试行 hCG 单一疗法来完成青春期发育和诱导生育[46]。如果在治疗 6~12 个月后仍存在持续性无精子症,则可以添加 FSH 治疗。对处在青春期的青少年男性而言,无论是采用 hCG 单一疗法或 hCG+rFSH 的联合疗法诱导青春期发育,从而改善睾丸发育和生育结局都比睾酮治疗效果好[47]。此外,hCG+FSH 的联合治疗方案在诱导精子形成方面比只采用 hCG 单一疗法具有更大的潜在功效[47,48]。

此外,治疗的时机很重要,因为 FSH 预处理理论上可以在接触 hCG 或 GnRH 治疗之前优化 Sertoli 细胞群体,从而有可能改善生育结局[49]。虽然在病情严重的病例中,如睾丸体积小于 4ml 的最佳治疗方案是未知的,但采用 FSH 预处理后 GnRH 治疗跟进的疗法,或采用 hCG+FSH 的联合疗法可最大限度地提高生育潜能[50]。一旦有了生育需求,诱导精子产生的早期治疗可能有益于提高精子产生的能力和速度,但仍有可能需要辅助生殖技术[51]。

对没有青春期发育或发育迟滞及生化证据提示 HH 的成年男性患者的治疗思路要清晰得多。性腺功能减退可继发于高泌乳素血症、铁超负荷及乳糜泄等,尽管需要就此对患者进行筛查,但多数诊断为特发性 HH,治疗的主要目标将是诱导青春期和最大限度地提高生育潜能。对于不需要治疗不育症的更年长的男性而言,即便是在他们的第 4 或第 5 个十年,性激素替代治疗仍是有必要的,因为它能显著改善骨密度,改善机体老化,贫血及降低耗能水平,以及常与衰老相关的幸福感。

对于首诊的青春期延迟症男性年长患者,除药物治疗外,往往需要大量来自医疗保健专业人员和患者互助小组的心理支持。逐渐增加的低剂量性类固醇的儿科方案可能并不适合这个群体,因为缓慢的节奏会导致沮丧和放弃治疗。虽然有必要采取逐步的剂量递增来预防红细胞增多症和允许对性欲和性行为的延迟发育进行心理调适,但使用经校准的分配器增加剂量的睾酮凝胶方案或 4 个月肌注长效注射剂十一酸睾酮 1g(Nebido)的治疗方案通常更容易为患者所接受。

后一种疗法已显示出,大约 1 年后可诱导产生完全青春期发育,不伴有任何明显的生理或心理后遗症[52]。获得性 HH 的患者,通常继发于肿瘤或下丘脑-垂体轴的其他结构病变或血色素沉着症,需要治疗他们的基础疾病,是否使用性类固醇或促性腺激素治疗视他们的具体情况而定[53]。

高促性腺激素性性腺功能减退症

男性高促性腺激素性性腺功能减退症最常见的病因是 Klinefelter 综合征(47,XXY),每 667 个活产婴儿中有 1 例患病(患病率为 1/667)。尽管那些有更复杂染色体核型(48,XXYY、48,XXXY 和 49,XXXY)的患者可能会出现青春期延迟,但大多数受此影响的患者都将在正常年龄自然进入青春期[54]。因此,在青春期前期,此类患者通常不需要使用性类固醇替代物,但 Tanner 4~5 期时睾酮水平会越来越低,这可能是继发性退化的结果。然而,只有 10%患有 Klinefelter 综合征的男孩在 10~14 岁时被确诊,大多数患者都是在成年后才引起内分泌学家的注意[55]。

这些患者在优化生育结局方面存在潜在的管理决策困难,主要涉及对患者进行干预的时机[56,57]。对那些由于睾酮水平下降、血细胞比容、骨密度、患者的幸福感或性功能下降而需要治疗的 Klinefelter 患者,低剂量性类固醇替代疗法是最常用的治疗方法。然而,由于睾丸内睾酮水平的降低,过早暴露于外源性睾酮将会降低精子回收成功率的潜力。因此,为保存此类男性患者的生育能力,有一种观点是:在睾酮治疗之前,应在青春期考虑睾丸精子提取和冷冻保存,并在足够年轻的时候,即在 Klinefelter 综合征患者中生精小管变性进展尚未达到对精子的产生造成不可逆转的影响之前[47]。

然而,同样重要的是,要考虑到最具侵袭性的(和成功的)精子提取技术有可能引起最严重的睾丸损伤,所以理想的做法是为那些积极渴望生育的男性保留。平衡这些对立的因素,给那些尚未关注未来生育选择的年轻男性提供明确的信息,以便他们做出明智的选择,是极具挑战性的。

对患有无睾症年轻男性的治疗,仅次于先天性睾丸缺如,睾丸消失综合征,或失败的睾丸固定术,对青春期的诱导和维持治疗与 HH 男孩治疗类似。雄激素替代治疗应以低剂量开始,并逐渐增加剂量。每月肌肉注射睾酮酯的给药方案是青春期诱导治疗的选择,包括经校准配药的睾酮凝胶或为期 4 个月的肌注长效注射剂十一酸睾酮 1g 用于长期维持治疗。

未来的研究和未解的问题

在 CDGP 中,低剂量的性类固醇治疗对大多数需要采取干预措施的患者来说是足够的。然而,一部分年轻男性仍会受到青春期发育延迟和(或)身材矮小的不利影响,这可能会产生长期后果。目前尚未清楚,青春期延迟是否对成年骨量有负面影响[58],以及性类固醇替代治疗是否有可能损害骨骼健康。少数研究使用 hCG 治疗孤立的 CDGP;然而,目前这种疗法除了在高度特异性患者群体有可能外[59],与性类固醇治疗相比尚未表现出优势,且此疗法需要更频繁的注射方案。CDGP 的遗传和环境基础这一研究领域,还有许多内容值得深究,并能在未来给患者的知情管理提供帮助。

目前仍不能明确的是,对于严重的 HH 患者(隐睾、小阴茎,睾丸的大小在青春期自发增长不足)最佳管理方案应该包括哪些。由于具有或不具有基因诊断的家族史,或通过识别与 HH 综合征相关的特征,越来越多的青春期前患者被诊断为 HH。这些患者是否会从早期的FSH 治疗中收益,以提高未来的生育能力,尤其是在新生儿期因无明显小青春期而被确诊的患者,这仍然是一个未能解答的问题[53,60]。在 HH 系列的另一方面,可逆性 HH[61]的表型变得越来越清晰,对于管理此类患者的临床医生需要意识到,IHH 患者的传统终身疗法不一定是必需的。

随着在过去二十年中发现导致 HH 的基因的重大进展,越来越多的基因诊断无疑将告诉我们男性青春期延迟患者许多的管理需求[62]。然而,基因的可变外显率以及越来越多的有关 HH 基因-基因相互作用的证据,警示我们应该注意分子遗传学诊断与咨询的方法,从基因型预测表型可能很困难。虽然家族史和某些临床特征,如腭裂的 FGFR1 / FGF8、肥胖或睡眠障碍的 PROK2 或 PROKR2,KAL1 嗅觉缺失症等可以指导基因检测,但下一代测序技术筛选一组基因或筛选全外显子组作为研究的一部分,可能为许多 HH 患者提供最佳方法,有助于未来的发现。

青春期疾病的临床管理经验

我们一直努力强调诊断青春期延迟症患病根本原因的重要性。这一点在鉴别青少年男性 CDGP 和 IHH 时尤为重要,因为治疗目标、选择和持续时间在这两组患者群体中是非常不同的。即便患者处于青春期,临床医生对性腺功能减退的男性患者生育能力的关注也是至关重要的,因为对此类患者采取适当的治疗可以最大限度地提高其在未来的生育潜能,这一治疗的最佳时机在患者一生中可能只出现一次。我们强调需要认识 HH 患者的临床谱,以及严重先天性 HH 患者和部分或完全可逆性 HH 患者的不同需求。应强调对需要诱导青春期的年长青春期男性(包括心理支持)的靶向治疗方案的重要性,因为儿科治疗方案对于该患者群体很少适用。

(罗静思　译,李豫川　校)

参考文献

1 Gajdos ZK, Hirschhorn JN, Palmert MR: What controls the timing of puberty? An update on progress from genetic investigation. Curr Opin Endocrinol Diabetes Obes 2009;16:16–24.

2 Sedlmeyer IL, Palmert MR: Delayed puberty: analysis of a large case series from an academic center. J Clin Endocrinol Metab 2002;87:1613–1620.

3 Wehkalampi K, Widen E, Laine T, Palotie A, Dunkel L: Patterns of inheritance of constitutional delay of growth and puberty in families of adolescent girls and boys referred to specialist pediatric care. J Clin Endocrinol Metab 2008;93:723–728.

4 Sedlmeyer IL: Pedigree analysis of constitutional delay of growth and maturation: determination of familial aggregation and inheritance patterns. J Clin Endocrinol Metab 2002;87:5581–5586.

5 Palmert MR, Dunkel L: Clinical practice. Delayed puberty. N Engl J Med 2012;366:443–453.

6 Crowne EC, Shalet SM, Wallace WH, Eminson DM, Price DA: Final height in boys with untreated constitutional delay in growth and puberty. Arch Dis Child 1990;65:1109–1112.

7 LaFranchi S, Hanna CE, Mandel SH: Constitutional delay of growth: expected versus final adult height. Pediatrics 1991;87:82–87.

8 Albanese A, Stanhope R: Predictive factors in the determination of final height in boys with constitutional delay of growth and puberty. J Pediatr 1995;126:545–550.

9 Wehkalampi K, Vangonen K, Laine T, Dunkel L: Progressive reduction of relative height in childhood predicts adult stature below target height in boys with constitutional delay of growth and puberty. Horm Res 2007;68:99–104.

10 Albanese A, Stanhope R: Does constitutional delayed puberty cause segmental disproportion and short stature? Eur J Pediatr 1993;152:293–296.

11 Rensonnet C, Kanen F, Coremans C, Ernould C, Albert A, Bourguignon JP: Pubertal growth as a determinant of adult height in boys with constitutional delay of growth and puberty. Horm Res 1999;51:223–229.

12 Volta C, Ghizzoni L, Buono T, Ferrari F, Virdis R, Bernasconi S: Final height in a group of untreated children with constitutional growth delay. Helv Paediatr Acta 1988;43:171–176.

13 Bramswig JH, Fasse M, Holthoff ML, von Lengerke HJ, von Petrykowski W, Schellong G: Adult height in boys and girls with untreated short stature and constitutional delay of growth and puberty: accuracy of five different methods of height prediction. J Pediatr 1990;117:886–891.

14 Arrigo T, Cisternino M, Luca De F, Saggese G, Messina MF, Pasquino AM, De Sanctis V: Final height outcome in both untreated and testosterone-treated boys with constitutional delay of growth and puberty. J Pediatr Endocrinol Metab 1996;9:511–517.

15 Sperlich M, Butenandt O, Schwarz HP: Final height and predicted height in boys with untreated constitutional growth delay. Eur J Pediatr 1995;154:627–632.

16 Cools BL, Rooman R, Op De Beeck L, Du Caju MV: Boys with a simple delayed puberty reach their target height. Horm Res 2008;70:209–214.

17 Dunkel L, Alfthan H, Stenman UH, Tapanainen P, Perheentupa J: Pulsatile secretion of LH and FSH in prepubertal and early pubertal boys revealed by ultrasensitive time-resolved immunofluorometric assays. Pediatr Res 1990;27:215–219.

18 Dunkel L, Huhtaniemi I: Abnormal prolactin secretion in prepubertal boys with hypogonadotrophic hypogonadism – possible involvement in regulation of testicular steroidogenesis. Int J Androl 1985;8:385–392.

19 Zevenhuijzen H, Kelnar CJ, Crofton PM: Diagnostic utility of a low-dose gonadotropin-releasing hormone test in the context of puberty disorders. Horm Res 2004;62:168–176.

20 Dunkel L, Perheentupa J, Virtanen M, Maenpaa J: Gonadotropin-releasing hormone test and human chorionic gonadotropin test in the diagnosis of gonadotropin deficiency in prepubertal boys. J Pediatr 1985;107:388–392.

21 Segal TY, Mehta A, Anazodo A, Hindmarsh PC, Dattani MT: Role of gonadotropin-releasing hormone and human chorionic gonadotropin stimulation tests in differentiating patients with hypogonadotropic hypogonadism from those with constitutional delay of growth and puberty. J Clin Endocrinol Metab 2009;94:780–785.

22 Degros V, Cortet-Rudelli C, Soudan B, Dewailly D: The human chorionic gonadotropin test is more powerful than the gonadotropin-releasing hormone agonist test to discriminate male isolated hypogonadotropic hypogonadism from constitutional delayed puberty. Eur J Endocrinol 2003;149:23–29.

23 Martin MM, Martin AL: Constitutional delayed puberty in males and hypogonadotropic hypogonadism: a reliable and cost-effective approach to differential diagnosis. J Pediatr Endocrinol Metab 2005; 18:909–916.

24 Demir A, Voutilainen R, Juul A, Dunkel L, Alfthan H, Skakkebaek NE, Stenman UH: Increase in first morning voided urinary luteinizing hormone levels precedes the physical onset of puberty. J Clin Endocrinol Metab 1996;81:2963–2967.

25 Coutant R, Biette-Demeneix E, Bouvattier C, Bouhours-Nouet N, Gatelais F, Dufresne S, Rouleau S, Lahlou N: Baseline inhibin B and anti-mullerian hormone measurements for diagnosis of hypogonadotropic hypogonadism (HH) in boys with delayed puberty. J Clin Endocrinol Metab 2010;95: 5225–5232.

26 Albanese A, Stanhope R: Predictive factors in the determination of final height in boys with constitutional delay of growth and puberty. J Pediatr 1995;126: 545–550.

27 Poyrazoglu S, Gunoz H, Darendeliler F, Saka N, Bundak R, Bas F: Constitutional delay of growth and puberty: from presentation to final height. J Pediatr Endocrinol Metab 2005;18:171–179.

28 Rosenfeld RG, Northcraft GB, Hintz RL: A prospective, randomized study of testosterone treatment of constitutional delay of growth and development in male adolescents. Pediatrics 1982;69:681–687.

29 Soliman AT, Khadir MM, Asfour M: Testosterone treatment in adolescent boys with constitutional delay of growth and development. Metabolism 1995; 44:1013–1015.

30 Kelly BP, Paterson WF, Donaldson MD: Final height outcome and value of height prediction in boys with constitutional delay in growth and adolescence treated with intramuscular testosterone 125 mg per month for 3 months. Clin Endocrinol 2003;58:267–272.

31 Wilson DM, Kei J, Hintz RL, Rosenfeld RG: Effects of testosterone therapy for pubertal delay. Am J Dis Child 1988;142:96–99.

32 De Luca F, Argente J, Cavallo L, Crowne E, Delemarre-Van de Waal HA, De Sanctis C, et al: Management of puberty in constitutional delay of growth and puberty. J Pediatr Endocrinol Metab 2001;14(suppl 2):953–957.

33 Giagulli VA, Triggiani V, Carbone MD, Corona G, Tafaro E, Licchelli B, Guastamacchia E: The role of long-acting parenteral testosterone undecanoate compound in the induction of secondary sexual characteristics in males with hypogonadotropic hypogonadism. J Sex Med 2011;8:3471–3478.

34 Jeong HR, Shim YS, Lee HS, Hwang JS: The effect of growth hormone treatment on height in children with idiopathic short stature. J Pediatr Endocrinol Metab 2014;27:629–633.

35 Bryant J, Baxter L, Cave CB, Milne R: Recombinant growth hormone for idiopathic short stature in children and adolescents. Cochrane Database Syst Rev 2007;3:CD004440.

36 Hero M, Norjavaara E, Dunkel L: Inhibition of estrogen biosynthesis with a potent aromatase inhibitor increases predicted adult height in boys with idiopathic short stature: a randomized controlled trial. J Clin Endocrinol Metab 2005;90:6396–6402.

37 Wickman S, Sipila I, Ankarberg-Lindgren C, Norjavaara E, Dunkel L: A specific aromatase inhibitor and potential increase in adult height in boys with delayed puberty: a randomised controlled trial. Lancet 2001;357:1743–1748.

38 de Ronde W: Therapeutic uses of aromatase inhibitors in men. Curr Opin Endocrinol Diabetes Obes 2007;14:235–240.

39 Hero M, Toiviainen-Salo S, Wickman S, Makitie O, Dunkel L: Vertebral morphology in aromatase inhibitor-treated males with idiopathic short stature or constitutional delay of puberty. J Bone Miner Res 2010;25:1536–1543.

40 Pitteloud N, Hayes FJ, Boepple PA, DeCruz S, Seminara SB, MacLaughlin DT, Crowley WF Jr: The role of prior pubertal development, biochemical markers of testicular maturation, and genetics in elucidating the phenotypic heterogeneity of idiopathic hypogonadotropic hypogonadism. J Clin Endocrinol Metab 2002;87:152–160.

41 Pitteloud N, Hayes FJ, Dwyer A, Boepple PA, Lee H, Crowley WF Jr: Predictors of outcome of long-term GnRH therapy in men with idiopathic hypogonadotropic hypogonadism. J Clin Endocrinol Metab 2002;87:4128–4136.

42 Warne DW, Decosterd G, Okada H, Yano Y, Koide N, Howles CM: A combined analysis of data to identify predictive factors for spermatogenesis in men with hypogonadotropic hypogonadism treated with recombinant human follicle-stimulating hormone and human chorionic gonadotropin. Fertil Steril 2009;92:594–604.

43 Liu PY, Baker HW, Jayadev V, Zacharin M, Conway AJ, Handelsman DJ: Induction of spermatogenesis and fertility during gonadotropin treatment of gonadotropin-deficient infertile men: predictors of fertility outcome. J Clin Endocrinol Metab 2009;94: 801–808.

44 King TF, Hayes FJ: Long-term outcome of idiopathic hypogonadotropic hypogonadism. Curr Opin Endocrinol Diabetes Obes 2012;19:204–210.

45 Caron P, Chauvin S, Christin-Maitre S, Bennet A, Lahlou N, Counis R, Bouchard P, Kottler ML: Resistance of hypogonadic patients with mutated GnRH receptor genes to pulsatile GnRH administration. J Clin Endocrinol Metab 1999;84:990–996.

46 Pitteloud N, Boepple PA, DeCruz S, Valkenburgh SB, Crowley WF Jr, Hayes FJ: The fertile eunuch variant of idiopathic hypogonadotropic hypogonadism: spontaneous reversal associated with a homozygous mutation in the gonadotropin-releasing hormone receptor. J Clin Endocrinol Metab 2001;86: 2470–2475.

47 Zacharin M, Sabin MA, Nair VV, Dabadghao P: Addition of recombinant follicle-stimulating hormone to human chorionic gonadotropin treatment in ado-

lescents and young adults with hypogonadotropic hypogonadism promotes normal testicular growth and may promote early spermatogenesis. Fertil Steril 2012;98:836–842.

48 Barrio R, de Luis D, Alonso M, Lamas A, Moreno JC: Induction of puberty with human chorionic gonadotropin and follicle-stimulating hormone in adolescent males with hypogonadotropic hypogonadism. Fertil Steril 1999;71:244–248.

49 Dwyer AA, Sykiotis GP, Hayes FJ, Boepple PA, Lee H, Loughlin KR, Dym M, Sluss PM, Crowley WF Jr, Pitteloud N: Trial of recombinant follicle-stimulating hormone pretreatment for GnRH-induced fertility in patients with congenital hypogonadotropic hypogonadism. J Clin Endocrinol Metab 2013;98: E1790–E1755.

50 Raivio T, Wikstrom AM, Dunkel L: Treatment of gonadotropin-deficient boys with recombinant human FSH: long-term observation and outcome. Eur J Endocrinol 2007;156:105–111.

51 Petak SM, Nankin HR, Spark RF, Swerdloff RS, Rodriguez-Rigau LJ; American Association of Clinical Endocrinologists: American Association of Clinical Endocrinologists Medical Guidelines for clinical practice for the evaluation and treatment of hypogonadism in adult male patients – 2002 update. Endocr Pract 2002;8:440–456.

52 Santhakumar A, Miller M, Quinton R: Pubertal induction in adult males with isolated hypogonadotropic hypogonadism using long-acting intramuscular testosterone undecanoate 1-g depot (Nebido). Clin Endocrinol (Oxf) 2014;80:155–157.

53 Han TS, Bouloux PM: What is the optimal therapy for young males with hypogonadotropic hypogonadism? Clin Endocrinol 2010;72:731–737.

54 Juul A, Aksglaede L, Bay K, Grigor KM, Skakkebaek NE: Klinefelter syndrome: the forgotten syndrome: basic and clinical questions posed to an international group of scientists. Acta Paediatr 2011;100:791–792.

55 Blevins CH, Wilson ME: Klinefelter's syndrome. BMJ 2012;345:e7558.

56 Mehta A, Bolyakov A, Roosma J, Schlegel PN, Paduch DA: Successful testicular sperm retrieval in adolescents with Klinefelter syndrome treated with at least 1 year of topical testosterone and aromatase inhibitor. Fertil Steril 2013;100:970–974.

57 Rives N, Milazzo JP, Perdrix A, Castanet M, Joly-Helas G, Sibert L, Bironneau A, Way A, Mace B: The feasibility of fertility preservation in adolescents with Klinefelter syndrome. Hum Reprod 2013;28:1468–1479.

58 Gilsanz V, Chalfant J, Kalkwarf H, Zemel B, Lappe J, Oberfield S, Shepherd J, Wren T, Winer K: Age at onset of puberty predicts bone mass in young adulthood. J Pediatr 2011;158:100–105, 105.e1–2.

59 Soliman AT, Nasr I, Thabet A, Rizk MM, El Matary W: Human chorionic gonadotropin therapy in adolescent boys with constitutional delayed puberty vs those with beta-thalassemia major. Metabolism 2005;54:15–23.

60 Dunkel L, Taskinen S, Hovatta O, Tilly JL, Wikstrom S: Germ cell apoptosis after treatment of cryptorchidism with human chorionic gonadotropin is associated with impaired reproductive function in the adult. J Clin Invest 1997;100:2341–2346.

61 Laitinen EM, Tommiska J, Sane T, Vaaralahti K, Toppari J, Raivio T: Reversible congenital hypogonadotropic hypogonadism in patients with CHD7, FGFR1 or GNRHR mutations. PloS One 2012;7: e39450.

62 Semple RK, Topaloglu AK: The recent genetics of hypogonadotrophic hypogonadism – novel insights and new questions. Clin Endocrinol 2010;72:427–435.

63 Palmert MR, Dunkel L: Clinical practice. Delayed puberty. N Engl J Med 2012;366:443–453.

第 12 章　性腺功能低下女性患者从儿童到成年期间的性激素替代疗法

Ensio Norjavaara[a] · Carina Ankarberg-Lindgren[a] · Berit Kriström[b]

[a]Department of Pediatrics, Institute of Clinical Sciences, Sahlgrenska Academy, Gothenburg University, Göteborg, [b] Institute of Clinical Science/Pediatrics, Umeå University, Umeå, Sweden

摘要

对于女孩青春期性激素替代疗法(HRT)的总体目标不只是第二性征的发育,还包括建立成人的内分泌代谢环境及成人的认知功能。相较于乙炔雌二醇(EE$_2$),雌二醇(E$_2$)是HRT 的首选。E$_2$ 是循环中最有效的内源性雌激素,在自发的青春期中有着稳定的血浓度。与口服给药相比,经皮 E$_2$ 是启动青春期 HRT 的首选。经皮给药避免了超生理剂量的雌激素浓度对于肝脏的影响,也使得补充激素的过程更符合生理机制。将 E$_2$ 贴片按照 $0.05 \sim -0.07 \mu g/kg$ 的剂量剪切,或将 E$_2$ 凝胶按照 0.1mg/d 的剂量给药,可以达到自发青春期的血清 E$_2$ 浓度。贴片可在早晨取下从而模拟正常的生理节律。在可敏感检测 E$_2$(放射免疫法或质谱分析法)的医疗机构,推荐监测血清 E$_2$ 浓度以更好地模拟青春期早期的激素变化,以及生长速率、乳房及子宫的发育。青春期中期及后期的 HRT 主要包括 E$_2$ 剂量的增加、加用周期性口服或经皮孕激素,并在必要时于阴毛区域外用睾酮凝胶。

© 2016 S. Karger AG, Basel

患有性腺功能低下女孩的青春期性激素替代疗法(hormone replacement therapy, HRT)的总体目标是建立一个适合年龄的内分泌环境,从而获得与同龄人一致节奏的正常生长速率、骨量增加、子宫增大成熟以及第二性征发育和认知功能。对于女孩而言,和同龄人在同一时期步入青春期也在心理上有益[1]。

在健康的女孩中,即使在青春期迹象出现之前,若对其血样进行萃取/纯化并使用专用于极低浓度测定的试验方法,极低浓度的血清 17β-雌二醇(E$_2$)也可被检测出[2-5]。青春期的开始,也就是说,青春期的迹象在临床中可以观察到生长突增和乳房发育,是清晨雌激素(E)[5]血清水平增加的结果,主要以 E$_2$ 增加为主,并伴有少量雌酮(E$_1$)[3]和雄激素[6]的增加。在血液循环中大多数内源性合成类固醇激素在青春期时都表现出昼夜节律——夜间较低而晨起较高[5-8]。在女孩月经初潮时,这种昼夜节律变得不那么明显[5],但在成年男性中仍然存在[9]。皮质醇分泌的昼夜模式的重要性已不言而喻,但这种节律变化对于性激素在青春期的作用仍是未知。循环中低水平的 E$_2$ 可以促进生长[10-12],而高水平则将促使乳房发育并使生长板融合[13,14]。对女孩而言,雄激素可以使体毛生长。孕激素则更倾向作用于乳房发育;

E 刺激乳房导管系统生长,而孕激素则使乳腺小叶发育[15],也使子宫内膜成熟和脱落。

因此,女孩在进行 HRT 时需要考虑三个主要部分:首先,极低剂量的青春期前 E 替代疗法(E replacement therapy,ERT),其次是低剂量 E 促进青春期启动、第二性征发育,最后增加雌激素剂量并加入孕激素,必要时还要加入雄激素以使青春期完全过度至成熟女性,并在此后至少维持至更年期。

对于性腺功能低下的女孩,明确个体化方案包括最佳的 ERT 途径、药物、剂量和给药频率,仍然是一个积极的研究领域。虽然草拟的指南已经发布[16,17],但对于最佳方案至今并未达成共识。大多数决策都是基于经验而非循证医学证据。然而,这个结果是基于一个随机双盲、安慰剂对照的临床试验,研究了 Turner 综合征患者从儿童期起予以低剂量 ERT 后其在青春发育时的疗效[18]。以下将讨论这项研究中 HRT 的最佳方案。关于在青春期是否需要补充雄激素的问题尚未解决。

雌激素的选择

在过去的几十年间,对于不同年龄段女性予以 ERT 的最佳方案仍有争议。天然雌激素(E_2)作为首选,是因为 E_2 是健康青春期女孩及育龄期女性血循环中最有效的雌激素,可在自发青春期检测其血清浓度以监测和模拟生理剂量的 E_2[19-21]。

乙炔雌二醇(EE_2)是一种有效的人工合成雌激素,它含有 17α-乙炔基团,因此有较长的半衰期,但无论是口服或经肠外给药,均会影响肝脏代谢及凝血功能[22]。尽管可通过串联质谱来测定血清 EE_2 的浓度,但尚无商业化的测定方式,更重要的是,目前没有临床数据用以换算青春期血清 E_2 和 EE_2 的浓度。此外,相较于天然 E_2,EE_2 有着不同的结合特征,因此 EE_2 对雌激素受体(ER)拥有 4 倍 E_2 的选择性,在两种受体形式中以相似的方法结合[23]。据报道,在青春期阶段 ER-α 阳性的细胞在人体生长板上的比例不会改变,而 ER-β 的增殖则有轻度降低[24]。然而,不同形式的 ER 在青春期的重要性仍不明确。

如同其他口服雌激素,EE_2 增加了血清性激素结合球蛋白(SHBG)的浓度,而不增加其他类固醇浓度,但 EE_2 本身并不像 E_2 一样和 SHBG 结合[25]。综上所述,口服 EE_2 在青春期的 ERT 方面并非理想的选择。

口服或经肠道/经皮给药

相较于口服给药,E_2 的经皮给药为 ERT 提供了更符合生理机制的雌激素摄入方法,它可避免肝脏暴露于超生理剂量的雌激素浓度中[26,27]。这不仅可避免影响凝血功能,也同样避免影响那些来源肝脏蛋白的血清浓度,如 SHBG、生长激素轴、IGF-1、生长激素(GH)及生长激素结合蛋白[26-29]。

凝胶或贴剂可用于经皮给药,裁剪贴剂可用以控制剂量并调节血清 E_2 浓度,在自发青春期的早期,为模拟雌激素的昼夜节律变化,贴剂可在次日清晨移除(图 1)。凝胶制剂无法同样精确地模拟这种昼夜节律,精确计算药物剂量也较困难。然而,如果可以在当地药房获得小袋装的低剂量 E_2(如 0.1mg),则可以达到更为精确剂量调整[21]。我们目前推荐尽可能使用 E_2 贴剂。这种贴剂更稳定,同时其表面拥有均匀的 E_2 层,因此可被剪切成各种剂量。然而不同的品牌贴片即使是同一剂量也可有不同的尺寸大小。越大的贴片,越容易分割成小片从而取得更为精确的所需剂量。

　　而相比之下,储液式贴剂由不同药物层组成,每个液体隔中间含有药液或混悬液,并由黏合层分隔。如果切割这种贴片,液体隔间会被破坏,药剂也会漏出。

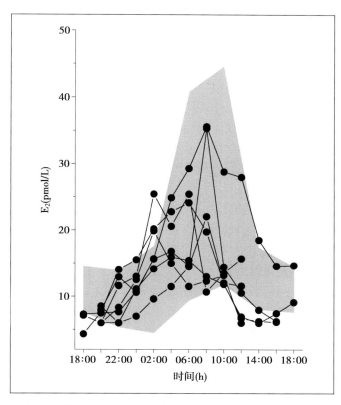

图 1　夜间经皮 ERT 诱导青春期,由 Ankarberg-Lindgren 等改良。连线代表 7 名女孩使用了整夜的 E_2 贴片后血清 E_2 的浓度变化。E_2 贴片在睡前(18:00—22:00)贴在皮肤上并于翌日清晨(08:00—09:15)取下。贴片的给药剂量按照 0.08～0.12μg/kg。每夜使用全新的贴片。图表中灰色区域表示乳房 Tanner 2 期健康女孩的参考范围

　　在国际上通常采用口服给药。比较口服和经皮给药途径对代谢的影响尚未确定,这可能与不同的研究设计、剂型、治疗周期及临床结果有关[31]。

　　此外,直接比较 E_2 的这些剂型相当困难,因为 E_1 和 E_2 的循环浓度是不同的。介于肠道吸收及 E_2 向 E_1 转化时肝脏的首过效应,口服 E_2 后(结合状态)E_1 的浓度高于 E_2,而经皮给 E_2 可获得更高的 E_2 浓度,因而更符合生理[29,32,33]。E_1 是一种较弱的雌激素形式,但可以转化为 E_2。由于口服 E_2 需要更大的剂量以取得经皮 E_2 同样的临床效果,经口摄入时躯体要承受更高剂量的雌激素暴露[29]。

儿童剂型的缺乏

　　适合儿童的剂型是使用青春期 ERT 的先决条件。目前市场上尚未批准应用于儿童的

ERT 剂型。如果在儿童使用成年女性的推荐剂量,会使得血清性激素浓度到达甚至超过成年女性的水平,并导致青春期发育过快,并伴有乳房发育不良、影响成年身高。因此,儿科医师应当调整适用于成年女性的剂量,以模拟在自发青春期不同阶段逐步升高的血清 E_2 水平[19-21]。使用这些产品不仅是超说明书范围用药(如并非其适应证),且因没有提供该剂型的操作数据因此没有使用许可。

贴片稳定且表面有均匀的 E_2 层(详见口服或经肠道/经皮给药)。将贴片切成小片,可提供更为个体化的剂量[19,20]。凝胶剂型也可以通过减少涂抹在皮肤上的量以调整剂量[21]。如果必须使用口服给药途径,需谨记即使当地药房可提供低剂量的 E_2 或 EE_2 的口服片剂,它们的生物利用度仍是未知并需要通过对临床研究结果的回顾来调整剂量。监测血清 E_2 浓度可避免口服 E_2 后血清目标浓度过高,但无法提供 EE_2 剂量调整的信息(详见雌激素的选择)。

应该在儿童时期开始雌激素替代疗法吗?

性腺功能低下女孩的青春期 ERT 已有科学依据和科研数据[18,34]。在健康女孩中观测到的青春期前低水平雌激素可能与促进骨成熟相关。健康女孩在 Tanner 2 期早期即可进入快速生长期,相较于男孩可在青春期更早阶段到达生长速度的峰值,这或与男孩青春期同阶段的雌激素水平更低有关[3,35]。由于目前没有发现青春前期生长激素分泌存在性别差异,且在 Tanner 2 期的女孩和男孩中所观测的 E_2 水平不足以促进生长激素分泌,因此这种生长刺激作用可能由雌激素直接作用于骨骼。

同时目前也围绕着女孩青春前期雌激素的作用与第二性征启动及此后的理想发育[18]、促进终身高[34]、记忆及认知[36,37]等展开持续的讨论。这些数据显示,在女孩儿童期开始的 ERT 是有益且值得进一步的临床研究,但先决条件是需早期诊断女孩的性腺功能低下。

在一个随机、双盲、安慰剂对照的儿童 Turner 研究中[18],给予 $25\mu g/(kg \cdot d)$ 的口服低剂量 EE_2 没有导致乳房的发育。而该研究中应用了 $50\mu g/(kg \cdot d)$ 剂量的患儿,超过半数因在青春期替代疗法开始前即出现了乳房发育而不得不减少剂量。对于这些小女孩而言,长效雌激素产生影响的生理学依据是它将或多或少地影响青春期前雌激素的昼夜节律[38]。因此从上述生理学的角度而言,经皮给药的方式无疑是更恰当的,使用小片的贴片即可达到极低的目标 E_2 浓度 5~10pmol/L[3-5]。然而,这种“极低 E_2 剂量”的贴片目前尚无临床试验的评估。

在之后青春期的 ERT,当健康女孩的日间雌激素水平升高,经皮给药也应满足生理需要。

何时开始雌激素替代疗法

基于诊断年龄的不同,开始 ERT 的目标应为至少不晚于同龄健康人群开始青春期。此前治疗目的是以成年后身高为优先,因此常常要将青春期推迟很多年。然而,成年 TS 患者以正常的青春发育时间为优先,而成年后身高的重要性相对减弱[1]。因此,我们目前的治疗目标是尽早诊断并在生长方面提供支持治疗,以求在正常青春期的年龄达到尽可能正常的身高。通过模拟生理水平的血清激素浓度和节律,性腺功能低下女孩亦有可能完成青春期的生长量。在本文中,需谨记雌激素可使性腺功能低下女孩生长并形成正常的身材比例和骨密度。

这在 TS 患者的治疗中更为复杂,因为 TS 患者通常因存在不同程度的青春期发育缺陷而骨骼发育不良,从而存在身材比例失调的矮小及手足的短小等症状。TS 患儿可因接受

ERT 而在改善骨密度方面受益[39]。尚无报道证明 ERT 对于身材比例有影响[40]。ERT 可改善未接受生长激素治疗的女孩的终末身高,但联合生长激素的 ERT 可能使终身高降低[34]。在 TS 患者中,诊断年龄、身高及卵巢功能差异很大,这意味着需要有经验的儿科医师与患儿及其监护人合作,共同制定个体化的治疗方案。

青春期的雌激素替代疗法

开始

如上所述,青春期 ERT 的首选是 E_2 贴片,因其可被剪切成片以模拟自然青春期时生理需要量的 E_2[19]。此外,贴片的优势在于它可模拟昼夜节律,尽管我们目前尚不清楚其意义。参考其他激素,我们认为尽可能按照自然激素水平用药是更为安全的治疗方式。

从夜间给予小片的贴片开始 ERT。研究表明,可将推荐剂量的贴片在夜晚入睡前贴在臀部侧上方并在次日早晨移除。开始青春期 ERT 时推荐的起始剂量请参照表 1。根据研究结果,推荐起始剂量为 $0.05 \sim 0.07 \mu g/kg$,使血清 E_2 浓度维持在 Tanner $1 \sim 2$ 期[20]。重要的是,基于目标节律,剂量需根据所监测的生长速度及乳房发育程度个体化调整。如果在 $6 \sim 9$ 个月后未发现乳房发育,则可增加剂量。如果在 3 个月内出现乳房发育,且治疗目标是在青春期开始阶段使乳房发育缓慢进展,则需考虑减小剂量,或避免在至少 12 个月内增加剂量。E_2 的其他作用也同样需纳入考虑,如子宫的发育或骨龄的增长,但目前仍缺乏关于 E_2 水平,尤其是高浓度 E_2 和子宫发育的相关数据[21,41],因此尚无相关的检测方式的推荐。如果仅有生长加速而无乳房发育征象,则提示剂量正确,因为青春期开始的最初临床表现即生长加速和(或)适度乳房发育。

表 1　青春期 ERT 剂量转换为相应的个体化 E_2 贴片剂量

E_2 剂量 $\mu g/kg$	体重 kg	E_2 贴片比例 $25\mu g/24h$	E_2 贴片比例 $50\mu g/24h$	E_2 贴片剂量 μg	目标
$0.05 \sim 0.07$	$\leqslant 40$	$1/14 \sim 1/12$	$1/24$	2	模拟青春前期 E_2 水平,性
	$41 \sim 60$	$1/8$	$1/18 \sim 1/16$	3	腺功能初现、伴或不伴乳房
	$60 \sim 85$	$1/7 \sim 1/6$	$1/12$	4	发育
	>85	$1/4$	$1/9 \sim 1/8$	6	
$0.08 \sim 0.12$	<35	$1/8$	$1/18 \sim 1/16$	3	乳房 Tanner 2 期
	$35 \sim 50$	$1/7 \sim 1/6$	$1/12$	4	
	$50 \sim 80$	$1/4$	$1/9 \sim 1/8$	6	
	>80	$2/7$	$1/6$	$7 \sim 8$	

在特定临床条件下,如对乳房发育的需求优于持续有利的生长,如在年长女孩或青春期停滞的女孩中,因其已暴露于青春期水平的 E_2 浓度下,故可予以更高剂量的起始剂量,如 $0.08 \sim 0.12 \mu g/kg$。但这种剂量的给药人群不包括神经性厌食症患者,这是一种有多重治疗方案的复杂疾病,而雌激素治疗并不在其一线方案中(见第 9 章)。

临床医师可通过超敏检测方法来测定 E_2 浓度,因此我们推荐当患者能配合这一治疗方案后的 $1 \sim 2$ 周内监测血清 E_2 水平。当目标血清浓度未达标时,可尽早调整剂量。因取下贴片后血清 E_2 浓度将快速下降,因此在早晨取样时需保证贴片仍然附着于皮肤上。

如果使用的是凝胶,当地药房或可为初始青春期 ERT 的患者提供成人剂型的小袋装含有 0.1mg 的 E_2[21]。当临床上使用超敏 E_2 方法时,推荐当患者能配合此治疗方案、在每日用药 2~4 周后检测血清 E_2 水平,以明确有无达到 E_2 目标。基于这种治疗方法无法模拟昼夜节律且产生了较为稳定的低剂量 E_2(0.1~0.2mg),因此没有严格的采样时间。如果 E_2 浓度太高,可选择降低用药剂量或减少用药频次至隔天用药。若临床上没有条件检测超敏 E_2,则需要监测身高、乳房发育情况,以及 B 超下测量子宫大小的增长。

青春期中期

因为青春期中期对于用药剂量的需求取决于患儿对于雌激素的敏感性,并依据其对于乳房发育和生长速度的倾向,因此其推荐剂量更为复杂,在正常女孩中,雌激素的昼夜节律仍然存在[5,38],然而,在贴片独有的夜间给药情形下,日间的血清 E_2 浓度可下降至低于正常青春中期女孩水平[19]。在日间给予患儿一半夜间剂量后,初步结果显示这种给药方式较好地拟合了青春期中期的昼夜节律变化(图 2,图 3)[42]。而当使用经皮凝胶时,每天给药 0.2~0.5mg 可基本满足目标要求。如果口服用药,在青春期中期可用市场上剂量为 0.5~1mg 的剂型[43,44],则可使 E_2 达到青春期中期及后期水平。

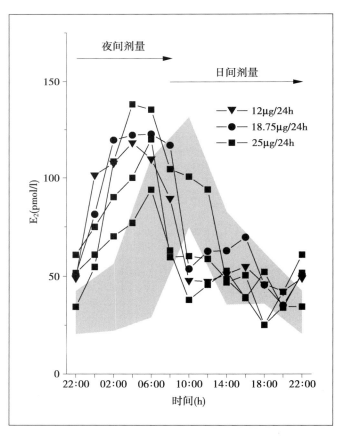

图 2　青春期中期经皮 E_2 替代疗法。连线表示 5 名女孩在夜间使用 Evorel® 贴片后所监测的血清 E_2 水平,她们日间则使用夜间剂量一半的贴片(见图 3)。每夜她们都将更换新的贴片。符号代表夜间剂量。灰色区域参考了 Tanner 3-4 期健康女孩初潮前的 E_2 区间

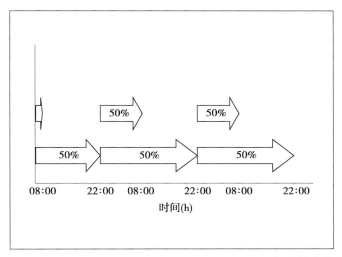

图 3　E_2 贴片在青春期中期的使用原则。实际上,这意味着在青春期中期需将早晨的贴片大小减少至夜间的一半,即在夜间(入睡前)将两片贴片均贴于臀部侧上方并在次日早晨取下其中的一片。剩下的一片在日间保存在原位,并在夜间取下,同时更换上新的两片

在这段时期,需予以孕激素周期性给药。首先需进行孕激素试验:予以连续 10 天每天 5~10mg 醋酸甲羟孕酮以诱导阴道出血。如果没有发生出血,则调整雌激素剂量并每间隔 6 个月重复 1 次上述试验[21]。当诱导阴道出血成功,则开始孕激素的周期性给药。雌激素诱导的子宫内膜增生须加用孕激素以在 HRT 疗法保护子宫内膜并降低癌症风险[45]。若女孩存在先天性子宫缺如,则不会出现阴道出血也不需要加用孕激素;然而,可在青春使用孕激素以促进乳房发育。

青春期

使用全天的经皮雌激素贴片,每周替换 2 次,血清 E_2 浓度将在新贴片使用后 12 小时到达峰值,然后逐步下降,并最终在用药后 3~4 天降低至峰值的一半[46]。因此,为了能在过渡期的 1 年内维持更高的浓度,可每周更换 3 次经皮雌激素贴片,并滴定剂量(如在贴片位置)使得血 E_2 峰值到达 150~300pml/L,同时持续循环应用孕激素。其后,继续使用适用于成人的 HRT 药物。表 2 为青春期 HRT 可用药物和剂量指导。

表 2　青春期 HRT 可用药物及剂量调整

青春期阶段目标	目标浓度	药品	估计剂量
青春期前	E_2 10~25pmol/L	E_2 贴片	0.06μg/kg 夜间
早期 (Tanner 2 期)	E_2 25~45pmol/L	E_2 贴片 E_2 凝胶	0.1μg/kg 夜间 0.1mg
过渡期至中期 (Tanner 3 期)	E_2 45~75pmol/L	E_2 贴片 E_2 凝胶	0.2μg/kg 夜间 0.2mg

续表

青春期阶段目标	目标浓度	药品	估计剂量
中期 （Tanner 3~4 期）	早晨 E_2 75~150pmol/L	E_2 贴片 E_2 凝胶 口服 E_2 口服孕激素	0.35μg/kg 夜间、日间半量 0.4mg 0.5mg 5~10mg/d 每个周期连续口服 10 天
后期 （Tanner 4~5 期）	用药后 12 小时 E_2 150~ 300pmol/L 睾酮<1nmol/L	E_2 贴片 E_2 凝胶 口服 E_2 口服或经皮孕激素 阴毛区域局部应用 1% 睾酮凝胶	0.8μg/kg 每周 2~3 次 0.5~1.5mg 1~2mg
青年期	E_2 和孕激素成人循环给 药，DHEA 和（或）睾酮的 口服非循环给药		

雄激素在女性青春期激素替代疗法中的应用

缺乏相关认知

雄激素增加起始于肾上腺功能初现，早于性腺功能初现。然而，雄激素的增加主要是在青春期肾上腺功能初现持续进行（随着脱氢表雄酮（DHEA）的增加，其结合磺基形成 DHE-AS 和雄烯二酮在外周转化为睾酮），同时卵巢成熟分泌 DHEA（S）、雄烯二醇、雄烯二酮和双氢睾酮（DHT），作为青春期早期及中期雄激素升高的主要来源[6,47]。循环中的睾酮水平存在昼夜节律：它在早晨到达峰值而在午夜维持低水平，这种模式维持到月经初潮后的 1~2 年[6]。在成年女性中，睾酮浓度受月经周期影响，在其中期有升高[48]。

近年来围绕雄激素在女性青春期发育中作用的讨论持续展开。很明显雄激素可影响正常青春发育，表现为正常女性的体毛、皮脂溢出、体臭等。但是，对于肾上腺功能不全、卵巢雄激素生成低下或垂体功能减退的成年女性，临床结局和对治疗的实际需求仍在讨论中[49]。一个影响因素是缺乏关于低剂量范围内雄激素应用的可靠临床试验验证[50]。成年女性的生物学参照区间尚未建立完善。最大的队列研究采取 19~49 岁健康绝经期前女性晨起血样，结果显示睾酮浓度范围大，约在 0.33~2.0nmol/L[51]。至今，仅有少数文献报道了青春期健康女孩的睾酮浓度[6,47]。在针对青春期女孩最大的一项研究中，青春期前的睾酮浓度参考区间为 0.16~0.34nmol/L，其早晨雄激素水平的中位数值为 0.25nmol/L[6]，与质谱分析法所得结果一致[47]。因此，我们认为青春期女孩早晨血清睾酮浓度低于 0.4nmol/L 且不伴有阴毛提示睾酮缺乏。

临床对照研究证实了在垂体功能减退女孩中青春期雄激素替代疗法（androgenreplacement therapy，ART）有积极的治疗效果。研究在 TS 患儿中进行，但目的主要在于促进生长，这些研究显示氧雄龙疗法有助于生长[52,53]。相比之下，雄激素不敏感综合征的患者的表现并不意味着雄激素在女性青春期发育时除了促进阴毛生长外有更为重要的作用。因此，雄激素对阴毛的发育是必需的，但对其他发育过程，如青春期生长突增、中枢神经系统发育、认知和性欲，则缺乏相关信息。

据报道，当绝经后女性由于性欲减退而导致性功能障碍时，短期予以高于生理剂量的雄激素可引发性冲动[49]。然而，在对成年 TS 患者的随访调查中发现，相较于安慰剂对照组，在儿童后期/青春前期平均 5 年时间内予以氧雄龙治疗促进生长的患者，在治疗结束后大约 8 年，并未显示其在神经认知、生活治疗或社会情感功能等方面有明显获益[54]。此外很重要的一点，在女性尚缺乏长期使用雄激素疗法的安全性报告，且目前市场上尚无法获得低剂量的睾酮剂型。内分泌学会近期的指南反对健康女性在未明确诊断雄激素缺乏时常规使用睾酮、DHT 或 DHEA[49]。

需在性激素替代疗法中使用雄激素替代疗法吗？

关于是否应该将 ART 作为激素替代疗法的一部分尚未达成共识。然而，如果临床症状显示患者存在雄激素减少，如没有阴毛和腋毛且血清睾酮低于 0.4nmol/L[51]，同时有雄激素治疗的需求，我们认为或可采取如下方法：在无害的前提下，如果有促进阴毛生长的意愿，可予以适量雄激素治疗。

脱氢表雄酮（DHEA）

在一项关于垂体功能减退性雄激素缺乏成年女性的研究中，低剂量 DHEA（10~15mg 每日两次）使平均 DHEAS 水平维持约 3μmol/L[55]，即青春期后期女孩水平[6,56]。这种治疗同样可导致雄激素、雌激素血清水平轻微升高，因 DHEA 是激素前体，可转化为雄激素和雌激素，临床上可观察到腋毛和（或）阴毛再现。肾上腺功能减退的青春期女孩，每日口服 25mg DHEA 或 25~50mg DHEAS 替代治疗可有益于阴毛生长，并可得到正常的 DHEA/DHEAS 血清浓度[57,58]。

如果所用药物剂型是由当地药房所制，因个体临床反应不同，故需注意从低剂量起始用药，同时需监测血清雄激素和 DHEAS 在适当范围内，不可超过青春期后期水平。然而，在HRT 期间，推荐的治疗时机被限定在青春期后期。

在 Turner 综合征中氧雄龙的治疗经验

在 TS 女孩的 ART 治疗中可使用氧雄龙[59]。然而，氧雄龙并非生理性的雄激素，且在TS 患儿中的主要治疗目标是促进生长，尽管研究也提供了青春期潜在雄激素治疗的信息。用药从极低的初始剂量 0.03mg/（kg·d）起，不超过 0.06mg/kg 或 2.5mg/d，仅观察到轻度的女性男性化表现，包括阴蒂增大、嗓音低沉和短暂的乳房发育延迟[53]。

由于这种治疗需要更多的专业知识，我们目前不推荐在非 Turner 综合征女孩中使用氧雄龙，因其为非生理性雄激素且会延迟乳房发育[53]。

以阴毛发育作为治疗目标

如果目标是促使阴毛生长，或许最好也是标准的临床护理方法是使用当地药房所提供的含雄激素的凝胶局部给药。可每日两次或隔日在阴毛区域局部给药，当阴毛生长效果良好时,用药频率可降至"维持量"[60]。这种治疗方式没有经过临床试验的评估,且其对血清雄激素水平的影响仍是未知。在青春期中后期开始这种治疗可能更为明智,除了出现不良的男性化表现外,还需监测血清睾酮和 DHT 浓度,当其高于青春后期水平时,应减少用药剂量,如睾酮不应超过 1nmol/L[6,47,51]。因睾酮总量仅 1%~2% 以游离形式存在,SHBG浓度和睾酮/SHBG 比值相对重要。所测得的游离睾酮应低于 15pmol/L[6]。

建立青春期雄激素替代治疗需要更多的临床研究

正如前文所强调的,临床研究的目标是为了明确青春期 ART 的作用。然而,我们仍缺乏来自成年女性的重要信息,即是否存在雄激素不足综合征以及雄激素治疗在血清低雄激素女性中的作用。

从伦理学的角度而言,如果这些信息可从对成人的研究中获取,那么相关研究是否应当在儿童中开展。然而,大多数存在低雄激素的成年女性在其青春期时雄激素水平正常。在垂体功能低下的女孩中,那些同时存在肾上腺和卵巢来源雄激素缺乏的患者,在青春期对其予以单纯的雌激素和孕激素替代治疗后,病情存在差异。再者,用于可能的临床对照研究的雄激素产品或将受限于低剂量/生理剂量的雄激素剂型的缺乏。治疗可能不得不超说明书用药,使用成年男性 HRT 的配方,或药店所制剂型。然而,这些临床研究仍是需要的,且目前可通过敏感的质谱分析测定雄激素,终将解决目前存在的问题。

临床医师的结论

- 因已知青春期自发的 E_2 水平,且 HRT 可据此调整用药剂量,故倾向于在青春期 HRT 中使用 E_2。
- 推荐青春期 HRT 从低剂量起用药:
  (a)通过剪切贴片取得 0.05~0.07μg/kg 的夜间剂量
  (b)使用当地药房所提供的凝胶 0.1mg/d
- 监测生长速度、乳房发育和子宫发育程度,以个体化调整剂量。
- 如果可能,在治疗中监测血清 E_2 浓度,观测其是否在青春期早期到达目标浓度。
- 青春期中期及后期的 E_2 剂量增加,同时加用孕激素,也可在阴毛区域外用睾酮凝胶。

（吕拥芬 译,罗静思 校）

参考文献

1　Carel JC, Elie C, Ecosse E, Tauber M, Leger J, Cabrol S, Nicolino M, Brauner R, Chaussain JL, Coste J: Self-esteem and social adjustment in young women with Turner syndrome – influence of pubertal management and sexuality: population-based cohort study. J Clin Endocrinol Metab 2006;91:2972–2979.

2　Ankarberg-Lindgren C, Norjavaara E: A purification step prior to commercial sensitive immunoassay is necessary to achieve clinical usefulness when quantifying serum 17beta-estradiol in prepubertal chil-

dren. Eur J Endocrinol 2008;158:117–124.

3　Courant F, Aksglaede L, Antignac JP, Monteau F, Sorensen K, Andersson AM, Skakkebaek NE, Juul A, Bizec BL: Assessment of circulating sex steroid levels in prepubertal and pubertal boys and girls by a novel ultrasensitive gas chromatography-tandem mass spectrometry method. J Clin Endocrinol Metab 2010;95:82–92.

4　Wilson CA, Heinrichs C, Larmore KA, Craen M, Brown-Dawson J, Shaywitz S, Ross J, Klein KO: Estradiol levels in girls with Turner's syndrome compared to normal prepubertal girls as determined by an ultrasensitive assay. J Pediatr Endocrinol Metab 2003;16:91–96.

5　Norjavaara E, Ankarberg C, Albertsson-Wikland K: Diurnal rhythm of 17 beta-estradiol secretion throughout pubertal development in healthy girls: evaluation by a sensitive radioimmunoassay. J Clin Endocrinol Metab 1996;81:4095–4102.

6　Ankarberg C, Norjavaara E: Diurnal rhythm of testosterone secretion before and throughout puberty in healthy girls: correlation with 17beta-estradiol and dehydroepiandrosterone sulfate. J Clin Endocrinol Metab 1999;84:975–984.

7　Ankarberg-Lindgren C, Norjavaara E: Changes of diurnal rhythm and levels of total and free testosterone secretion from pre to late puberty in boys: testis size of 3 ml is a transition stage to puberty. Eur J Endocrinol 2004;151:747–757.

8　Dahlgren J, Boguszewski M, Rosberg S, Albertsson-Wikland K: Adrenal steroid hormones in short children born small for gestational age. Clin Endocrinol (Oxf) 1998;49:353–361.

9　Diver MJ, Imtiaz KE, Ahmad AM, Vora JP, Fraser WD: Diurnal rhythms of serum total, free and bioavailable testosterone and of SHBG in middle-aged men compared with those in young men. Clin Endocrinol (Oxf) 2003;58:710–717.

10　Albin AK, Niklasson A, Westgren U, Norjavaara E: Estradiol and pubertal growth in girls. Horm Res Paediatr 2012;78:218–225.

11　Ross JL, Cassorla FG, Skerda MC, Valk IM, Loriaux DL, Cutler GB Jr: A preliminary study of the effect of estrogen dose on growth in Turner's syndrome. N Engl J Med 1983;309:1104–1106.

12　Juul A: The effects of oestrogens on linear bone growth. Hum Reprod Update 2001;7:303–313.

13　Cutler GB Jr: The role of estrogen in bone growth and maturation during childhood and adolescence. J Steroid Biochem Mol Biol 1997;61:141–144.

14　Smith EP, Boyd J, Frank GR, Takahashi H, Cohen RM, Specker B, Williams TC, Lubahn DB, Korach KS: Estrogen resistance caused by a mutation in the estrogen-receptor gene in a man. N Engl J Med 1994;331:1056–1061.

15　Mauvais-Jarvis P, Kuttenn F, Gompel A: Estradiol/progesterone interaction in normal and pathologic breast cells. Ann N Y Acad Sci 1986;464:152–167.

16　Bondy CA; Turner Syndrome Study Group: Care of girls and women with Turner syndrome: a guideline of the Turner Syndrome Study Group. J Clin Endocrinol Metab 2007;92:10–25.

17　Davenport ML: Approach to the patient with Turner syndrome. J Clin Endocrinol Metab 2010;95:1487–1495.

18　Quigley CA, Wan X, Garg S, Kowal K, Cutler GB Jr, Ross JL: Effects of low-dose estrogen replacement during childhood on pubertal development and gonadotropin concentrations in patients with Turner syndrome: results of a randomized, double-blind, placebo-controlled clinical trial. J Clin Endocrinol

Metab 2014;99:E1754–E1764.

19　Ankarberg-Lindgren C, Elfving M, Wikland KA, Norjavaara E: Nocturnal application of transdermal estradiol patches produces levels of estradiol that mimic those seen at the onset of spontaneous puberty in girls. J Clin Endocrinol Metab 2001;86:3039–3044.

20　Ankarberg-Lindgren C, Kristrom B, Norjavaara E: Physiological estrogen replacement therapy for puberty induction in girls: a clinical observational study. Horm Res Paediatr 2014;81:239–244.

21　Piippo S, Lenko H, Kainulainen P, Sipila I: Use of percutaneous estrogen gel for induction of puberty in girls with Turner syndrome. J Clin Endocrinol Metab 2004;89:3241–3247.

22　Sitruk-Ware R, Nath A: Metabolic effects of contraceptive steroids. Rev Endocr Metab Disord 2011;12:63–75.

23　Harris HA, Bapat AR, Gonder DS, Frail DE: The ligand binding profiles of estrogen receptors alpha and beta are species dependent. Steroids 2002;67:379–384.

24　Nilsson O, Chrysis D, Pajulo O, Boman A, Holst M, Rubinstein J, Martin Ritzen E, Savendahl L: Localization of estrogen receptors-alpha and -beta and androgen receptor in the human growth plate at different pubertal stages. J Endocrinol 2003;177:319–326.

25　Stegeman BH, Raps M, Helmerhorst FM, Vos HL, van Vliet HA, Rosendaal FR, van Hylckama Vlieg A: Effect of ethinylestradiol dose and progestagen in combined oral contraceptives on plasma sex hormone-binding globulin levels in premenopausal women. J Thromb Haemost 2013;11:203–205.

26　De Lignieres B, Basdevant A, Thomas G, Thalabard JC, Mercier-Bodard C, Conard J, Guyene TT, Mairon N, Corvol P, Guy-Grand B: Biological effects of estradiol-17 beta in postmenopausal women: oral versus percutaneous administration. J Clin Endocrinol Metab 1986;62:536–541.

27　Jospe N, Orlowski CC, Furlanetto RW: Comparison of transdermal and oral estrogen therapy in girls with Turner's syndrome. J Pediatr Endocrinol Metab 1995;8:111–116.

28　O'Sullivan AJ, Ho KK: Route-dependent endocrine and metabolic effects of estrogen replacement therapy. J Pediatr Endocrinol Metab 2000;13(suppl 6):1457–1466.

29　Torres-Santiago L, Mericq V, Taboada M, Unanue N, Klein KO, Singh R, Hossain J, Santen RJ, Ross JL, Mauras N: Metabolic effects of oral versus transdermal 17beta-estradiol (E_2): a randomized clinical trial in girls with Turner syndrome. J Clin Endocrinol Metab 2013;98:2716–2724.

30　Mauras N, Shulman D, Hsiang HY, Balagopal P, Welch S: Metabolic effects of oral versus transdermal estrogen in growth hormone-treated girls with Turner syndrome. J Clin Endocrinol Metab 2007;92:4154–4160.

31　Kenigsberg L, Balachandar S, Prasad K, Shah B: Exogenous pubertal induction by oral versus transdermal estrogen therapy. J Pediatr Adolesc Gynecol

2013;26:71–79.

32 Illig R, DeCampo C, Lang-Muritano MR, Prader A, Torresani T, Werder EA, Willi U, Schenkel L: A physiological mode of puberty induction in hypogonadal girls by low dose transdermal 17 beta-oestradiol. Eur J Pediatr 1990;150:86–91.

33 O'Connell MB: Pharmacokinetic and pharmacologic variation between different estrogen products. J Clin Pharmacol 1995;35:18S–24S.

34 Ross JL, Quigley CA, Cao D, Feuillan P, Kowal K, Chipman JJ, Cutler GB Jr: Growth hormone plus childhood low-dose estrogen in Turner's syndrome. N Engl J Med 2011;364:1230–1242.

35 Klein KO, Baron J, Colli MJ, McDonnell DP, Cutler GB Jr: Estrogen levels in childhood determined by an ultrasensitive recombinant cell bioassay. J Clin Invest 1994;94:2475–2480.

36 Ross JL, Roeltgen D, Feuillan P, Kushner H, Cutler GB Jr: Effects of estrogen on nonverbal processing speed and motor function in girls with Turner's syndrome. J Clin Endocrinol Metab 1998;83:3198–3204.

37 Ross JL, Roeltgen D, Feuillan P, Kushner H, Cutler GB Jr: Use of estrogen in young girls with Turner syndrome: effects on memory. Neurology 2000;54:164–170.

38 Ankarberg-Lindgren C, Norjavaara E: Estradiol in pediatric endocrinology. Am J Clin Pathol 2009;132:978–980.

39 Andrade AC, Baron J, Manolagas SC, Shaw NJ, Rappold GA, Donaldson MD, Gault EJ, Savendahl L: Hormones and genes of importance in bone physiology and their influence on bone mineralization and growth in Turner syndrome. Horm Res Paediatr 2010;73:161–165.

40 Hughes PC, Ribeiro J, Hughes IA: Body proportions in Turner's syndrome. Arch Dis Child 1986;61:506–507.

41 Bannink EM, van Sassen C, van Buuren S, de Jong FH, Lequin M, Mulder PG, de Muinck Keizer-Schrama SM: Puberty induction in Turner syndrome: results of oestrogen treatment on development of secondary sexual characteristics, uterine dimensions and serum hormone levels. Clin Endocrinol (Oxf) 2009;70:265–273.

42 Ankarberg-Lindgren C, Albertsson-Wikland K, Norjavaara E: Physiological estrogen replacement therapy during mid-puberty in girls. Horm Res 2009;72(suppl 3):122.

43 Taboada M, Santen R, Lima J, Hossain J, Singh R, Klein KO, Mauras N: Pharmacokinetics and pharmacodynamics of oral and transdermal 17β estradiol in girls with Turner syndrome. J Clin Endocrinol Metab 2011;96:3502–3510.

44 Shah S, Forghani N, Durham E, Neely EK: A randomized trial of transdermal and oral estrogen therapy in adolescent girls with hypogonadism. Int J Pediatr Endocrinol 2014;2014:12.

45 North American Menopause Society: The 2012 hormone therapy position statement of the North American Menopause Society. Menopause 2012;19:257–271.

46 Reginster JY, Albert A, Deroisy R, Colette J, Vrijens B, Blacker C, Brion N, Caulin F, Mayolle C, Regnard A, Sholler R, Franchimont P: Plasma concentration of estradiol following transdermal administration of Systen 50 or Menorest 50. Scand J Rheumatol Suppl 1996;103:94–98; discussion 99–100.

47 Kulle AE, Riepe FG, Melchior D, Hiort O, Holterhus PM: A novel ultrapressure liquid chromatography tandem mass spectrometry method for the simultaneous determination of androstenedione, testosterone, and dihydrotestosterone in pediatric blood samples: age- and sex-specific reference data. J Clin Endocrinol Metab 2010;95:2399–2409.

48 Bui HN, Sluss PM, Blincko S, Knol DL, Blankenstein MA, Heijboer AC: Dynamics of serum testosterone during the menstrual cycle evaluated by daily measurements with an ID-LC-MS/MS method and a 2nd generation automated immunoassay. Steroids 2013;78:96–101.

49 Wierman ME, Arlt W, Basson R, Davis SR, Miller KK, Murad MH, Rosner W, Santoro N: Androgen therapy in women: a reappraisal: an Endocrine Society clinical practice guideline. J Clin Endocrinol Metab 2014;99:3489–3510.

50 Taieb J, Mathian B, Millot F, Patricot MC, Mathieu E, Queyrel N, Lacroix I, Somma-Delpero C, Boudou P: Testosterone measured by 10 immunoassays and by isotope-dilution gas chromatography-mass spectrometry in sera from 116 men, women, and children. Clin Chem 2003;49:1381–1395.

51 Shiraishi S, Lee PW, Leung A, Goh VH, Swerdloff RS, Wang C: Simultaneous measurement of serum testosterone and dihydrotestosterone by liquid chromatography-tandem mass spectrometry. Clin Chem 2008;54:1855–1863.

52 Nilsson KO, Albertsson-Wikland K, Alm J, Aronson S, Gustafsson J, Hagenas L, Hager A, Ivarsson SA, Karlberg J, Kristrom B, Marcus C, Moell C, Ritzen M, Tuvemo T, Wattsgard C, Westgren U, Westphal O, Aman J: Improved final height in girls with Turner's syndrome treated with growth hormone and oxandrolone. J Clin Endocrinol Metab 1996;81:635–640.

53 Sas TC, Gault EJ, Bardsley MZ, Menke LA, Freriks K, Perry RJ, Otten BJ, de Muinck Keizer-Schrama SM, Timmers H, Wit JM, Ross JL, Donaldson MD: Safety and efficacy of oxandrolone in growth hormone-treated girls with Turner syndrome: evidence from recent studies and recommendations for use. Horm Res Paediatr 2014;81:289–297.

54 Freriks K, Verhaak CM, Sas TC, Menke LA, Wit JM, Otten BJ, de Muinck Keizer-Schrama SM, Smeets DF, Netea-Maier RT, Hermus AR, Kessels RP, Timmers HJ: Long-term effects of oxandrolone treatment in childhood on neurocognition, quality of life and social-emotional functioning in young adults with Turner syndrome. Horm Behav 2015;69:59–67.

55 Johannsson G, Burman P, Wiren L, Engstrom BE, Nilsson AG, Ottosson M, Jonsson B, Bengtsson BA, Karlsson FA: Low dose dehydroepiandrosterone affects behavior in hypopituitary androgen-deficient

women: a placebo-controlled trial. J Clin Endocrinol Metab 2002;87:2046–2052.

56 Elmlinger MW, Kühnel W, Ranke MB: Reference ranges for serum concentrations of lutropin (LH), follitropin (FSH), estradiol (E₂), prolactin, progesterone, sex hormone-binding globulin (SHBG), dehydroepiandrosterone sulfate (DHEAS), cortisol and ferritin in neonates, children and young adults. Clin Chem Lab Med 2002;40:1151–1160.

57 Binder G, Weber S, Ehrismann M, Zaiser N, Meisner C, Ranke MB, Maier L, Wudy SA, Hartmann MF, Heinrich U, Bettendorf M, Doerr HG, Pfaeffle RW, Keller E; South German Working Group for Pediatric Endocrinology: Effects of dehydroepiandrosterone therapy on pubic hair growth and psychological well-being in adolescent girls and young women with central adrenal insufficiency: a double-blind, randomized, placebo-controlled phase III trial. J Clin Endocrinol Metab 2009;94:1182–1190.

58 Wit JM, Langenhorst VJ, Jansen M, Oostdijk WA, van Doorn J: Dehydroepiandrosterone sulfate treatment for atrichia pubis. Horm Res 2001;56:134–139.

59 Menke LA, Sas TC, de Muinck Keizer-Schrama SM, Zandwijken GR, de Ridder MA, Odink RJ, Jansen M, Delemarre-van de Waal HA, Stokvis-Brantsma WH, Waelkens JJ, Westerlaken C, Reeser HM, van Trotsenburg AS, Gevers EF, van Buuren S, Dejonckere PH, Hokken-Koelega AC, Otten BJ, Wit JM: Efficacy and safety of oxandrolone in growth hormone-treated girls with Turner syndrome. J Clin Endocrinol Metab 2010;95:1151–1160.

60 Dacou-Voutetakis C, Kakourou T: Treatment of atrichia pubis in adolescent girls with pituitary dwarfism. J Pediatr 1996;128:284–285.

第 13 章 促性腺激素释放激素类似物对性早熟的治疗作用

Catherine Pienkowski · Maithé Tauber

Unité d'Endocrinologie, Génétique et Gynécologie Médicale, Hôpital des Enfants, Toulouse, France

摘要

促性腺激素释放激素类似物(gonadotropin-releasing hormone, GnRHa)是中枢性性早熟治疗的一线用药。GnRHa 通过降低垂体敏感性抑制黄体生成素和卵泡生成素合成,减少性腺类固醇激素的分泌。目前我国将女孩 8 岁以前,男孩 9 岁之前出现第二性征发育定义为性早熟。性早熟可影响儿童的正常生长发育和社会心理健康。目前认为的高危人群有放疗后、跨国收养、生理或心理障碍的儿童。GnRHa 有不同的使用类型,在欧洲以每 1 个月或每 3 个月注射 1次长效 GnRHa 使用最为广泛,药物不良反应甚微。由于性早熟及错构瘤等病理改变均可导致肥胖,因此在 GnRHa 治疗期间及治疗后需均要合理控制体重。目前有很多研究致力于 GnRHa治疗对性早熟患儿成年后终身高的影响,并提出 6 岁前对其进行干预,效果最理想。然而关于GnRHa 对患者月经初潮、性生活、社会工作及未来生育影响的研究甚少。

© 2016 S. Karger AG, Basel

在儿童内分泌青春期发育相关的咨询中,青春发育时间的困扰是一个非常常见的问题。据估计,性早熟发病率在 1/5000~1/10 000 之间,其中超过 90% 的女孩为特发性性早熟,女孩的发病率比男孩高十倍[1]。根据病因不同,性早熟分为促性腺激素依赖性性早熟(又称为中枢性性早熟)和非促性腺激素性性早熟(又称为周围性性早熟)。GnRHa 治疗是中枢性性早熟的一线药物[2]。

药理基础

青春期的启动过程与体内 GnRH 脉冲式释放密切相关。随着 GnRH 脉冲分泌的幅度和频率增加,垂体释放的促性腺激素、黄体生成素(luteinizinghormone, LH)及卵泡刺激素(follicle-stimulating hormone, FSH)脉冲式分泌增多,进而激活性腺。研究认为持续并完全的下丘脑-垂体-性腺轴抑制是 CPP 患者预测成年终身高的重要影响因素[3]。GnRHa 是一种人体内十肽 GnRH 的类似合成物,通过替换 GnRH 化学分子中第 6 或 10 位置的氨基酸,使酶解下降,对垂体上受体的亲和力增加。GnRHa 半衰期长,能长时间作用于 GnRH 受体,使其脱敏,从而抑制垂体 LH 和 FSH 的释放,进一步减少性腺类固醇激素[2]。完全性抑制 GnRH释放可阻断青春期发育,减慢因过早暴露于性激素而引起生长加熟及骨龄成熟。

适应证

中枢性性早熟

女孩 8 岁之前,男孩 9 岁之前开始性征发育是 CPP 诊断的基本条件。青春发育的临床特点为:女孩乳房发育(Tanner 分期>B2)和男孩睾丸增大(容积>4ml),同时伴有生长加速和骨龄提前。在对 CPP 治疗之前,需进行 3~6 个月的临床观察,定期复查盆腔 B 超(女孩)及激素测定[3]。LH 基础值增高(>0.3IU/L)高度提示中枢性性腺轴活化[4]。GnRH 刺激试验对区分中枢性和周围性性早熟具有重要意义。一般来说,在 GnRH 刺激试验中,当 LH 值>5~6IU/L 和(或)LH/FSH 比值>0.66~1.0,可认为性腺轴已经启动。此外,头颅 MRI 有助于鉴别特发性和器质性性早熟[2]。

性启动年龄是诊断的必要条件,但不是唯一条件,诊断时需考虑性发育的进展速度。部分患儿性发育进展缓慢,一般不需要治疗[5]。但由于在其性发育进展过程中患儿可能出现心理问题,预测成年身高受损加剧等情况,因此强调需要进行定期复查和评估[6]。在 8 岁至 9 岁的患儿可表现为青春期快速进展,对这些患儿也需及时进行治疗,尤其是乳房 B3 期女孩和睾丸 G3 期男孩[3,6]。

周围性性早熟也可以向中枢性性早熟转变,因诊断延误而长期暴露于高浓度性激素中会导致 GnRH 脉冲式释放的增加,进而导致下丘脑-垂体-性腺轴的成熟。周围性性早熟的主要原因是性腺肿瘤(肿瘤,McCune-Albright 综合征)和肾上腺疾患(肾上腺增生或肿瘤),当转变为继发性中枢性性早熟时需 GnRHa 治疗[7,8]。

非典型适应证

目前对青春发育偏早(性发育年龄刚刚达到正常低限)的治疗尚没有达成共识。如果治疗,其目标和 CPP 相似:维持心理健康,预防过早的月经初潮及性行为,避免身体比例失异常,达到预期终身高[8]。

尤其是当父母患有精神发育迟滞或特殊的性格特征,如威廉综合征,这种早期的性活跃可能带来家庭问题,并对儿童产生潜在危害。因此,我们认为如果不考虑医疗保险地域差异的情况下,社会心理问题是考虑是否给予个体化的 GnRHa 治疗的重要因素[8]。

下丘脑-垂体区域的放疗也是影响青春发动的重要因素,而这种情况多见于女孩。辐射可使青春期提前,但很少导致真正的性早熟,在性早熟病例中的比率小于 15%[9]。辐射年龄与青春期发育年龄呈正线性相关。化疗可导致男性睾丸容积增加,但由于其增大不明显,故男孩性早熟的临床发现比较困难。因为青春期快速进展可能影响最终身高,因此 GnRHa 治疗指征的年龄标准在接受放疗的儿童中适度放宽。其他因素也可能影响这些患者的成年身高,例如生长激素缺乏或由于脊髓照射引起的脊柱生长缺陷等。因此,应用 GnRHa 治疗应个体化。

就性腺功能初现而言,大多数小于胎龄儿(SGA)的青春发动时间在正常范围内,但是肾上腺功能早现在这种儿童中很常见。一些研究表明,由于 SGA 女性初潮时间会比正常人群提前 5~10 个月,青春期身高增长相应的低于正常[10]。这些异常可能与 SGA 一定程度的骨龄提前有关,最终导致了成年身高的受损。大多数 SGA 在儿童期接受生长激素治疗。部分 SGA 呈现青春期快速进展,最终导致成年身高受损,因此也需要考虑个体化使用 GnRHa 治疗[11]。

来自发展中国家的被领养女孩是性早熟、青春期快速进展、成年身高矮小的高风险群体[1]。这些被领养的女孩往往需要 GnRHa 治疗。通过这种的治疗,青春期发育可暂停,从而延长生长期,并在孩子性成熟之前获得更多时间达到心理成熟。但成年身高的增长似乎是有限的,因此一些学者提出生长激素联合 GnRHa 治疗的方案[12]。

疗程

药物剂量

尽管不同 GnRHa 制剂具有不同的给药途径,剂量和作用持续时间,但所有制剂都是有效的[2,6,13,14]。给药途径和频率包括每天 1~3 次皮下注射,每日多次鼻内应用,每月或每季(每 3 个月)肌内注射或皮下注射,或植入物给药的新方式。不同形式的 GnRHa 制剂见表 1。在治疗的早期,GnRHa 缓释剂在抑制性激素和增加生长潜力方面优于短效受体激动剂[2]。大多数儿童每月注射 1 次 GnRHa 足以抑制性腺轴,但有一小部分儿童需要更频繁和(或)更大剂量的药物才能起到抑制作用。性腺抑制所需的 GnRHa 的剂量尚不明确:与欧洲国家相比(3.75 毫克/月),美国使用剂量更大(7.5 毫克/月),但性激素分泌的抑制作用基本相同[15]。3 个月给药的制剂与每月给药的疗效相当。在欧洲普遍使用的是曲普瑞林和亮丙瑞林,体重超过 20kg 的儿童给予每 4 周 3mg 或 3.75mg,或每 12 周 11.25mg,体重小于 20kg 的儿童给药剂量给 60~75μg/kg,部分小年龄的儿童可能需要更大剂量[14,16]。目

表 1　GnRHa 制剂的剂量、给药途径、给药频率和制药公司等

化合物	商品名	剂量	给药途径	使用频率	使用区域	制药公司
亮丙瑞林	Enantone（抑那通）	3.75mg	皮下注射或肌肉注射	28 天 1 次	全球	Takeda
	Eligard	11.25mg	皮下注射	12 周 1 次	无 CPP 指针	Astellas Pharma
		7.5~22.5mg		1~3 个月 1 次		
曲普瑞林	Decapeptyl（达菲林）	3.75mg	肌肉注射	28 天 1 次	美国不适用	Ipsen
		11.25mg		12 周 1 次		
	Gonapeptyl（达必佳）	3.75mg	皮下注射或肌肉注射	28 天 1 次	美国不适用	Ferring
戈舍瑞林	Zoladex（诺雷得）	3.6mg	皮下植入	4 周 1 次	欧洲不适用	AstraZeneca
		10.8mg		12 周 1 次		
布舍瑞林	Nonapeptide	6.3mg	皮下植入	2 个月 1 次	无 CPP 指针	Pierre Fabre
	Bigonist	1mg/ml	皮下注射	每日 1 次	无 CPP 指针	Sanofi Aventis
	Suprefact	100ug	鼻喷	每日 3 次		
组氨瑞林	Supprelin LA	50mg	皮下植入	12 月 1 次	仅美国使用	Indevus
布舍瑞林那法瑞林德舍瑞林	速效 GnRHa		鼻喷或皮下注射或肌肉注射	每日 1 次或每日 3 次	缓释剂推广后不再使用	

前,植入物剂型治疗仅在美国可用。这种组氨瑞林植入物在 CPP 儿童中具有良好的耐受性,使 LH 峰值和性激素水平受抑制,作用可持续 1 年[17]。

治疗期间随访

促性腺激素轴抑制的监测

GnRHa 对垂体-性腺轴的抑制作用已经在许多研究中得到证实[2]。通过抑制 LH、雌二醇和睾酮恢复到青春期前的水平。青春期症状停止进展或回退,具体可表现为女孩乳腺、卵巢和子宫缩小;男孩睾丸容积下降,阴茎勃起发生频率下降,攻击行为发生频率和严重程度明显减少。在男孩及女孩中,均可见身高匀速增长,骨龄成熟度减慢[2]。在治疗监测中,是否常规进行促性腺激素或性类固醇激素的基础值或激发试验目前尚没有统一标准[2,18,19]。

最近一项前瞻性研究表明,在 CPP 女孩 GnRHa 治疗过程中,超声测量结果的可对下丘脑-垂体-性腺轴抑制程度进行有效评估。同时,该研究指出相比测量卵巢,子宫参数和是否存在子宫内膜回声是反映性腺轴的充分抑制更好的指标[20]。

对肥胖的影响

在 GnRHa 治疗前后,CPP 患者与同年龄同性别的人群相比,有着更高的 BMI 值[2]。而与骨龄匹配的对照人群相比,结果可能会令我们意外。CPP 或青春期偏早患者治疗前后的 BMI 改变仍然存在争议。一些研究发现 GnRHa 治疗中和治疗后的 BMI 显著增加[21,22],而也有研究结果表明 BMI 反而下降[23]。在 Paterson 的研究中,在治疗前 41% 的患者超重、28% 患者肥胖,而在治疗结束时分别升至 59% 和 39%[22]。纵向研究的结果虽有争议,但普遍认为治疗前后肥胖的患病率不会增加[21,24]。此外需强调的是,年龄匹配组并不是最佳对照组,尤其是关于 BMI,因为这个参数在青春期会随年龄增加而增加。相比之下,骨龄匹配组可能会是一个更好的选择。以 BMI 作为判断标准,长期 GnRHa 治疗看来并不会导致或加重肥胖[2]。但在使用 GnRHa 治疗期间,仍然建议控制食物摄入,增加锻炼。

一些特殊的病因更容易导致超重和肥胖。Feuillan 的研究发现,在 GnRHa 治疗开始时,下丘脑错构瘤(HH)和特发性性早熟(IPP)女孩的 BMI z 值均高于正常年龄对照组。在治疗结束时及其后随访,HH 组和 IPP 组的 BMI 水平始终高于正常女性,其中 5 名 HH 和 6 名 IPP 女孩表现为明显肥胖,1 名 HH 患者和 1 名 IPP 患者进行了选择性乳房缩小术。肥胖的发生率在 HH 中更为明显,尽管由于患者之间的变异性很大,这种区别并没有出现显著差异。此外,在 3 名 HH 女孩中可见黑棘皮病[25]。

不良反应

在 GnRHa 治疗的第 1 个月,女孩可能会出现短暂的撤退性阴道出血,可能是因为 GnRHa 引起的"点火效应",这种不良反应主要见于每 4 周注射的制剂。其他副作用包括女孩的轻微更年期症状(如头痛,恶心,潮热)和局部过敏反应等。据报道,无菌性脓肿发生率约为 1.5%~3%,一般认为与缓释药物的聚合物反应相关[14],这在使用组氨瑞林植入物患者中也有报道[19]。目前并没有报道 GnRHa 抗体的产生,即使在患有皮肤过敏的患者中,也未见类似情况。总的来说,GnRHa 对儿童性早熟的治疗不良反应小,风险尚可接受。

Feuillan[25,26]对使用 GnRHa 治疗 HH 的 11 名男孩和 18 名女孩进行后续随访。错构瘤典型症状为癫痫发作或肿瘤溶解危象,与瘤体大小有关。[27]在 GnRHa 治疗期间和治疗后,需要使用用抗惊厥药进行治疗,从而控制治疗期间的癫痫发作。与没有癫痫的儿童相比,这些儿童 HH 的治疗初期的体积较大,但治疗期间和治疗后肿瘤体积均无改变。在 GnRHa 治疗期间或之后,29 例患儿中没有出现新发癫痫、持续性头痛、视力变化或其他严重神经系统异常[26]。

停药时机

目前关于停止 GnRHa 治疗的时机还没有明确的标准,一般由临床医生决定。骨龄、生长速度和实际年龄,这些都不是明确的标准[28]。迄今为止,还没有确定是否停止或继续治疗的标准。在大多数研究中,女孩生理年龄在 10~11 岁之间和男孩生理年龄在 12~13 岁之间考虑停止治疗[2]。现已证实,停止 GnRHa 治疗后,下丘脑-垂体-性腺轴抑制是可逆的。抑制的持续时间取决于治疗的开始年龄和骨龄进展程度。对于最年轻的患者而言,平均治疗时间为 4~5 年或更长[22,23,29]。一些学者认为,治疗时间长短与成年终身高相关,而与停止治疗的年龄无关[2,13,23]。治疗管理需个体化,并应考虑到预期的成年身高,对治疗的满意度及生活质量。

停药后的随访

月经初潮

很少有文献研究停止 GnRHa 治疗后月经初潮情况。从停用 GnRHa 到月经初潮的时间间隔变异很大。月经初潮多发生在停药后 1~2 年,且与母亲初潮年龄无关。月经初潮的平均年龄为 12 岁;具体结果见表 2。

GnRHa 停药后的女孩的月经周期似乎与正常人群相同。在大多数情况下,月经周期在 5 年内逐渐变得规律,少数患者会出现持续性月经周期不规则。但尚无依据和 GnRHa 相关。

Arrigo[23]调查了 101 名特发性 CPP 女性的月经初潮年龄及最初 5 年月经周期情况。这些女孩平均 7.8 岁开始 GnRHa 治疗,疗程 24~96 个月不等,平均于 11.3 岁结束治疗。停止 GnRHa 治疗到月经初潮的间隔时间平均为 14 个月。初潮年龄的中位数为 12.6 岁,明显高于患儿母亲,并且与治疗时间呈负相关。初潮后,患者每隔 1 年重新评估 1 次,至少持续 5 年。月经异常的发生频率从第一年的 46.5% 下降到第五年的 4%,且没有一个受试者呈现闭经症状[23]。

由于错构瘤致性早熟的月经初潮的年龄与 IPP 无差异。Feuillan[25]对 18 名 HH 女孩和 32 名 IPP 女孩的月经情况进行分析表明:虽然存在诸多差异,但两组间 GnRHa 停药和月经初潮的时间间隔相仿。另外,HH 女孩出现月经紊乱的比例明显高于 IPP(第 2 年为 30%,第 3 年为 23%);只有 1 例 HH 患者出现了原发性闭经,接受孕激素治疗后好转。

初次遗精

意大利的一项研究调查了 9 名 CPP(曲普瑞林治疗平均时间 5.6 年)青少年男性(特发性 CPP4 例,器质性 CPP5 例)[24]。完整记录了停药后整个青春期发育过程,结果显示患者睾丸体积正常,LH、FSH、睾酮和抑制素 B 也均在正常成年人的范围。超声显示睾丸结构正常。在停止 GnRHa 后 0.7~3.0 年间,所有受试者均检测到精液。首次遗精分别发生在青春期 G3(n=1),G3~G4(n=2) 和 G4(n=4)。遗精时的平均睾丸体积为 14.3±2.6ml(正常范围:11.5±19)。在 6 例患者中进行了精子分析,精子数和活性均正常[24]。

表 2　停止 GnRH 类似物（GnRHa）治疗后初潮时的辅助参数、BMD 和年龄（CA）

作者	性别和人数	国家	GnRHa 剂型	疗程（年）	停药到月经初潮时间（月）	月经初潮年龄（岁）	研究时年龄（岁）	成年身高（cm）	成年 BMI 或 BMI z 值	骨密度（g/cm²）
Carel[28]	女 58	法国	曲普瑞林	3.7±1.5				161.1±5.9		
	男 8			4.7±1.8				172.8±6.4		
Arrigo[23]	女 101	意大利	曲普瑞林	4.3	14（3~42）	12.6（10.6~15.2）				
Alesandri[32]	女 12	巴西	GnRHa				17.6±2.6	157±4	24.0±5.2	1.386±0.3
	女 14						18.6±2.8	163±4	23.2±3.8	1.433±0.2
Bauman[36]	女 19	瑞士	布舍瑞林（n=12）曲普瑞林（n=7）			12.0±1.1	18.1±2.7	160.9±6.7		
Bertelloni[24]	男 9	意大利	曲普瑞林	5.6±2.4			16.7±1.5	172.2±6.9		
Feuillan[25]	女 18（错构瘤）	美国	GnRHa	7.2±2.1	20.5±16.3	13.4±1.9				
	女 32（性早熟）			6.6±1.8	17.6±11.0	12.5±0.7				
Magiakou[37]	治疗 62	希腊	曲普瑞林	2.7	12	13	17.46	158.5	+0.53	1.002±0.7
	对照 30					11.8	19.92	161.5	+0.37	1.007±0.5
Francheshi[38]	女 46	意大利	GnRHa	2.8±1.7		12.2±0.93	18.1±3.0	160.0±6.0	22.2±3.9 0.14±1.10	
Heger[29]	女 46	德国	曲普瑞林	5.6±2.3		12.4±1.4	23.6±3.3	162.2±7.3	25.4±6.0 1.5±2.1	
Paterson[22]	女 48	英国	戈舍瑞林	2.9（0.7~8.9）	15（9~24）	12.7±0.8	14.9±0.8	159.7±0.6	24.4±4.46 1.16±1.37	
Klein[13]	女 80	美国	德舍瑞林/组氨瑞林	6.1±2.5				159.8±0.6	1.6±1.6	
	男 18							171.1±8.7	39% 肥胖	
Palmert[21]	女 96	美国	德舍瑞林/组氨瑞林	4.5±0.2			12.9±0.1	156.3±0.9	0.9±0.1	
	男 14（错构瘤 6）						14.3±0.3		0.7±0.2	

成年身高

在过去 20 年中,已有数项研究对性早熟患儿的成年后身高进行评估。在较早发表的一系列未治疗的患者研究中,男孩的平均成年身高在 151~156cm,女孩为 150~154cm。与正常成年身高相比,男孩和女孩的身高损失分别为约为 20cm 和 12cm [3,8]。

特发性性早熟的成年身高

关于 GnRHa 有效治疗对最终身高改善的问题仍存在争论。大多数研究认为 GnRHa 治疗的患者能接近靶身高,治疗后的成年高度超过治疗前预测成年身高。这些女孩的成年身高在 157~161cm,比既往未治疗组高约 10cm。但由于缺乏随机对照和阴性对照组,得出结论时需谨慎。具体数据归纳见表 2。

据观察,通过 GnRHa 治疗,6 岁以下性早熟女孩在身高增长上受益最大(平均 9~10cm)[13,29]。在 6~8 岁之间出现性早熟的患儿是一个更加异质性的群体。尽管没有明确的数据,但还是认为青春期快速进展患者的身高可以通过治疗获得改善,而青春期缓慢进展、靶身高较差的人治疗获益不大。在一些研究中,8 岁或以上的女孩也是一个异质性群体,对这些患儿进行 GnRHa 治疗,并不能对成人身高有改善作用。

几种预测因素会影响 GnRHa 治疗的女孩的成年身高。治疗前骨龄/身高年龄比是成年身高的负性预测因子,这表明不利的初始情况并不能完全通过治疗而逆转。然而,开始治疗的年龄与成年身高呈负相关,性早熟发病年龄和 6 岁以前进行治疗是重要因素。

不同病因患者的终身高

是否因肿瘤导致 CPP,这并不影响 GnRHa 的疗效。使用 GnRHa 治疗的 HH 患者,成年身高可接近目标身高,治疗效果与 IPP 患者相比无明显差异 [13,25-27]。

在接受 GnRHa 治疗的领养儿童中,经常可观察到患儿生长速度降低,在这种情况下,成年身高往往仍不理想[12]。有人提出 GnRHa 联合生长激素治疗可以改善生长速度。在瑞典 Tuvemo 的研究中[12],46 名性早熟领养女孩随机接受 2~4 年治疗,治疗方案为单用 GnRHa 或联合生长激素治疗。结果表明生长激素和 GnRHa 联用治疗可获得更理想的成年身高,年龄越小、治疗前身高越矮的女孩在联合治疗方案中获益越多。

体块指数

在以往的研究中,大部分更关注于 GnRHa 对 CPP 成年身高改善的作用,而患者治疗后体重变化的关注较少。儿童期间的营养和身体脂肪含量与性早熟密切相关,近期研究指出在美国或西班牙裔人群中,青春期超重的发生率较儿童期升高一倍以上[19,30]。由此看来,肥胖的变化主要与青春期性发育有关,而与 GnRHa 治疗无明显关联。

骨密度和身体成分

骨矿物质密度(BMD)在青春期显著增加;一般认为,Tanner 2~5 期约获得最高骨矿量的 40%,尤其在第 3~5 期。GnRHa 治疗对最终 BMD 没有不良影响。性早熟患儿在接受 GnRHa 治疗后骨量峰值或身体构成并未受影响。在荷兰研究中,停止治疗 2 年后,按骨龄和实际年龄比较的骨密度与对照组没有差异,按骨龄比较的骨代谢标志物水平也处于正常范围,在停止治疗后 1 年内身体脂肪百分比也正常化[31]。

在 Alesandri 等人的研究中,测量性早熟患者诊断时和达到成年身高后(经过 GnRHa 治疗后)的 BMD 值并与年龄和体重相符的对照组进行对比,结果显示接受治疗的患者和对照组之间的腰椎 BMD 无差异,且经过体积骨密度评估,两组也基本相同。此外,股骨颈和全髋 BMD 值也相似,GnRHa 治疗对脂肪含量百分比没有明显影响。

第一次性行为和避孕

首先需要指出的是关于这方面研究绝大多数是基于青春期偏早的人群,而不是性早熟人群。目前有研究认为,无论男性还是女性,性早熟与过早性行为、未受保护的性行为与多伴侣之间存在一定联系,但是在接受 GnRHa 治疗的青少年中没有类似报道[33],也没有涉及关于第一次服用避孕药的年龄的相关文章。在 Feuillan 等人[26]为了研究错构瘤引起的性早熟,对 11 名男孩进行长期随访。所有男孩在停止治疗后 2~4 年内出现夜间勃起;4 人与女性伴侣发生性行为;没有关于妊娠的相关报告。

社会与心理行为

尽管社会心理障碍是性早熟患者接受 GnRHa 治疗的重要原因,但遗憾的是相关研究目前还很少。涉及一般人群早期个人的数据证明,处在青春期年龄两端的青少年需要被特别关注,需注意对青少年冲动行为的潜在影响,特别是早期青少年的冲动行为[34]。无论男女,青春期发育偏早均被认为是酒精和药物滥用、吸烟和无保护性行为的危险因素。青春期发育偏早的男性在青春期早期情绪激动时更容易发生打斗和挑衅行为,而青春期发育偏早女性易被欺凌,并出现休学逃学等行为。在一定程度上,性早熟与精神心理障碍之间的关联似乎是在青春期开始之前就有一个渐进的过程[35]。但是,这些青春期偏早患者的数据不能直接推论到性早熟患者。

Bauman 等人的研究对 19 名接受 GnRHa 治疗的女性进行心理评估。这些患者参加了半结构化面谈,并完成了两份标准化问卷。而他们的父母完成了"儿童行为清单"(CBCL)。74%的患者表示对自己的身材感到满意。CPP 既不会降低生理自尊心,也不会增加患者的不安全感和身体不适感。成年身高和性早熟的年龄似乎是影响行为和情绪问题的两大因素。相关结果证实了在随访中这两个因素在预测行为障碍中的重要性[36]。因此,在 Gn-RHa 治疗开始时和结束后,应侧重于对这些儿童及其父母的心理支持。目前,这一领域还需要进一步的研究。

长期随访

体重改变和肥胖的发生率

在德国一个未设对照组的研究中,46 名曾接受 GnRHa 治疗的女性参与了调查,其中 32 位年龄小于 25 岁。Heger 等人[29]指出参与者的平均成年身高接近于标准人群。平均 BMI 为 25.4 ± 6.0。BMI 按 WHO 标准分布如下:正常范围 BMI 占 59%,超重占 22%(BMI 25.0~29.9),13% 为轻度肥胖(BMI 30.0~34.9),4% 为中度肥胖(BMI 35.0~39.9),2%为重度肥胖(BMI> 40)。虽然与 6 年前获得的数据相比,整体 BMI 与 BMI-SDS 并没有显著变化,但与目前标准人群的 BMI 比较,CPP 组似乎超重和肥胖个体数量有显著增加。

多囊卵巢综合征-雄激素过多症

CPP 女孩中多囊卵巢综合征(PCOS)患病率似乎较高,在 24%~50%之间[2]。在这些研究中,用于诊断 PCOS 的标准不统一,这可能解释了为什么结果是矛盾的。一些报道中,在 GnRHa 治疗女孩中 PCOS 发病率并没有增加[29,37]。最近的一项研究对 46 名治疗女孩进行了评估。她们的平均年龄为 18.1±3.0 岁,月经初潮发生在平均年龄 12.2±0.93。PCOS 的患病率为 32%,但该研究未设对照组[38]。Chiavaroli 等人[39]发现 GnRHa 治疗者 PCOS 和雄激素过多症患病率显著高于对照组,而 GnRHa 治疗是发生 PCOS 的独立危险因素,尽管该研究设有对照组,但该研究只涉及青春期快速进展的女孩,而非性早熟的女孩。目前为止,性早熟、GnRHa 治疗与 PCOS 之间的关系尚不明确。目前有几种假说:一个是高渗性 LH 可能是性早熟和 PCOS 发生的最佳动力;另一个涉及与体重增加和腹部肥胖相关的胰岛素抵抗[39]。另外,Lazar[40]的研究表明 GnRHa 治疗不影响雄激素过多症的临床表现,但会减少生育问题。

代谢综合征

因与雄激素过多有关,故性早熟与代谢综合征之间也可能存在着直接或间接的关系。少数研究表明 IPP 女孩出现 PCOS 的概率增加[37,38],这些 PCOS 患者发生代谢综合征的风险增加。与腹型肥胖或明显体重增加相关的雄激素过多可能会加剧其对胰岛素敏感性的潜在不良影响,这意味着长期心血管代谢方面的风险也随之增加[39]。这似乎与更高 BMI 有关,但目前数据很少。不同的诊断标准、种族、随访年龄和潜在的偏倚使研究比较困难,但仍建议长期随访,以观察长期的内分泌和代谢变化。

妊娠

在接受过 GnRHa 治疗的性早熟女性中,生殖功能似乎并未受损。据目前所知,没有卵巢功能衰竭相关病例报道[19]。Feuillan 等人的系列研究中,7 例怀孕(18 例 HH 患者中的 3 例,32 例 IPP 患者中的 4 例),5 例怀孕产下正常活婴(1 名 IPP 女孩怀孕两次),2 例怀孕后选择终止妊娠,其中一名女性患者由于胰岛素依赖型糖尿病自然流产。

在 Neely[18]等人的研究中,对 20 名进行过 GnRHa 治疗平均 3.5 年的女性进行随访,年龄范围在 18~26 岁。其中,80%的女性月经周期正常,7 名女性共有 12 次怀孕:6 次活产,5 次自发性或选择性终止妊娠,现有 1 名正在妊娠期。

Heger[29]等人也报告了 34 名曾患有过 CPP 的生育期女性,共有 12 次怀孕。这些生育期女性没有使用诱导妊娠的辅助方法,例如排卵诱导和(或)体外受精。12 次妊娠来源为 1 例女性怀孕 3 次,1 例怀孕 2 次,7 例怀孕 1 次,他们中没有发现在怀孕期间有任何健康问题。其中,2 人存在妊娠前三个月发生早期流产。这些结果与 Lazar 等人的研究一致[40]。无论如何,由于雄激素过多也是排卵紊乱的已知因素,因此需要同时考虑两方面的联系。

乳腺癌的危险

一项 meta 分析显示,月经初潮年龄在乳腺癌风险中的作用尽管轻微但仍具有显著差异。正如双生子研究所指出,暴露于性激素的年龄可能会影响乳腺癌发生的年龄。我们建议儿科医生应注意性早熟对乳腺癌的风险的影响,但与很多其他可能涉及的因素相比,这并不是一个最重要的因素。此外,目前没有研究数据显示 GnRHa 治疗能降低这种风险[41]。

结论

GnRHa 治疗已被证明在治疗性早熟时是有效的并且安全的,但具体使用方式必须遵从个体化治疗的原则。GnRHa 对下丘脑-垂体-性腺轴的影响是完全可逆的,并且可以改善成年身高和月经初潮年龄。而关于妇科和男科的影响尚需进一步的研究数据以明确。接受 GnRHa 治疗的 CPP 女性,其生育能力似乎比未经治疗者有所改善。

青春期疾病的临床管理经验

- GnRHa 是 CPP 治疗安全有效的一线用药。
- 常规适应证是女孩 8 年以前和男孩 9 岁时出现 CPP。
- 非经典适应证的治疗目标是社会心理健康正常化,预防过早初潮和性行为,保持正常的身高潜能。
- 有必要监测青春期对循环障碍,雄激素过多症和社会心理影响的筛查。
- 需要评估远期的生育能力、代谢和肿瘤风险。

致谢

特别感谢 Ghislaine McCawley 和 Isabelle Kieffer 对本章节的贡献。

（黄轲 译,吕拥芬 校）

参考文献

1 Teilmann G, Pedersen CB, Jensen TK, Skakkebaek NE, Juul A: Prevalence and incidence of precocious pubertal development in Denmark: an epidemiologic study based on national registries. Pediatrics 2005; 116:1323–1328.

2 Carel JC, Eugster EA, Rogol A, Ghizzoni L, Palmert MR; ESPE-LWPES GnRH Analogs Consensus Conference Group, Antoniazzi F, Berenbaum S, Bourguignon JP, Chrousos GP, Coste J, Deal S, de Vries L, Foster C, Heger S, Holland J, Jahnukainen K, Juul A, Kaplowitz P, Lahlou N, Lee MM, Lee P, Merke DP, Neely EK, Oostdijk W, Phillip M, Rosenfield RL, Shulman D, Styne D, Tauber M, Wit JM: Consensus statement on the use of gonadotropin-releasing hormone analogs in children. Pediatrics 2009;123:e752–e762.

3 Carel JC, Leger J: Clinical practice. Precocious puberty. N Engl J Med 2008;358:2366–2377.

4 Harrington J, Palmert MR, Hamilton J: Use of local data to enhance uptake of published recommendations: an example from the diagnostic evaluation of precocious puberty. Arch Dis Child 2014;99:15–20.

5 Bouvattier C, Coste J, Rodrigue D, Teinturier C, Carel JC, Chaussain JL, Bougneres PF: Lack of effect of GnRH agonists on final height in girls with advanced puberty: a randomized long-term pilot study. J Clin Endocrinol Metab 1999;84:3575–3578.

6 Leger J, Reynaud R, Czernichow P: Do all girls with apparent idiopathic precocious puberty require gonadotropin-releasing hormone agonist treatment? J Pediatr 2000;137:819–825.

7 Berberoglu M: Precocious puberty and normal variant puberty: definition, etiology, diagnosis and current management. J Clin Res Pediatr Endocrinol 2009;1:164–174.

8 Partsch CJ, Heger S, Sippell WG: Management and outcome of central precocious puberty. Clin Endocrinol 2002;56:129–148.

9 Armstrong GT, Whitton JA, Gajjar A, Kun LE, Chow EJ, Stovall M, Leisenring W, Robison LL, Sklar CA: Abnormal timing of menarche in survivors of central nervous system tumors: a report from the Childhood Cancer Survivor Study. Cancer 2009;115: 2562–2570.

10 Clayton PE, Cianfarani S, Czernichow P, Johannsson

G, Rapaport R, Rogol A: Management of the child born small for gestational age through to adulthood: a consensus statement of the International Societies of Pediatric Endocrinology and the Growth Hormone Research Society. J Clin Endocrinol Metab 2007;92:804–810.

11 Tauber M, Berro B, Delagnes V, Lounis N, Jouret B, Pienkowski C, Oliver I, Rochiccioli P: Can some growth hormone (GH)-deficient children benefit from combined therapy with gonadotropin-releasing hormone analogs and GH? Results of a retrospective study. J Clin Endocrinol Metab 2003;88: 1179–1183.

12 Tuvemo T, Jonsson B, Gustafsson J, Albertsson-Wikland K, Aronson AS, Hager A, Ivarson S, Kristrom B, Marcus C, Nilsson KO, Westgren U, Westphal O, Aman J, Proos LA: Final height after combined growth hormone and GnRH analogue treatment in adopted girls with early puberty. Acta Paediatr 2004;93:1456–1462.

13 Klein KO, Barnes KM, Jones JV, Feuillan PP, Cutler GB Jr: Increased final height in precocious puberty after long-term treatment with LHRH agonists: the National Institutes of Health experience. J Clin Endocrinol Metab 2001;86:4711–4716.

14 Carel JC, Lahlou N, Jaramillo O, Montauban V, Teinturier C, Colle M, Lucas C, Chaussain JL: Treatment of central precocious puberty by subcutaneous injections of leuprorelin 3-month depot (11.25 mg). J Clin Endocrinol Metab 2002;87:4111–4116.

15 Badaru A, Wilson DM, Bachrach LK, Fechner P, Gandrud LM, Durham E, Wintergerst K, Chi C, Klein KO, Neely EK: Sequential comparisons of one-month and three-month depot leuprolide regimens in central precocious puberty. J Clin Endocrinol Metab 2006;91:1862–1867.

16 Bertelloni S, Mul D: Treatment of central precocious puberty by GnRH analogs: long-term outcome in men. Asian J Androl 2008;10:525–534.

17 Eugster EA, Clarke W, Kletter GB, Lee PA, Neely EK, Reiter EO, Saenger P, Shulman D, Silverman L, Flood L, Gray W, Tierney D: Efficacy and safety of histrelin subdermal implant in children with central precocious puberty: a multicenter trial. J Clin Endocrinol Metab 2007;92:1697–1704.

18 Neely EK, Lee PA, Bloch CA, Larsen L, Yang D, Mattia-Goldberg C, Chwalisz K: Leuprolide acetate 1-month depot for central precocious puberty: hormonal suppression and recovery. Int J Pediatr Endocrinol 2010;2010:398639.

19 Fuqua JS: Treatment and outcomes of precocious puberty: an update. J Clin Endocrinol Metab 2013; 98:2198–2207.

20 de Vries L, Phillip M: Pelvic ultrasound examination in girls with precocious puberty is a useful adjunct in gonadotrophin-releasing hormone analogue therapy monitoring. Clin Endocrinol 2011;75:372–377.

21 Palmert MR, Mansfield MJ, Crowley WF Jr, Crigler JF Jr, Crawford JD, Boepple PA: Is obesity an outcome of gonadotropin-releasing hormone agonist administration? Analysis of growth and body com-

position in 110 patients with central precocious puberty. J Clin Endocrinol Metab 1999;84:4480–4488.

22 Paterson WF, McNeill E, Young D, Donaldson MD: Auxological outcome and time to menarche following long-acting goserelin therapy in girls with central precocious or early puberty. Clin Endocrinol 2004; 61:626–634.

23 Arrigo T, De Luca F, Antoniazzi F, Galluzzi F, Iughetti L, Pasquino AM, Salerno MC, Marseglia L, Crisafulli G: Menstrual cycle pattern during the first gynaecological years in girls with precocious puberty following gonadotropin-releasing hormone analogue treatment. Eur J Pediatr 2007;166:73–74.

24 Bertelloni S, Baroncelli GI, Ferdeghini M, Menchini-Fabris F, Saggese G: Final height, gonadal function and bone mineral density of adolescent males with central precocious puberty after therapy with gonadotropin-releasing hormone analogues. Eur J Pediatr 2000;159:369–374.

25 Feuillan PP, Jones JV, Barnes K, Oerter-Klein K, Cutler GB Jr: Reproductive axis after discontinuation of gonadotropin-releasing hormone analog treatment of girls with precocious puberty: long term follow-up comparing girls with hypothalamic hamartoma to those with idiopathic precocious puberty. J Clin Endocrinol Metabol 1999;84:44–49.

26 Feuillan PP, Jones JV, Barnes KM, Oerter-Klein K, Cutler GB Jr: Boys with precocious puberty due to hypothalamic hamartoma: reproductive axis after discontinuation of gonadotropin-releasing hormone analog therapy. J Clin Endocrinol Metab 2000;85: 4036–4038.

27 Debeneix C, Bourgeois M, Trivin C, Sainte-Rose C, Brauner R: Hypothalamic hamartoma: comparison of clinical presentation and magnetic resonance images. Horm Res 2001;56:12–18.

28 Carel JC, Roger M, Ispas S, Tondu F, Lahlou N, Blumberg J, Chaussain JL: Final height after long-term treatment with triptorelin slow release for central precocious puberty: importance of statural growth after interruption of treatment. French study group of Decapeptyl in Precocious Puberty. J Clin Endocrinol Metab 1999;84:1973–1978.

29 Heger S, Müller M, Ranke M, Schwarz HP, Waldhauser F, Partsch CJ, Sippell WG: Long-term GnRH agonist treatment for female central precocious puberty does not impair reproductive function. Mol Cell Endocrinol 2006;254–255:217–220.

30 Colmenares A, Gunczler P, Lanes R: Higher prevalence of obesity and overweight without an adverse metabolic profile in girls with central precocious puberty compared to girls with early puberty, regardless of GnRH analogue treatment. Int J Pediatr Endocrinol 2014;2014:5.

31 van der Sluis IM, Boot AM, Krenning EP, Drop SL, de Muinck Keizer-Schrama SM: Longitudinal follow-up of bone density and body composition in children with precocious or early puberty before, during and after cessation of GnRH agonist therapy. J Clin Endocrinol Metab 2002;87:506–512.

32 Alessandri SB, Pereira Fde A, Villela RA, Antonini

SR, Elias PC, Martinelli CE Jr, Castro M, Moreira AC, Paula FJ: Bone mineral density and body composition in girls with idiopathic central precocious puberty before and after treatment with a gonadotropin-releasing hormone agonist. Clinics (Sao Paulo) 2012;67:591–596.

33　Boynton-Jarrett R, Wright RJ, Putnam FW, Lividoti Hibert E, Michels KB, Forman MR, Rich-Edwards J: Childhood abuse and age at menarche. J Adolesc Health 2013;52:241–247.

34　Downing J, Bellis MA: Early pubertal onset and its relationship with sexual risk taking, substance use and anti-social behaviour: a preliminary cross-sectional study. BMC Public Health 2009;9:446.

35　Mensah FK, Bayer JK, Wake M, Carlin JB, Allen NB, Patton GC: Early puberty and childhood social and behavioral adjustment. J Adolesc Health 2013;53:118–124.

36　Baumann DA, Landolt MA, Wetterwald R, Dubuis JM, Sizonenko PC, Werder EA: Psychological evaluation of young women after medical treatment for central precocious puberty. Horm Res 2001;56:45–50.

37　Magiakou MA, Manousaki D, Papadaki M, Hadjidakis D, Levidou G, Vakaki M, Papaefstathiou A, Lalioti N, Kanaka-Gantenbein C, Piaditis G, Chrousos GP, Dacou-Voutetakis C: The efficacy and safety of gonadotropin-releasing hormone analog treatment in childhood and adolescence: a single center, long-term follow-up study. J Clin Endocrinol Metab 2010;95:109–117.

38　Franceschi R, Gaudino R, Marcolongo A, Gallo MC, Rossi L, Antoniazzi F, Tato L: Prevalence of polycystic ovary syndrome in young women who had idiopathic central precocious puberty. Fertil Steril 2010;93:1185–1191.

39　Chiavaroli V, Liberati M, D'Antonio F, Masuccio F, Capanna R, Verrotti A, Chiarelli F, Mohn A: GNRH analog therapy in girls with early puberty is associated with the achievement of predicted final height but also with increased risk of polycystic ovary syndrome. Eur J Endocrinol 2010;163:55–62.

40　Lazar L, Meyerovitch J, de Vries L, Phillip M, Lebenthal Y: Treated and untreated women with idiopathic precocious puberty: long-term follow-up and reproductive outcome between the third and fifth decades. Clin Endocrinol 2014;80:570–576.

41　Collaborative Group on Hormonal Factors in Breast Cancer: Menarche, menopause, and breast cancer risk: individual participant meta-analysis, including 118 964 women with breast cancer from 117 epidemiological studies. Lancet Oncol 2012;13:1141–1151.

第 14 章　外周性性早熟的治疗

Melissa Schoelwer · Erica A. Eugster

Section of Pediatric Endocrinology, Department of Pediatrics, Riley Hospital for Children, Indiana University School of Medicine, Indianapolis, Ind. , USA

摘要

　　外周性性早熟(peripheral precocious puberty, PPP)有很多病因,由于暴露于雄激素、雌激素或雌雄激素而有不同的表现。临床表现依赖于其潜在的过程,可能是急性或渐进性的。主要的治疗目标是阻止青春期发育及使性激素恢复到青春期前的水平。对很多患者还要考虑的问题是,为了使生长潜能最大化,需要减慢线性生长速度和骨骼成熟的速度。McCune-Albright 综合征(McCune-Albright syndrome, MAS)和家族性男性限性性早熟(familial male-limited precocious puberty, FMPP)是引起 PPP 的少见原因的代表性疾病,其原因分别由于 GNAS1 和 LH 受体基因的激活突变所致。这两种疾病的不同治疗方案已经得到研究并取得不同程度的成功。迄今为止,仍没有找到治疗 MAS 女孩性早熟的理想方案。相比之下,虽然 FMPP 治疗的患者数量很少,但是已经有一些成功的治疗方案可采用。

© 2016 S. Karger AG, Basel

　　PPP,或者称非 GnRH 依赖的性早熟,是指早期的青春发育不是由于中枢下丘脑垂体性腺轴的启动。PPP 的病因分为遗传性和获得性,一些因儿童的性别而异(表 1)。先天或遗传的原因包括 MAS、FMPP 和先天性肾上腺皮质增生症。获得性的原因包括激素分泌性肿

表 1　PPP 的鉴别诊断

女孩	男孩
卵巢肿瘤	FMPP
卵巢囊肿	Leydig 细胞肿瘤
芳香化酶亢进	分泌 HCG 肿瘤
	家族性糖皮质激素抵抗

男孩和女孩
肾上腺肿瘤
外源性性激素暴露
原发性甲状腺功能减退症
先天性肾上腺皮质增生症
Peutz-Jeghers syndrome
内分泌干扰物

瘤或囊肿、外源性激素的暴露,以及在严重的原发性甲状腺功能减退症患者中观察到的假性性早熟[1]。PPP 的治疗完全依赖于病因。这个章节会集中讲述 MAS 和 FMPP 的治疗。

女孩 McCune-Albright 综合征

MAS 是一种少见的疾病,表现为多发性骨纤维发育不良、咖啡斑和性早熟三联征。MAS 咖啡斑的典型表现为具有"缅因州海岸"或锯齿状边界,相比之下,神经纤维瘤病儿童的咖啡斑表现为具有光滑的"加利福尼亚州海岸"外形。这些病变的另一个独特特征是,它们通常沿着 Blaschko 线,而且不越过中线,尽管也有一些例外[2,3]。MAS 的临床表现是由于受精卵的 GNAS1 基因突变影响了细胞功能的活化,其编码的 G 蛋白复合物刺激亚基称为 Gsα。由于受累的组织数量和类型不同,患者表型各异。性早熟目前是 MAS 最常见的内分泌病表现,很多其他形式的内分泌功能亢进也会发生,包括甲状腺功能亢进症、生长激素过度分泌、库欣综合征和 FGF23 介导的低磷酸盐血症。

女孩 MAS 患者中,性早熟较为常见,这是由于卵巢囊肿自主功能性的分泌雌激素造成[2]。女孩的 MAS 典型表现为无痛阴道出血和最小程度的乳房增大,尽管乳房组织过段时间会消退。生长指标和骨龄在最初评估时通常是正常的。如果怀疑 MAS,最初的检查包括实验室和影像学检查。实验室检查通常表现为雌激素升高,促性腺激素随机被抑制或刺激。虽然,单个的被抑制的 LH 可能是 MAS 患者的典型表现,但在模棱两可的情况下,GnRH 或 GnRHa 激发试验结果会对 HPG 轴功能提供更多信息。骨盆的超声可以看到典型的单侧卵巢囊肿,也可能会被误认为肿瘤,比如青少年颗粒细胞瘤[4]。如果最初的评估认为是 MAS,需要做骨扫描评估纤维发育不良情况,并筛查其他内分泌疾病。几乎所有纤维发育不良的出现时间被认为在 5 岁[2]。因此,3~10 岁 MAS 患儿来医院就诊时,多数把骨损害作为首要评估要素。GNAS 基因检测的阳性率在外周血中常常较低,特别是在不典型的病例中[5]。如果通过受累的组织检测基因突变,可能会增加其阳性率[6]。因此,诊断主要依赖于临床标准。

表 2　MAS 的治疗选择

药物名称	作用机制
酮康唑	抑制 P450 酶
甲羟孕酮	抗雄激素
CPA	抗雄激素
睾内酯	第一代芳香化酶抑制剂
法曲唑	第二代芳香化酶抑制剂
阿那曲唑	第三代芳香化酶抑制剂
来曲唑	第三代芳香化酶抑制剂
他莫昔芬	选择性雌激素受体阻滞剂
氟维司群	纯粹的雌激素受体阻滞剂

MAS 女孩性早熟的自然病程非常多变,而且阴道出血的频率很难确定[2]。疾病的进展和反复暴露于雌激素会使女孩生长加速,骨龄提前,这些情况可通过治疗改善。但是,MAS 女童的外周性性早熟治疗具有挑战性,因为患者数量少,而且该病具有多样化的特点,所以治疗的有效性不能确定。

一些治疗 MAS 女孩反复阴道出血的药物研究已经在进行(表2)。因为在这些患者中,促性腺激素并不升高,因此把 GnRHa 作为基本的干预药物并不推荐。醋酸环丙孕酮(cyproterone acetate,CPA)和甲羟孕酮(medroxy progesterone acetate,MPA)是既往第一代治疗包括 MAS 女孩在内的性早熟的两种药物。CPA 是甾体类抗雄激素药物,其主要作用于雄激素受体,还有孕酮和抗雌激素的作用[7]。同样,MPA 有局部抗雌激素的特性。尽管最初的短期治疗报道,该类药物在控制乳房发育和阴道出血方面有效,但长期的治疗效果不理想,因为其不能降低生长速度或改善成年身高[7,8]。

酮康唑用于治疗 PPP 的短期效果很成功。其作用机制是通过阻断细胞色素 P450 酶来抑制类固醇激素的生物合成。有报道,用酮康唑治疗 2 例 MAS 女孩 1 年以上,患儿阴道出血停止,雌激素水平下降,骨龄增长速度减慢,没有发生任何严重不良事件[9]。然而,鉴于其安全性考虑,包括肾上腺功能不全的发生风险和肝毒性,以及缺乏长期有效数据,故限制了该药的使用。酮康唑与可逆的肝脏毒性发生相关,发生率 1/100 000,其使用需要严密监测肝功能[9]。

芳香化酶抑制剂,最初用于治疗雌激素受体阳性的乳腺癌,目前较新的治疗用途是用于治疗 MAS 患者的外周性性早熟。芳香化酶是雄激素转化为雌激素和雄烯二酮转化为雌酮过程中的限速酶[10]。这类药物结合细胞色素 P450 芳香化酶,从而抑制雄激素向雌激素转化[10]。芳香化酶抑制剂根据类型可分为甾体类和非甾体类,根据出现时间可分为一代、二代和三代,还根据抑制雌激素的效能而多样化。

睾内酯是第一代芳香化酶抑制剂,用于治疗 MAS 女孩疗效甚微。有一项研究显示,用该药治疗 7 例 MAS 女孩至少 3 年后,血清雌二醇水平和阴道出血的频率降低,但治疗后预测成年终身高(PAM)没有得到明显提高[11]。该研究中观察到的最明显的积极效果是治疗后的第一年,这符合该药的逃逸效应。另一个缺点是该药需要每日四次给药,依从性差。因此,该药未常规使用。

第二代芳香化酶抑制剂,法曲唑,同样也是在治疗 MAS 女孩的性早熟方面效果不佳。它还会引起肾上腺功能抑制。一项研究,16 个 MAS 女孩接受了法曲唑的治疗,结果显示,和治疗前相比,该药不能显著降低雌二醇平均水平或卵巢平均容积[12]。最初阴道出血的频率下降,但维持效果差。平均生长速度 SDS 比治疗前无明显改变,PAH 也没有明显提高。观察到受剂量依赖的肾上腺类固醇激素的生物合成被抑制,3 个女孩最终需要糖皮质激素替代治疗。这提示法曲唑在多数 MAS 女孩治疗中,不能有效地抑制雌激素合成,而且会导致肾上腺功能不全。

两个第三代芳香化酶抑制剂是阿那曲唑和来曲唑,已经开始试验性治疗 MAS 女孩性早熟。早期的有效性研究,一项国际的多中心的研究显示阿那曲唑治疗无效[13]。还有一项研究是 28 例 MAS 女孩使用阿那曲唑 1 年,结果显示阴道出血频率和骨龄进展治疗前后无明显差异。子宫和卵巢的平均容积也没有得到改善。生长速度 Z 评分在治疗中从开始的 1.40±3.15 下降到 0.26±2.71,但无统计学差异。没有重大不良事件发生。因此,尽管它目前是安全的,但阿那曲唑仍不作为治疗 MAS 女孩性早熟的首选药物。

另一方面,用来曲唑治疗 MAS 女孩已经被证实有短期的疗效。一项研究,9 例女孩用来曲唑治疗观察到 36 个月,发现该药显著降低生长速度 SDS 和骨龄与实际年龄比值(BA/CA)[14]。在这 9 例治疗的女孩中,6 例阴道出血停止,3 例阴道出血频率下降。在治疗 6 个月时平均血清雌二醇水平和卵巢容积下降,但是在治疗 12 个月和 24 个月时升高到基线水平。虽然有 1 例女孩出现了大的卵巢囊肿并发生扭转以至于需要手术治疗,但目前认为该药整体耐受性良好。尽管该事件不确定与来曲唑相关,但该药长期治疗的安全性和有效性仍需要进一步的研究。

另一类药物是雌激素受体抑制剂,已经在治疗 MAS 女孩方面取得一些成功,如他莫昔芬和氟维司群,这些药物最初也用于乳腺癌的治疗。他莫昔芬是一种选择性雌激素受体抑制剂。在一项多中心试验中,使用他莫昔芬治疗 25 例 MAS 和外周性性早熟女孩 1 年,达到积极的效果[15]。经过 6 个月的观察期后,使用他莫昔芬对女孩进行治疗,治疗剂量 20mg 每日一次,阴道出血的发生由 3.42±3.36 次/年减少到 1.17±1.41 次/年,生长速度和骨龄成熟也明显减慢。虽然没有明显的不良事件报道,但是在整个研究中,意外发现了子宫体积的增加。这使得在药物安全方面,需要考虑他莫昔芬和间质瘤的关系。正因为如此,需要对使用他莫昔芬的女孩定期进行盆腔超声检查。使用他莫昔芬治疗儿童 MAS 的长期研究目前还没有发表。

氟维司群是一种肌内给药的纯粹雌激素受体抑制剂,近期一项多中心、国际的研究显示,该药治疗 MAS 女孩性早熟可达中等程度的有效性[16]。在该项试验中,30 个女孩接受了治疗,药物使用的目标剂量是 4mg/kg,肌肉注射,每月一次。阴道出血的平均时间显著降低,从 16 天/年下降到 1 天/年,骨龄进展(ΔBA/ΔCA)从 1.99 显著下降到 1.06。平均生长速度和 PAH 保持不变,子宫体积维持稳定。最常见的不良事件是注射部位的反应。推测该药的长期治疗可能会改善其他生长参数,会逐渐降低骨龄的进展。但是,目前还没有文献报道。

最后,手术治疗包括囊肿切除或卵巢切除也在 MAS 女孩中使用。当考虑到囊肿复发的可能很高时,手术是次要优先的选择。这些手术也可能影响女性的生育和其他方面正常的生殖功能,因此不推荐。其他类型的外周性性早熟会发生继发性中枢性性早熟,这时需要 GnRHa 规范性治疗。

MAS 女孩性早熟治疗的研究仍存在挑战。患者数量少,所以需要多中心研究协作,这样可以有大量的资源。考虑到患者的极大的变异性,将典型表现的女孩作为她们自己的对照。不可能知道,这个疾病的静止期通过何种方式在哪个时期发生,是由于干预,还是仅仅是自然病程的反映。最后,并发的内分泌病,如亚临床甲亢和(或)伴发骨骼畸形的生长激素过度分泌,使得很难获得关于线性生长速度、骨骼成熟度和 MAS 女孩性早熟关系的准确信息。

男孩 McCune-Albright 综合征

男孩的 MAS 是非常罕见的。与女孩相比,MAS 男孩的性早熟发生更少,而且晚于女孩[17]。当性早熟发生时,典型表现是阴茎的变大和继发于 Leydig 细胞增生的双侧睾丸增大。MAS 男孩的实验室检查提示睾酮升高,促性腺激素被抑制。即使没有发生性早熟,依然能见到 MAS 男孩的睾丸病理变化,最常见的是单侧或双侧的大睾丸[2]。有项研究评估了 54 例男性 MAS 患者,发现 44% 存在大睾丸,包括 26 例儿童病例中的 13 例[18]。只有 21%

表现出性早熟,这与女孩 MAS 患者最初表现为性早熟的高比例形成鲜明对比。然而,睾丸超声检查提示 81% 的男性存在异常,最常见的是有高回声或低回声病变。其他超声表现包括微石症、不均匀性和局灶性钙化。睾丸病变的保守治疗就是观察,连续成像分析认为是肿瘤的情况很少见。这个研究与既往传统观念不同,超声检查发现 MAS 相关性腺问题并非女性比男性常见。

因为患者很少,文献没有对 MAS 男孩性早熟治疗进行广泛研究,通常使用雄激素受体阻滞剂和芳香化酶抑制剂联合治疗[2]。这些药物过去用于治疗家族性男性限性早熟,在下一个章节会谈到,在理论上对这类患者有效。一例个案报道,对 1 个年龄 4.6 岁存在外周性性早熟的 MAS 男孩进行比卡鲁胺和阿那曲唑治疗后,其身高速度达到正常标准,外生殖器复原到原来状态,睾丸的体积也达到稳定状态[19]。这是 MAS 男孩使用比卡鲁胺,一种非甾体类抗雄激素药物的首次报道。

家族性男性限性性早熟

FMPP,或称高睾酮血症,是一种罕见的遗传性疾病,是由于编码 LH 受体的基因突变而导致组成性激活。这个突变的发生可以是新发突变或者遵循常染色体显性遗传方式。表型只限于男性。男孩表现为早期出现青春发育,常常在 4 岁之前出现生长加速、高身材、阴茎增大、最小化的睾丸增大和阴毛[20]。实验室检查提示睾酮增高,促性腺激素被抑制。如果没有治疗,会由于骨骺提前闭合而导致成年身高矮小。FMPP 患者少见,所以缺乏该疾病的广泛治疗数据。到目前为止使用的药物见表 3。

表 3　FMPP 的治疗选择

药物名称	作用机制
CPA	抗雄激素
酮康唑	抑制 P450 酶
安体舒通	弱抗雄激素制剂
睾内酯	第一代芳香化酶抑制剂
阿那曲唑	第三代芳香化酶抑制剂
来曲唑	第三代芳香化酶抑制剂
比卡鲁胺	强力非甾体类抗雄激素制剂

和 MAS 一样,CPA 和 MPA 有抗雄激素的效应,故用于 FMPP 男孩。一项巴西的研究,FMPP 男孩平均接受 5 年的 CPA 治疗,剂量是 $70mg/m^2$,取得了一定的成效[21]。一例患者采用联合 MPA 治疗,另外 2 例患者最终联合了芳香化酶抑制剂。与治疗前比较,治疗期间生长速度明显下降。BA/CA 也明显下降。尽管有这些成效,但对于获得成年终身高的改善作用有限。这个同样的研究还评估了使用酮康唑治疗的 5 例男孩,使用剂量是 10mg/kg,治疗时长平均 8 年。结果显示酮康唑治疗组除了睾酮水平更显著低于 CPA 治疗组,其余指标与 CPA 治疗组几乎相同。

　　酮康唑治疗男孩的 FMPP 是有效的,因为它可以抑制肾上腺和睾丸性激素的生物合成,然而有一些安全性的问题要考虑。主要的安全问题是肝毒性和肾上腺被抑制。轻微的不良反应包括男性乳房发育、恶心和腹泻。酮康唑是经肝脏代谢,有报道其损害可以从轻微的转氨酶升高到严重的肝脏损害。成人轻微的、无症状的、可逆转的转氨酶升高发生率是 5% ~ 17%,使用剂量是每日 200mg,2.9% 发展为肝炎[22]。儿童的 FMPP 中,有一例报道,使用了高剂量酮康唑(1200mg/d)后发生了严重的肝脏损害,减少剂量后肝病得到缓解[23]。

　　酮康唑可以作为单独的药物,也可以与其他药物联合使用,比如芳香化酶抑制剂。通常剂量是每日 3 次,10 ~ 20mg/(kg·d)。一项研究是单独使用该药物,发现其耐受性良好,有效地抑制了青春发育,提高了成年身高[22]。这项法国的研究是对 5 例 FMPP 男孩使用酮康唑治疗 5 ~ 10 年直到达到成年身高。在治疗期间的中位数剂量是 16.2mg/(kg·d)。通过对肝酶、皮质醇和 ACTH 的常规检测对该药物安全性进行监测。随着 BA/CA 比例的改善,生长速度明显下降。睾酮水平显著下降并在治疗期间保持低水平。PAH 显著提高,最终成年身高的中位数在 -0.3SDS(-1.7 至 +1.1)。一个患者出现了轻度的转氨酶升高并自行缓解。另一个患者出现了 ACTH 水平升高到 347pg/ml,皮质醇正常,接受了 6 个月的在应激时使用氢化可的松的治疗,直到 ACTH 正常为止。尽管如此,作者认为酮康唑是治疗男孩 FMPP 的第一线药物,对 FMPP 患者的治疗效果良好。

　　另一个成功治疗男孩 FMPP 的方案是安体舒通联合睾内酯,安体舒通作用于受体起到抗雄激素作用,睾内酯是一种芳香化酶抑制剂。芳香化酶抑制剂被联合运用于 FMPP 的治疗,是由于雌激素在骨骺闭合中起关键性作用。有一项研究,10 个 FMPP 男孩接受了为期 6 年的安体舒通每日 2 次联合睾内酯每日 3 ~ 4 次的治疗[24]。当出现 CPP 时,增加 GnRHa 治疗。治疗 1 年后生长速度明显下降,一直维持到接下来的至少 5 年时间。PAH 在治疗第一年后从基线的 106.7±14.7cm 进行性增加到治疗 6 年后的 173.6±10.1cm。没有发生明显的副作用。这些治疗在受试者达到成年身高后未再继续,但是这些结果可以让作者得出结论,这种联合治疗的方案成功地促进了身高的增长。然而,这种方法的主要缺点是需要每日多次使用,这就降低了其依从性。

　　最后,最近的报道显示,联合使用比卡鲁胺和第三代芳香化酶抑制剂治疗男孩 FMPP 也有一定的效果。比卡鲁胺是一种强有力的非甾体类抗雄激素药物,它结合并抑制雄激素受体,增加受体的降解[25]。这个药物最初用于治疗前列腺癌。虽然该药物昂贵,但使用方便,可以每日服用一次,2 mg/kg。最常见的副作用是男性乳房发育和乳房疼痛[25]。BATT 研究(比卡鲁胺和阿那曲唑治疗高睾酮血症)是国际的多中心研究,13 例 FMPP 男孩接受了 12 个月的比卡鲁胺和阿那曲唑联合治疗,结果显示 13 例中 9 例和基线相比,生长速度下降,但是没有显著性统计学意义[26]。与此相反,BA/CA 比率显著下降,从 2.1±0.6 下降到 1.0±0.4。阴毛和 Tanner 分期没有大的变化,睾丸平均体积略增加。近一半的患者有男性乳房发育,12.5% 的病例表现乳房软。这项研究的后期关于这些孩子达到成年身高时的情况仍未发表。不过,一个小样本的病例报告已经得到预期结果,2 例孩子用了同样的治疗方案近 5 年,在这个研究中,骨龄进展稳定,PAH 增加[25]。

　　最终,FMPP 常常由于下丘脑-垂体-性腺轴被激活而合并 CPP,使用 GnRHa 常作为辅助治疗方法。虽然没有严谨的研究,但通常临床关注点包括监测 FMPP 男孩是否继发了 CPP,为达到理想成年身高,一旦进入中枢性青春发育就开始治疗。

结论

儿童 PPP 的原因很多,治疗依赖于病因。对于由遗传原因造成的儿童 PPP,如 MAS 和 FMPP,因为该类患者数量罕见,故缺乏足够充分的治疗数据。尽管有一些治疗 MAS 的方案,但其治疗仍有挑战性,至今没有标准治疗方案。然而,对男孩 FMPP,有很多成功的治疗方案可以选择。希望通过更多患者的进一步前瞻性研究,能够制定出治疗这两种罕见类型儿童性早熟的最佳策略。

(吴海瑛 译,黄珂 校)

参考文献

1 Cabrera SM, DiMeglio LA, Eugster EA: Incidence and characteristics of pseudoprecocious puberty because of severe primary hypothyroidism. J Pediatr 2013;162:637–639.

2 Collins MT, Singer FR, Eugster E: McCune-Albright syndrome and the extraskeletal manifestations of fibrous dysplasia. Orphanet J Rare Dis 2012;7(suppl 1):S4.

3 Rieger E, Kofler R, Borkenstein M, Schwingshandl J, Soyer HP, Kerl H: Melanotic macules following Blaschko's lines in McCune-Albright syndrome. Br J Dermatol 1994;130:215–220.

4 Nabhan ZM, West KW, Eugster EA: Oophorectomy in McCune-Albright syndrome: a case of mistaken identity. J Pediatr Surg 2007;42:1578–1583.

5 Wagoner HA, Steinmetz R, Bethin KE, Eugster EA, Pescovitz OH, Hannon TS: GNAS mutation detection is related to disease severity in girls with McCune-Albright syndrome and precocious puberty. Pediatr Endocrinol Rev 2007;4(suppl 4):395–400.

6 Lumbroso S, Paris F, Sultan C: Activating Gsalpha mutations: analysis of 113 patients with signs of McCune-Albright syndrome – a European Collaborative Study. J Clin Endocrinol Metab 2004;89:2107–2113.

7 Holland F: Gonadotropin-independent precocious puberty. Endocrinol Metab Clin North Am 1991;20:16.

8 Cisternino M, Pasquino AM, Bozzola M, Balducci R, Lorini R, Pucarelli I, Segni M, Severi F: Final height attainment and gonadal function in girls with precocious puberty treated with cyproterone acetate. Horm Res 1992;37:86–90.

9 Syed FA, Chalew SA: Ketoconazole treatment of gonadotropin independent precocious puberty in girls with McCune-Albright syndrome: a preliminary report. J Pediatr Endocrinol Metab 1999;12:81–83.

10 Wit JM, Hero M, Nunez SB: Aromatase inhibitors in pediatrics. Nat Rev Endocrinol 2012;8:135–147.

11 Feuillan PP, Jones J, Cutler GB Jr: Long-term testolactone therapy for precocious puberty in girls with the McCune-Albright syndrome. J Clin Endocrinol Metab 1993;77:647–651.

12 Nunez SB, Calis K, Cutler GB Jr, Jones J, Feuillan PP: Lack of efficacy of fadrozole in treating precocious puberty in girls with the McCune-Albright syndrome. J Clin Endocrinol Metab 2003;88:5730–5733.

13 Mieszczak J, Lowe ES, Plourde P, Eugster EA: The aromatase inhibitor anastrozole is ineffective in the treatment of precocious puberty in girls with McCune-Albright syndrome. J Clin Endocrinol Metab 2008;93:2751–2754.

14 Feuillan P, Calis K, Hill S, Shawker T, Robey PG, Collins MT: Letrozole treatment of precocious puberty in girls with the McCune-Albright syndrome: a pilot study. J Clin Endocrinol Metab 2007;92:2100–2106.

15 Eugster EA, Rubin SD, Reiter EO, Plourde P, Jou HC, Pescovitz OH: Tamoxifen treatment for precocious puberty in McCune-Albright syndrome: a multicenter trial. J Pediatr 2003;143:60–66.

16 Sims EK, Garnett S, Guzman F, Paris F, Sultan C, Eugster EA: Fulvestrant treatment of precocious puberty in girls with McCune-Albright syndrome. Int J Pediatr Endocrinol 2012;2012:26.

17 Wasniewska M, Matarazzo P, Weber G, Russo G, Zampolli M, Salzano G, Zirilli G, Bertelloni S: Clinical presentation of McCune-Albright syndrome in males. J Pediatr Endocrinol Metab 2006;19(suppl 2):619–622.

18 Boyce AM, Chong WH, Shawker TH, Pinto PA, Linehan WM, Bhattacharryya N, Merino MJ, Singer FR, Collins MT: Characterization and management of testicular pathology in McCune-Albright syndrome. J Clin Endocrinol Metab 2012;97:E1782–E1790.

19 Tessaris D, Matarazzo P, Mussa A, Tuli G, Verna F, Fiore L, Lala R: Combined treatment with bicalu-

tamide and anastrozole in a young boy with peripheral precocious puberty due to McCune-Albright syndrome. Endocr J 2012;59:111–117.

20 Egli CA, Rosenthal SM, Grumbach MM, Montalvo JM, Gondos B: Pituitary gonadotropin-independent male-limited autosomal dominant sexual precocity in nine generations: familial testotoxicosis. J Pediatr 1985;106:33–40.

21 Almeida MQ, Brito VN, Lins TS, Guerra-Junior G, de Castro M, Antonini SR, Arnhold IJ, Mendonca BB, Latronico AC: Long-term treatment of familial male-limited precocious puberty (testotoxicosis) with cyproterone acetate or ketoconazole. Clin Endocrinol (Oxf) 2008;69:93–98.

22 Soriano-Guillen L, Lahlou N, Chauvet G, Roger M, Chaussain JL, Carel JC: Adult height after ketoconazole treatment in patients with familial male-limited precocious puberty. J Clin Endocrinol Metab 2005;90:147–151.

23 Babovic-Vuksanovic D, Donaldson MD, Gibson NA, Wallace AM: Hazards of ketoconazole therapy in testotoxicosis. Acta Paediatr 1994;83:994–997.

24 Leschek EW, Jones J, Barnes KM, Hill SC, Cutler GB Jr: Six-year results of spironolactone and testolactone treatment of familial male-limited precocious puberty with addition of deslorelin after central puberty onset. J Clin Endocrinol Metab 1999;84:175–178.

25 Lenz AM, Shulman D, Eugster EA, Rahhal S, Fuqua JS, Pescovitz OH, Lewis KA: Bicalutamide and third-generation aromatase inhibitors in testotoxicosis. Pediatrics 2010;126:e728–e733.

26 Reiter EO, Mauras N, McCormick K, Kulshreshtha B, Amrhein J, De Luca F, O'Brien S, Armstrong J, Melezinkova H: Bicalutamide plus anastrozole for the treatment of gonadotropin-independent precocious puberty in boys with testotoxicosis: a phase II, open-label pilot study (BATT). J Pediatr Endocrinol Metab 2010;23:999–1009.

第 15 章　青春期疾病咨询：青少年医学给我们怎样的启发？

Pierre-André Michaud[a] · Anne-Emmanuelle Ambresin[b]

[a]Faculty of Biology and Medicine, University of Lausanne, Bussigny, [b]Interdisciplinary Division for Adolescent Health, University Hospital/CHUV, Lausanne, Switzerland

摘要

　　青春期不仅标志着生长发育和一系列青春期事件的发生，而且其特征还表现为在寻求自主和个人身份建构过程中产生的重要社会心理变化。因此很容易理解青春期疾病会严重干扰这些进程。这就要求内分泌专家不仅有专业医学知识，还需要有丰富的情感和心理技能。在治疗的过程中，他们必须循序渐进的引导青少年从以父母为主导的教育方式向信息共享和自主决策的方向发展，使他们成为治疗的核心。可以通过以下几种方式实现：尊重青少年的情感和认知发展；保护他的隐私和（如果他请求）请保密；探索自我、自尊和调整治疗进程以迎合患者的期许；回顾青少年的生活方式，包括性欲和性行为的问题，即使不符合父母的期望，也要使他参与任何必要的治疗选择。这种尊重和全面的跟进所需的技能往往超过任何医生的能力；因此，建议尽可能的设立一个包括临床护士和（或）心理学家和（或）社会工作者的团队。

© 2016 S. Karger AG, Basel

　　25 年前，由于 60 岁以上的人口数量持续增加，我们目睹了对老龄和老龄化问题的关注，同样的，但还没引起普遍关注的另一年龄组——即将成年的人群或青少年，这就是 50 多年前 J. R. Gallagher 介绍的医学实践新领域的突发事件，青少年医学［1］。从此以后，越来越明显的是，处理青少年健康问题所需要的特殊技能远远超出了我们所了解的该年龄段的病态知识，如痤疮、内分泌紊乱、骨质疾病或神经性厌食症等。近 10 年来，一些开创性的论文已经出版，特别是柳叶刀系列，关注的重点是青春期、青少年发展、青春期健康问题的流行病学调查，以及如何为这一群体建立适当而有效的保健服务［2-5］。在这种医疗保健的背景和战略下，卫生保健的核心原则包括对临床问题和不满情绪的全局和整体观点，一种发展观，青少年参与涉及自己健康的检查、治疗和后续随访［4,6-8］。这一理念尤其适用于内分泌功能紊乱的青少年如早熟或青春期延迟。本章的目的是为了回顾青春期疾病对青少年发展和自我形象的潜在影响以及如何以适当的方式解决这些问题。

青春期和生物心理社会发展

自从 Hofmann 和 Greydanus [9]的著作出版以来,人们通常会思考青春期以及青春期伴随的躯体上的改变,青春期主要分为三个阶段:早期、中期和后期。在遇到青少年健康的任何问题,应考虑到这三个阶段,并在表 1 中作简要总结,其由 Hofmann 和 Greydanus 的研究[9]和世界卫生组织的出版物[10]改编而成的:

- 青春期早期的标志是青春期事件的发生包括外观和身体组成的改变。在这一时期会有许多陌生的感觉,因此更加剧了青春期的残酷性和无法控制性这一事实。青春期早期还会寻找亲密关系,这需要得到父母、老师和医疗保健专业人士的尊重。
- 青春期中期代表着许多年轻人心情混乱的时期及寻求越来越多的自主权。与同伴出去,寻找感觉如性体验和使用精神活性物质是这个阶段青春期的标志。
- 在许多情况下,青春期后期在这一过程中会趋于稳定,心理社会功能的成熟和更加稳定的身份认同。

表 1　青春期生物心理社会发展的三个阶段

	早期 (约 10~13 岁)	中期 (约 14~17 岁)	后期 (约 ≥18 岁)
生长	生长加速 青春期变化	青春期变化结束 骨骼增长 体内成分改变	
认知/心理	大脑结构改变 具体思考 关注身体变化	大脑结构改变 认知能力的提升 情绪不稳定,感觉思维	大脑结构不再变化 抽象思维,更复杂的认知能力, 情绪稳定
社会	寻找亲密关系 同性友谊	和同龄人相处,第一次约 会,探索行为包括性行为, 使用精神药物等等	和朋友及同伴的关系稳定

然而,必须明白的是,在青春期发育过程中,会有明显的个体差异,不仅因为在早熟和晚熟的青少年之间存在很大的生物差异,也因为通常会有一个生理,心理和社会过程的重叠:换句话说,如果在 13 岁时看似达到生物成熟的男孩和女孩可能仍然处于青春期早期或中期的阶段,这主要是从认知或情感的角度考虑,而 14 岁的男孩到达 Tanner 二期可能已经会有典型的青春中期的探索性行为。

在过去 15 年中,一些重要的研究阐述了青春期中大脑发育的新观点[11,12]:现在人们认识到大脑在青春发育期继续成熟,直到 20~23 岁,远远超出了以前的认知,直到 20 世纪末,人们认识到这种成熟的特征是灰质减少(突触修剪)和白质的增加(例如轴突髓磷脂的增加)。大脑内神经元损失和连接是使用较多的大脑环路选择的结果,是由外部刺激造成的。这个过程解释了青春期大脑的极端可塑性,并对心理社会态度和行为有重大潜在影响。有趣的是,髓鞘形成过程不遵循大脑内的统一模式,但最初涉及尾部和边缘系对情绪很重要),而调节社会行为的前额叶皮层是大脑成熟的最后一步。目前在大脑结构发育过程中,我们没有更多的数据显示激素对青春期的影响和青春期脑结构的发育,但初步证据表明激素对这一过程有具体影响[12,13],包括对杏仁核的作用[14]。

对于青春期发育问题,神经科学家有更深远的见解[15]。一方面,青春期大脑有很强的可塑性,证实了一个较早期的观点,将这一生命阶段定义为"第二次生命"或者改变他/她的命运的时期。另一方面,它也强调了青少年在控制自己的情绪和冲动方面的脆弱性,或者在某些情况下,需要认可其决定的长期后果,包括涉及健康和健康保健的决定。共同决策的问题将在本章的另一部分中讨论。

另一个与青春期发育相关的重要方面是自尊和自我形象。自尊是用来形容一个人的整体自我价值观或个人价值观,与自我身份认定密切相关。另一方面,自我形象是一个复杂的概念,涉及他们的表现及他们想展示的形象。青少年越来越多地使用"自我",体现了青少年自我形象的重要性,同时他们对衣服选择和(超越)使用文身和穿孔的兴趣日益增加[16,17]。所有这些习惯都是青春期带给青少年的一种巨大而不可避免的变化,它们被我们目前社会关注点放大,表现为时尚需求和追求理想体重[18]。对于一些年轻人来说,文身甚至是一种伪造身份和提高存在感的一种方式[19]。同样重要的是需要强调青春期身体性征逐渐变化,需要青少年去适应由此带来的感官和情绪的冲击。事实上,性的学习以及性取向会再次受到青春期的影响[20]。

青春期时间对心理社会发展、自我形象和性的影响

随着年龄增长,女孩中乳腺外观(B2)和月经初潮或男孩开始睾丸体积增加(G2)如图 1 所示,人们关注早期和晚期青春期临界时的情况,但几乎没有去处理青春期早熟或延迟,这种情况约占 1/10[21]。这澄清了为什么绝大多数的关联研究青少年行为和青春期时间是

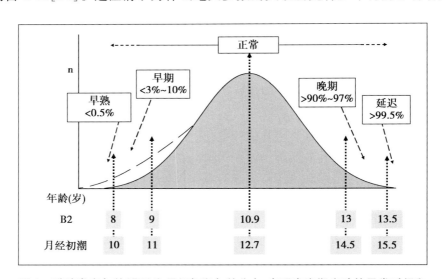

图 1　乳腺发育年龄(B2)和月经初潮年龄分布,表明青春期启动的异常时间和青春期正常的边界值,以及可能偏向的早期年龄。男孩 G2 期(睾丸体积的早期增加)的 5 个限定值为:9、9.5、11.5、13.5 和 14 岁。转载自 Bourguignon 和 Juul[103]

基于那些处于边界的人群[22-29]。无论其大小如何,偏离青春期时间的规范都有一个对青春期心理社会发展的重大影响。目前难以衡量各因素对环境影响的贡献。身体外观和大脑

变化可能是由激素原因引起[15]。实际上已经发表的文章中很少有关于青春期早熟对认知和心理社会发展以及行为的影响[30,31],几乎没有证据表明男孩和女孩青春延迟的真正影响。不过,近几年来,很多出版物专注于青春期早期和后期对行为和心理社会发展的影响,例如在本书[21-23,32-37]中定义的正常年龄范围边缘的青春期时间变化。由于大多数已出版的文献着重于青少年本身对青春期阶段的自我评估,而不是实际的临床评估或激素剂量,这意味着一些样本可以包括青少年生理范围内外时间段[38-40],也可能适用于青春期疾病的青少年。

- 心理健康问题,在早熟患者中,疾病发生较早且发病率高,尤其是女孩[24,34,41-43]。一项研究表明,男孩也有类似的现象[43]。
- 女孩的早青春期和男孩的青春期延迟与他们的低水平的自我形象和自尊有关,还存在进食障碍的高风险[28,44,45]。
- 青少年使用/滥用精神药物的年龄和比例也与青春期启动时间有关[25,37,46]。早熟的男孩和女孩滥用精神药物(如烟草,酒精和非法药物)的比率高,这种差异可持续到成年。相反,青春期延迟的患者反而成为防止物质滥用的保护因素[29,47]。
- 最后,在对 16~20 岁的青少年男性女性的横断面研究中,我们发现这种相关性在青春期后仍可观察到[21],我们还发现,在某些情况下,女孩中,事实上与主流的青春期启动时间相比,这种差异与早期的主观感觉和晚熟更相关[48]。

　　早青春期女孩和男孩的性行为的后果在[27,42,49-54]详细叙述。几乎所有的研究都集中在这个问题上,性早熟的青少年与性活跃有很高的相关性,这种相关性会持续到成年早期。此外,大多数研究也表明,晚熟的男孩和女孩在后期反而倾向于从事积极的性生活。这很容易理解:青春期生殖系统的成熟导致性腺类固醇激素水平升高[13,54]及其调整大脑中的激素所激活的新回路不仅导致大多数男性-女性的性别二态性,也会影响青少年的发育[55]。然而,它也可能是身体外观的改变,影响青少年如何看待自己和他们的同龄人,以及他们新的性感受,导致他们中的一些人探索性活动和(或)交往。应该谨记的是,这些结果主要是基于横断面研究,因此说明了一些关于青春期启动时间的差异,而没有任何因果关系[56]。

　　接下来的两节内容将重点介绍内分泌学家和其他学者在关注青少年健康的同时能够意识到青少年发展和激素对青春期的影响,特别是如何处理偏离青春期正常启动时间和(或)激素治疗的青少年。

青春期保健

　　几年来,对青少年提供的健康医疗保健服务质量在许多国家都有了很大的改善[4]。主要是以下几种原因推动了这种改善:在某些情况下,考虑到儿童和青少年的脆弱性和医疗结构经验的匮乏,决策者越来越意识到儿童和青少年获得特定医疗保健的权利。在这方面,"国际儿童权利公约"(Convention of the Rights of the Child, CRC)督促决策者和公共卫生专业人员保证青少年的权利并保证获得足够的卫生资源方面起重要作用[57]。另一个动力是创建一个特定的学科,青春期医学,以及影响卫生保健提供者技能的保健结构和培训措施[58]。

　　一些联合国机构,包括世界卫生组织、儿童基金会、人口基金,也致力于建立"青少年或青年卫生健康服务"的概念[4,8,59-62]。虽然最初侧重于低收入国家的初级卫生保健,这一框架有可能促进高收入国家和专科医疗服务青少年健康的最佳实践。他们应该适用于患有青春期疾病的青少年保健,尤其是如前所述,这些情况会增加不稳定性。最近出版的一篇文献综述,重点关注不同国家年轻人的看法,总结了使青春期保健结构更加友善的几个方面[59]:

（1）医疗保健的可获得性:这方面不仅包括地理位置可及（例如公共交通便利和便宜）,同时营业时间也适合。青少年和他们的父母应该知道这种服务的存在并可以直接预约。不难理解,对于来自低收入地区或家庭的青少年,这可能很难。这也意味着这些健康的守护者（学校护士,全科医生）应该意识到专家（例如内分泌专家）的存在以及哪些方面需要咨询专家。

（2）工作人员的态度应该是尊重、支持、诚恳—— 青少年对医疗保健提供者的行为尤其敏感。工作人员应该保持同情心和无偏见。很明显,但很多医生们偏爱自己的价值观,特别是讨论时性方面的问题时。青少年期待工作人员对他们生活的非医学方面感兴趣,从而信任他们,而一旦涉及专业问题就会和工作人员保持适当的距离。

（3）隐私:就青春期疾病而言,这是一个非常重要的话题。对于许多青少年来说,生殖器的检查即便没有恐惧感也会很尴尬,也是一种非常紧张的经历。因此,在检查前,医生必须告诉青少年,生殖器检查可以提供有用的信息而且需要做。青少年患者会被要求脱下衣服后在帘后查体,并提供外衣。父母的存在往往不受欢迎,但某些情况下,在行盆腔查体时,同伴（护士,同事）协助检查男孩生殖器官可能是有帮助的,甚至是被要求的（在某些州）,这不仅保护患者免受伤害,同时也是临床医生对不正当指控的一种自我保护措施[63,64]。如果青少年不情愿,可以推辞到下一次检查,或者在一部分青少年持续拒绝的情况下（必须尊重的选择）,医师可以使用一系列图片或者可以要求青少年携带照片。经验表明,轻松或尴尬的内分泌专家会对查体的氛围有影响,医生的压力越小,查体越容易进行。此外,女孩更倾向于让女医生查体,而男孩则更倾向于男医生,查体也有助于评估,对器官的命名以及他们在青春期对身体器官的感受,在与男孩讨论时,可以讨论睾丸和阴茎的大小变化。

（4）沟通技巧（清晰度,积极倾听和提供信息）:事实上,特别是与青少年交谈时,语言的措辞和使用简单的词汇很重要。大多数工作人员倾向于与他们父母沟通,而不是将信息传达给青少年她/他自己。应该避免使用"会议式"的语调,并确保他们已经被理解了。

（5）技术技能:青少年坚持认为,如果要他们信任医生,必须让他们相信医生的技术是最新的,并且使用最好技术来解决他们的问题。

（6）指导性护理:只要他们被认可能够胜任[65],所有的青少年必须被保密。当他们对护理质量提出意见时,这是最常引用的项目之一。换句话说,所有有能力的青少年在提出问题的时刻,都应该被单独接待。应该和青少年患者讨论并取得他们的同意然后将信息反馈给他们的父母或养父母。另一个重要方面是护理的详尽:如前所述;专家往往倾向于对疾病本身的干预,忽视其对青少年日常生活的影响。在向成人保健服务过渡时的问题尤其与青少年期内分泌紊乱或疾病有关的护理,将在下一节讨论。

（7）适合年龄的环境:这个话题没有过多涉及服务的环境,但更多的是帮助青少年在自己的世界中感受:与青少年相关的健康信息,如小册子,漫画,音乐,独立的空间,干净的环境及等待时间。

（8）参与医疗保健:关于青少年参与调查和治疗情况的决定至关重要。青少年不参与评估和选择与他们疾病相关的问题,就没有一个医生可以期待青少年的治疗依从性,尤其是疾病长期多年或持续存在时,尤为重要[59,66]。

(9)健康结局:青少年经常提出疼痛控制问题,更广泛的讲,是生活质量问题或者是如何使疾病对学校,职业,性和社会生活中任何一方产生最小的影响。

青少年及青春期的评估与关注

许多儿科内分泌专家主要关注生长发育问题,这是他们基本的工作,因此也认为他们的病人也会有同样的想法。事实并非如此,作为卫生专业人员,他们应该质疑自己的态度,学会倾听青少年患者并适应他们的策略。鉴于成长和青春期对自我形象,自尊和自尊和社会生活的影响,内分泌专家必须以一种符合发展阶段和参与决策的方式来管理病情:"朝着青春期迈出的第一步是把自己作为医生"。

因此,以下评论不会聚焦于条件问题,而是关注如何让青少年及其父母尽可能地应付自己的成长和青春期障碍,以及一些治疗措施所产生的潜在的身体和社会心理副作用,将讨论以下几种问题:适应患者的发展阶段,包括与自我形象有关的事项,治疗依从性,性行为和对跨专业团队治疗疗法感兴趣。讨论将以如何解决与选择某些治疗选择有关的伦理问题的评论结束。

适应患者发展阶段

如表 1 所述,重要的是评估青少年在发展中的位置:不仅要让医护人员使用适当的词汇,还要帮助他的患者了解与疾病和治疗有关的问题。更重要的是,早熟或青春期延迟的个体的外观可能会误导青少年,例如,他的认知和情感可能与他的身体发育无关。与青少年讨论会使专业人员评估他的理解程度。关于他的学校分数和等级的一些信息以及他/她通常的同行公司是否会有所帮助。关于他的学校标记和成绩的一些信息以及他/她的同伴会有所帮助。

自我形象探索

青春期不仅在短时间内改变了体型,而且改变了对身体的看法。如前所述,青春期似乎影响到自己的形象,例如女孩早青春期和男孩青春期延迟都被证明与较低的自我形象相关。虽然证据有限,但患有各种青春期疾病和生长障碍的个体确实如此[67,68],包括 Kallmann 综合征[69]。因此,对患有这种疾病的儿童和青少年的保健必须考虑到激素的潜在影响和激素治疗开始的时机对自我形象的影响。在这种情况下,医护人员必须认真定期评估青少年对待自身治疗的感受,他的同龄人对药物引起的变化的反应以及对他/她的社交生活的影响,在许多情况下,这个对话应该是父母不在场的地方:他们的担忧(例如性行为)必须被保密,讨论隐私时需要被尊重。

患者和医师目标的一致性以及治疗教育和坚持

随着青春期的开始,包括内分泌专家在内的所有医生都必须循序渐进的改变对青少年的教育方式:从对父母随访和以某种方式对待孩子的教育方式转变为(特别是早发性疾病),青少年为主体的教育方式。事实上,目前大部分的文献都集中在"共同决策"方面的问题上

[70,71],这不仅适用于成年人,而且也适用于青少年。换句话说,患者的目标不可能总与医生的目标一致,例如性早熟时使用 GnRH 激动剂抑制乳房发育或减慢骨骼成熟以"改善"最终身高,治疗目的的分歧可能最终影响治疗的依从性,例如一个女孩来到诊所告诉医生,她现在和同龄人一样要求停止治疗。

对青少年的任何慢性疾病的治疗问题已经有了广泛的研究[66,72-76]。然而,基于之前的研究,在多数情况下,不依从治疗不是因为青少年的忽视而是由于患者-医生的治疗目标不一致所致[66]。证据表明,几乎很少能够实现 100% 的遵守,所以问题的关键应该让青少年自由表达自己的想法,而不是经常问"你吃药了吗?",医生应该询问的是"你最后一次未吃药的时间是什么时候"或者是"这一周共有几次遵医嘱吃药?"当依从性差成为一个问题时,训练有素的医生会采取实际的策略,评估和协商治疗的各个方面。这种方法应该适用于青少年,因为青少年确实拥有许多个人资源,并且比他们的专业医生更具有想象力。

性欲、性行为及其他探索行为

根据 2010 年 HBSC 调查[77],相当一部分青少年有各种性经历,包括性交:欧洲 15% ~ 40% 的青少年在 15 岁之前至少有一次完全性交,其中 25% ~ 30% 的青少年称上一次没有使用避孕套。其中一些也可能尝试探索性性行为,例如非法使用物质,这可能会导致潜在问题,如计划外怀孕或性传播疾病[78-80]。然而,性活动本身不应被视为危险行为,在安全的情况下可能是有益的[81],这些情况医生应该预想到。通常认为,与年轻病人探讨他对自己性行为的感觉可能会诱使他们去实践。这是不正确的:现有证据反复表明,性教育不会促进性交,而是增加了这些人之间性行为的安全性。

与年轻人讨论性行为问题并不容易。必须从自我形象和自尊方面循序渐进地进行。询问关于个人成长和青春期的问题,再到与性经历相关的问题,例如"你的同龄人中有人认为是性活跃的,你觉得自己呢?"这种方式很重要,需要印在脑海里,即使这种情况与青春期不相关[53],一些患者可能已经在较早年龄就有同性恋或双性恋或变性的倾向(所谓的 LG-BT)。因此为了避免任何羞耻心,医生应以中立的方式表达自己,例如:询问一个伙伴,而不是女朋友或男朋友[83]。可以替他们严格保密,建立信任感或使用技巧如有目的性的会谈[84]。

表 2　HEEEADSSS 首字母缩写:审查青少年的健康习惯和生活方式

H	Home 家庭
E	Education/employment 教育/就业
E	Eating 进食
E	Exercise 运动
A	Activities 活动
D	Drugs 药物
S	Sexuality 性行为
S	Suicide and depression 自杀和抑郁症
S	Safety 安全

大量科学出版物涉及所谓的"冒险行为"[85]：这可能是一个羞耻的表达，因为承担风险并不是青少年独有的，在很大程度上是成熟过程的一部分[86]。因此，欧洲文学经常指的探索行为，如物质使用，极限运动等。在某种时候，医生要和咨询他的青少年探讨他们的健康习惯。多年来，许多卫生专业人员使用"HEEEADSSS"缩写[87]来回顾这种生活方式（表2）。使用开放式问题，护士或医生应该说明为什么对这些问题的回答可以让自己深入了解青少年的健康和社会健康，从而允许进行一些咨询活动。另外，如本章前面所述，应该考虑到青少年的发展阶段，提出问题和建议。

跨专业团队方法，向成人保健过渡

从前几节可以很容易地理解，许多患有生长发育和青春期疾病的青少年不但需要详细的内分泌随访和足够的治疗，而且还要对他们的行为和生活方式进行指导。这最好是由一个包括护士，社会工作者和（或）心理学家的团队协作完成，对于患有各种慢性疾病的成年人也是如此[66,88,89]。内分泌专家确实不容易解决上面讨论的种种问题。

另一个重要的问题是从儿科到成人保健的过渡。的确，很多文献最近都在解决这个问题[90-92]。经常提出的其中一种模式是让护士在儿童/青少年单位工作兼职并且在成人单位兼职，这样可以在这个过程中陪伴青少年，从而满足年轻人的特殊需要。此外，在青春期到来之前，医护人员应该预先考虑与父母和青少年讨论过渡问题[93,94]。

患者信息和参与治疗决策：伦理问题

决定使用各种治疗手段来改变外观和发育的结局，有时是很困难的。例如：谁决定要对体质性青春期延迟的男孩或特纳的女孩使用性激素治疗？为什么？从什么时候开始？

除了索马里和美国以外，世界各国均签署了"儿童权利公约"（CRC）[95]，这一公约促使医护人员对于涉及儿童和青少年的决策态度的改变。"共同决定"[71,96-98]的问题反映了医生态度的转变，转变这些伦理准则，有助于评估年轻人做出知情决定的能力——在某些情况下反对或同意父母的意见或意愿。在没有法律限制能力的国家，例对允许青少年对自己的健康和治疗做出自主决定，医生和医疗保健团队有责任评估年轻患者在多大程度上能够做出自主决定[65,70,71,99-101]。这要求从业者对患者的认知能力和心理状况进行尊重和彻底的评估，以及探究他对医疗决策问题和潜在后果的理解。

青春期疾病的临床管理经验

青春期会对年轻人的社会心理发展产生巨大的影响。任何偏离规范都可能会产生问题，出现负担和害怕，包括自我形象和自尊，心理发展，以及教育和社会生活问题。因此，内分泌专家的责任在于将所有这些方面纳入照顾患有青春期疾病的患者。这意味着首先，他们首先必须反思自己的态度和行为，并在作出任何决定之前学会聆听病人的需求和愿望。在他们的角色中，他们必须将重点从父母转向为用中立和尊重的方式来教育青少年，根据患者的发展阶段和任何治疗的准备情况来制定干预措施。他们不仅应该将青少年视为内分泌患者，而且应该把他们当做能够处理家庭、同龄人、学校和未来职业问题，以及对疾病和治疗有很多想法的个人。尊重、合作和以病人为中心的护理方法对于提高该人群的护理质量至关重要[59]。迫切需要培训儿科医生和专家，以解决年轻人的特殊健康需求[102]。即使如此,这种需要被尊重和同情的随访所需的技能也可能超过一些医生的能力,在这种情况下,与心理学家和社会工作者的团队合作可能是非常有必要的。

（谷奕　译,吴海瑛　校）

参考文献

1 Gallagher JR: The origins, development, and goals of adolescent medicine. J Adolesc Health Care 1982;3:57–63.

2 Patton GC, Coffey C, Cappa C, Currie D, Riley L, Gore F, Degenhardt L, Richardson D, Astone N, Sangowawa AO, Mokdad A, Ferguson J: Health of the world's adolescents: a synthesis of internationally comparable data. Lancet 2012;379:1665–1675.

3 Patton GC, Viner R: Pubertal transitions in health. Lancet 2007;369:1130–1139.

4 Tylee A, Haller DM, Graham T, Churchill R, Sanci LA: Youth-friendly primary-care services: how are we doing and what more needs to be done? Lancet 2007;369:1565–1573.

5 Viner RM, Coffey C, Mathers C, Bloem P, Costello A, Santelli J, Patton GC: 50-year mortality trends in children and young people: a study of 50 low-income, middle-income, and high-income countries. Lancet 2011;377:1162–1174.

6 Lapointe AK, Michaud PA: Youths who do not consult... how to improve adolescent health care access (in French)? Rev Med Suisse Romande 2002;122:585–588.

7 Mauerhofer A, Akre C, Michaud PA, Suris JC: Youth-friendly outpatient care (in French). Arch Pediatr 2009;16:1151–1157.

8 Adolescent Friendly Health Services: An Agenda for Change. Geneva, World Health Organization, 2002.

9 Hofmann A, Greydanus D: Adolescent Medicine. Norwalk, Appleton and Lange, 1989.

10 Orientation Programme on Adolescent Health for Health-Care Providers. Geneva, World Health Organization, 2006.

11 Dahl RE: Adolescent brain development: a period of vulnerabilities and opportunities. Keynote address. Ann N Y Acad Sci 2004;1021:1–22.

12 Giedd JN: The teen brain: insights from neuroimaging. J Adolesc Health 2008;42:335–343.

13 Vigil P, Orellana RF, Cortes ME, Molina CT, Switzer BE, Klaus H: Endocrine modulation of the adolescent brain: a review. J Pediatr Adolesc Gynecol 2011;24:330–337.

14 Scherf KS, Smyth JM, Delgado MR: The amygdala: an agent of change in adolescent neural networks. Horm Behav 2013;64:298–313.

15 Steinberg L: Age of Opportunity: Lessons from the New Science of Adolescence. New York, Houghton Mifflin Harcourt Publishing Company, 2014.

16 Suris JC, Jeannin A, Chossis I, Michaud PA: Piercing among adolescents: body art as risk marker. J Fam Pract 2007;56:126–130.

17 Tiggemann M, Hopkins LA: Tattoos and piercings: bodily expressions of uniqueness? Body Image 2011;8:245–250.

18 Hogan MJ, Strasburger VC: Body image, eating disorders, and the media. Adolesc Med State Art Rev 2008;19:521–546, x–xi.

19 le Breton D: La peau et la trace: sur les blessures de soi. Paris, Metrailler, 2003.

20 Fortenberry JD: Puberty and adolescent sexuality. Horm Behav 2013;64:280–287.

21 Michaud PA, Suris JC, Deppen A: Gender-related psychological and behavioural correlates of pubertal timing in a national sample of Swiss adolescents. Mol Cell Endocrinol 2006;254–255:172–178.

22 Galvao TF, Silva MT, Zimmermann IR, Souza KM, Martins SS, Pereira MG: Pubertal timing in girls and depression: a systematic review. J Affect Disord 2014;155:13–19.

23 Graber JA, Nichols TR, Brooks-Gunn J: Putting pubertal timing in developmental context: implications for prevention. Dev Psychobiol 2010;52:154–262.

24 Kaltiala-Heino R, Kosunen E, Rimpela M: Pubertal timing, sexual behaviour and self-reported depression in middle adolescence. J Adolesc 2003;26:531–545.

25 Lanza ST, Collins LM: Pubertal timing and the onset of substance use in females during early adolescence. Prev Sci 2002;3:69–82.

26 Ong KK, Ahmed ML, Dunger DB: Lessons from large population studies on timing and tempo of puberty (secular trends and relation to body size): the European trend. Mol Cell Endocrinol 2006;254–255:8–12.

27 Ostovich JM, Sabini J: Timing of puberty and sexuality in men and women. Arch Sex Behav 2005;34:197–206.

28 Striegel-Moore RH, McMahon RP, Biro FM, Schreiber G, Crawford PB, Voorhees C: Exploring the relationship between timing of menarche and eating disorder symptoms in Black and White adolescent girls. Int J Eat Disord 2001;30:421–433.

29 Waylen A, Wolke D: Sex 'n' drugs 'n' rock 'n' roll: the meaning and social consequences of pubertal timing. Eur J Endocrinol 2004;151(suppl 3):U151–U159.

30 Ehrhardt AA, Meyer-Bahlburg HF: Psychosocial aspects of precocious puberty. Horm Res 1994;41(suppl 2):30–35.

31 Mazur T, Clopper RR: Pubertal disorders. Psychology and clinical management. Endocrinol Metab Clin North Am 1991;20:211–230.

32 Glowacz F, Domine F, Ledent A, Bourguignon JP:

Psychosocial implications of variations in pubertal timing (in French). Rev Prat 2008;58:1331–1334.

33 Golub MS, Collman GW, Foster PM, Kimmel CA, Rajpert-De Meyts E, Reiter EO, Sharpe RM, Skakke-baek NE, Toppari J: Public health implications of altered puberty timing. Pediatrics 2008;121(suppl 3): S218–S230.

34 Graber JA: Pubertal timing and the development of psychopathology in adolescence and beyond. Horm Behav 2013;64:262–269.

35 Toffol E, Koponen P, Luoto R, Partonen T: Pubertal timing, menstrual irregularity, and mental health: results of a population-based study. Arch Womens Ment Health 2014;17:127–135.

36 Patton GC, Hemphill SA, Beyers JM, Bond L, Toumbourou JW, McMorris BJ, Catalano RF: Pubertal stage and deliberate self-harm in adolescents. J Am Acad Child Adolesc Psychiatry 2007;46:508–514.

37 Patton GC, McMorris BJ, Toumbourou JW, Hemphill SA, Donath S, Catalano RF: Puberty and the onset of substance use and abuse. Pediatrics 2004;114: e300–e306.

38 Berg-Kelly K, Erdes L: Self-assessment of sexual maturity by mid-adolescents based on a global question. Acta Paediatr 1997;86:10–17.

39 Bond L, Clements J, Bertalli N, Evans-Whipp T, McMorris BJ, Patton GC, Toumbourou JW, Catalano RF: A comparison of self-reported puberty using the Pubertal Development Scale and the Sexual Maturation Scale in a school-based epidemiologic survey. J Adolesc 2006;29:709–720.

40 Brooks-Gunn J, Petersen AC: The study of maturational timing effects in adolescence. J Youth Adolesc 1985;14:149–161.

41 DeRose LM, Shiyko MP, Foster H, Brooks-Gunn J: Associations between menarcheal timing and behavioral developmental trajectories for girls from age 6 to age 15. J Youth Adolesc 2011;40:1329–1342.

42 Johansson T, Ritzen EM: Very long-term follow-up of girls with early and late menarche. Endocr Dev 2005;8:126–136.

43 Mendle J, Turkheimer E, Emery RE: Detrimental psychological outcomes associated with early pubertal timing in adolescent girls. Dev Rev 2007;27:151–171.

44 McCabe MP, Ricciardelli LA: A longitudinal study of pubertal timing and extreme body change behaviors among adolescent boys and girls. Adolescence 2004; 39:145–166.

45 Zehr JL, Culbert KM, Sisk CL, Klump KL: An association of early puberty with disordered eating and anxiety in a population of undergraduate women and men. Horm Behavior 2007;52:427–435.

46 Dick DM, Rose RJ, Viken RJ, Kaprio J: Pubertal timing and substance use: associations between and within families across late adolescence. Dev Psychol 2000;36:180–189.

47 Orr DP, Ingersoll GM: The contribution of level of cognitive complexity and pubertal timing to behavioral risk in young adolescents. Pediatrics 1995;95: 528–533.

48 Deppen A, Jeannin A, Michaud PA, Alsaker F, Suris JC: Subjective pubertal timing and health-compromising behaviours among Swiss adolescent girls reporting an on-time objective pubertal timing. Acta Paediatr 2012;101:868–672.

49 Biro FM, Dorn LD: Puberty and adolescent sexuality. Pediatr Ann 2005;34:777–784.

50 Herman-Giddens ME, Sandler AD, Friedman NE: Sexual precocity in girls. An association with sexual abuse? Am J Dis Child 1988;142:431–433.

51 Lam TH, Shi HJ, Ho LM, Stewart SM, Fan S: Timing of pubertal maturation and heterosexual behavior among Hong Kong Chinese adolescents. Arch Sex Behav 2002;31:359–366.

52 Meschke LL, Silbereisen RK: The influence of puberty, family processes, and leisure activities on the timing of first sexual experience. J Adolesc 1997;20:403–418.

53 Savin-Williams RC, Ream GL: Pubertal onset and sexual orientation in an adolescent national probability sample. Arch Sex Behav 2006;35:279–286.

54 Sisk CL, Zehr JL: Pubertal hormones organize the adolescent brain and behavior. Front Neuroendocrinol 2005;26:163–174.

55 Goddings A: The role of puberty in human adolescent brain development; Bourguignon JP, Carel J-C, Christen Y (ed): Brain Crosstalk in Puberty and Adolescence. Cham, Springer, 2015, pp 75–83.

56 Mensah FK, Bayer JK, Wake M, Carlin JB, Allen NB, Patton GC: Early puberty and childhood social and behavioral adjustment. J Adolesc Health 2013;53: 118–124.

57 Office of the High Commissioner for Human Rights: Convention on the Rights of the Child. New York, United Nations, 1989.

58 Bearinger LH, Sieving RE, Ferguson J, Sharma V: Global perspectives on the sexual and reproductive health of adolescents: patterns, prevention, and potential. Lancet 2007;369:1220–1231.

59 Ambresin AE, Bennett K, Patton GC, Sanci LA, Sawyer SM: Assessment of youth-friendly health care: a systematic review of indicators drawn from young people's perspectives. J Adolesc Health 2013;52:670–681.

60 Sawyer SM, Proimos J, Towns SJ: Adolescent-friendly health services: what have children's hospitals got to do with it? J Paediatr Child Health 2010;46:214–216.

61 Adolescent Friendly Health Services: An Agenda for Change. Geneva, World Health Organization, 2002.

62 Youth-Friendly Health Policies and Services in the European Region. Geneva, World Health Organization, 2010, pp 268.

63 Allberry C, Fernando I: An audit of chaperone use for intimate examinations in an integrated sexual health clinic. Int J STD AIDS 2012;23:593–594.

64 The use of chaperones during the physical examination of the pediatric patient. American Academy of Pediatrics Committee on Practice and Ambulatory Medicine. Pediatrics 1996;98:1202.

65 Michaud PA, Berg-Kelly K, Macfarlane A, Renteria SC, Wyss D, Benaroyo L: Addressing ethical dilem-

mas in the clinical care of adolescents: an international view. Adolesc Med State Art Rev 2009;20:949–960, x.

66 Michaud PA, Suris JC, Viner R: The adolescent with a chronic condition. Part II: healthcare provision. Arch Dis Child 2004;89:943–949.

67 Glogowska J, Tomaszewski P, Milde K, Sienkiewicz-Dianzenza E, Stupnicki R: Body image of short- and normally statured girls in pubertal age (in Polish). Pediatr Endocrinol Diabetes Metab 2009;15:144–148.

68 Kim EY, Lee MI: Psychosocial aspects in girls with idiopathic precocious puberty. Psychiatry Investig 2012;9:25–28.

69 Hofmann J, Watzlawik M, Richter-Appelt H: Living with Kallmann Syndrome – analysis of subjective experience reports from women. Geburtshilfe und Frauenheilkd 2013;73:1112–1120.

70 Alderson P, Sutcliffe K, Curtis K: Children's competence to consent to medical treatment. Hastings Cent Rep 2006;36:25–34.

71 Alderson P, Sutcliffe K, Curtis K: Children as partners with adults in their medical care. Arch Dis Child 2006;91:300–303.

72 Hanghoj S, Boisen KA: Self-reported barriers to medication adherence among chronically ill adolescents: a systematic review. J Adolesc Health 2014;54:121–138.

73 Timlin U, Hakko H, Heino R, Kyngas H: A systematic narrative review of the literature: adherence to pharmacological and nonpharmacological treatments among adolescents with mental disorders. J Clin Nurs 2014;23:3321–3334.

74 Fielding D, Duff A: Compliance with treatment protocols: interventions for children with chronic illness. Arch Dis Child 1999;80:196–200.

75 Haynes R, Montague P, Oliver T, McKibbon K, Brouwers M, Kanani R: Interventions for helping patients to follow prescriptions for medications. Cochrane Database Syst Rev 2000;2:CD000011.

76 Kyngäs H, Kroll T, Duffy M: Compliance in adolescents with chronic diseases: a review. J Adol Health 2000;26:379–388.

77 Currie C, Zanotti C, Morgan A, et al: Social Determinants of Health and Well-Being among Young People. Health Behaviour in School-Aged Children (HBSC) Study: International Report from the 2009/2010 Survey. Copenhagen, WHO Regional Office for Europe, 2012.

78 Bellis MA, Hughes K, Calafat A, Juan M, Ramon A, Rodriguez JA, Mendes F, Schnitzer S, Phillips-Howard P: Sexual uses of alcohol and drugs and the associated health risks: a cross sectional study of young people in nine European cities. BMC Public Health 2008;8:155.

79 Godeau E, Nic Gabhainn S, Vignes C, Ross J, Boyce W, Todd J: Contraceptive use by 15-year-old students at their last sexual intercourse: results from 24 countries. Arch Pediatr Adolesc Med 2008;162:66–73.

80 Stubbs S, Bennett D: Young people and alcohol use: contextualizing and responding to the challenge of problematic drinking. Adolesc Med State Art Rev 2014;25:50–69.

81 Vasilenko SA, Lefkowitz ES, Welsh DP: Is sexual behavior healthy for adolescents? A conceptual framework for research on adolescent sexual behavior and physical, mental, and social health. New Dir Child Adolesc Dev 2014;2014:3–19.

82 Kirby D, Laris BA, Rolleri L: Impact of Sex and HIV Education Programs on Sexual Behaviors of Youth in Developing and Developed Countries. Youth Research Working Paper, No. 2. Research Triangle Park, Family Health International Research, 2005.

83 Mayer KH, Garofalo R, Makadon HJ: Promoting the successful development of sexual and gender minority youths. Am J Public Health 2014;104:976–981.

84 Cushing CC, Jensen CD, Miller MB, Leffingwell TR: Meta-analysis of motivational interviewing for adolescent health behavior: efficacy beyond substance use. J Consult Clin Psychol 2014;82:1212–1218.

85 Jessor R: Risk behavior in adolescence: a psychosocial framework for understanding and action. J Adolesc Health 1991;12:597–605.

86 Michaud PA: Adolescents and risks: why not change our paradigm? J Adolesc Health 2006;38:481–483.

87 Goldenring JM, Rosen DS: Getting into adolescent heads: an essential update. Contemp Pediatr 2004:64–80.

88 Blue AV, Mitcham M, Smith T, Raymond J, Greenberg R: Changing the future of health professions: embedding interprofessional education within an academic health center. Acad Med 2010;85:1290–1295.

89 Martinez-Gonzalez NA, Berchtold P, Ullman K, Busato A, Egger M: Integrated care programmes for adults with chronic conditions: a meta-review. Int J Qual Health Care 2014;26:561–570.

90 Gawlik A, Malecka-Tendera E: Transitions in endocrinology: treatment of Turner's syndrome during transition. Eur J Endocrinol 2014;170:R57–R74.

91 Stinson J, Kohut SA, Spiegel L, White M, Gill N, Colbourne G, Sigurdson S, Duffy KW, Tucker L, Stringer E, Hazel B, Hochman J, Reiss J, Kaufman M: A systematic review of transition readiness and transfer satisfaction measures for adolescents with chronic illness. Int J Adolesc Med Health 2014;26:159–174.

92 Westwood A, Langerak N, Fieggen G: Transition from child- to adult-orientated care for children with long-term health conditions: a process, not an event. S Afr Med J 2014;104:310–313.

93 Rutishauser C, Akre C, Suris JC: Transition from pediatric to adult health care: expectations of adolescents with chronic disorders and their parents. Eur J Pediatr 2011;170:865–871.

94 Suris JC, Akre C, Rutishauser C: How adult specialists deal with the principles of a successful transition. J Adolesc Health 2009;45:551–555.

95 United Nation Convention on the Rights of the Child. New York, United Nation General Assembly, 1990.

96 Coyne I, Harder M: Children's participation in decision-making: balancing protection with shared

decision-making using a situational perspective. J Child Health Care 2011;15:312–319.

97　Knopf JM, Hornung RW, Slap GB, DeVellis RF, Britto MT: Views of treatment decision making from adolescents with chronic illnesses and their parents: a pilot study. Health Expect 2008;11:343–354.

98　Zoffmann V, Harder I, Kirkevold M: A person-centered communication and reflection model: sharing decision-making in chronic care. Qual Health Res 2008;18:670–685.

99　Informed consent, parental permission, and assent in pediatric practice. Committee on Bioethics, American Academy of Pediatrics. Pediatrics 1995; 95:314–317.

100　De Lourdes Levy M, Larcher V, Kurz R: Informed consent/assent in children. Statement of the Ethics Working Group of the Confederation of European Specialists in Paediatrics (CESP). Eur J Pediatr 2003;162:629–633.

101　Miller VA, Drotar D, Kodish E: Children's competence for assent and consent: a review of empirical findings. Ethics Behav 2004;14:255–295.

102　Michaud PA, Stronski S, Fonseca H, Macfarlane A, Eu TWG: The development and pilot-testing of a training curriculum in adolescent medicine and health. J Adolesc Health 2004;35:51–57.

103　Bourguignon J-P, Juul A: Normal female puberty in a developmental perspective; in Sultan C (ed): Pediatric and Adolescent Gynecology. Evidence-Based Clinical Practice. 2nd, revised and extended edition. Basel, Karger, 2012, vol 22, pp 11–23.